头颈部肿瘤患者围手术期麻醉管理及护理

徐义全　许成凤　罗江辉　主编

中国纺织出版社有限公司

图书在版编目（CIP）数据

头颈部肿瘤患者围手术期麻醉管理及护理 / 徐义全，许成凤，罗江辉主编 . -- 北京：中国纺织出版社有限公司，2024.8. -- ISBN 978-7-5229-2083-2

Ⅰ. R473.73

中国国家版本馆 CIP 数据核字第 2024FD5891 号

责任编辑：傅保娣　　　责任校对：王蕙莹　　　责任印制：王艳丽

中国纺织出版社有限公司出版发行

地址：北京市朝阳区百子湾东里 A407 号楼　邮政编码：100124

销售电话：010—67004422　传真：010—87155801

http://www.c-textilep.com

中国纺织出版社天猫旗舰店

官方微博 http://weibo.com/2119887771

三河市宏盛印务有限公司印刷　各地新华书店经销

2024 年 8 月第 1 版第 1 次印刷

开本：787×1092　1/16　印张：15

字数：342 千字　定价：98.00 元

主编介绍

徐义全，副主任医师，医学硕士。现就职于四川省肿瘤医院手术麻醉科。四川省口腔医学会镇痛镇静专委会委员，四川省中西医痛症专委会委员，四川省医学科技创新研究会难治性癌痛专委会委员。毕业于广西医科大学临床医学院。能够独立完成常规手术的麻醉，研究方向主要为头颈及口腔颌面部肿瘤麻醉，熟悉相关手术操作步骤，擅长头颈及口腔颌面部手术麻醉，熟悉无痛口腔治疗、无痛支气管镜、胃肠镜、后装插值治疗等手术室外麻醉。主持省级课题1项，参与省部级课题研究多项。以第一申请人获得实用新型专利3项，发明专利1项。发表学术论文10余篇，其中SCI论文4篇。

许成凤，主治医师，医学硕士。现就职于四川省肿瘤医院手术麻醉科。毕业于山西医科大学。现从事临床麻醉及教学工作，主要研究方向为围手术期器官保护和术后认知功能障碍。申请新型发明专利1项。发表SCI论文2篇，北大核心论文2篇。

罗江辉，副主任医师，医学硕士。现就职于四川省肿瘤医院手术麻醉科。擅长肿瘤手术麻醉技术、上腔静脉置管技术、上下腔静脉转流技术、电子支气管镜双腔管定位技术、电子支气管镜下支气管封堵技术、超声引导下神经阻滞疼痛治疗、超声引导下神经阻滞失眠综合治疗等。申请专利1项。以第一作者或通信作者发表论文20篇。

编委会

主 编

徐义全　许成凤　罗江辉

副主编

杜　丽　马　进　张旭东

编　委

（工作单位均为四川省肿瘤医院）

马　进	马艾菁	马冬梅	王怀明	王美亮
朱姝颖	刘　丹	刘　冬	刘　君	许成凤
杜　丽	李　兴	杨涵丹	汪玲艳	张旭东
张彦圆	陈美玲	罗丹妮	罗江辉	周晋婷
宛　慧	赵　祺	徐小利	徐义全	焦琬清
舒进军	温利丽	雷　迪		

前　言

　　近年来，我国麻醉学取得了长足的进步，麻醉医师是为患者提供安全保障的先锋。随着外科学和医学工程学的迅猛发展以及麻醉学基础研究的不断深入，头颈颌面部手术麻醉取得了许多令人瞩目的成就。头颈颌面部手术毗邻神经中枢、气道和颈部大血管等极为重要的部位，相关的麻醉学也独具特色。为了能使尽可能多的麻醉工作者及时掌握头颈颌面部手术麻醉的知识，了解该领域的新动态，我们执笔撰写了这本实用的临床参考书。

　　本书在麻醉理论方面，涉及头颈部解剖、麻醉生理、麻醉药理的基础知识；麻醉技术方面，重点介绍具体手术麻醉的基本操作、麻醉期间的管理、麻醉意外的处理、术后监护、困难气道管理和头颈颌面部疼痛治疗。我们力求以清楚、简洁明了的方式来表述，使它易被读者接受，成为从事头颈颌面手术麻醉临床医师的重要参考书。

　　在编写过程中，由于时间所限，本书在内容上难免有不足之处，恳请读者能提出评判和改进意见。

编　者

2024 年 5 月

目　录

第一篇　头颈部解剖学及肿瘤概述

第一章　头颈部解剖学···2
　第一节　概述···2
　第二节　解剖规范··3
　第三节　临床应用解剖···18
第二章　头颈部肿瘤概述···20
　第一节　鼻咽血管纤维瘤···20
　第二节　鼻腔及鼻窦恶性肿瘤··21
　第三节　喉乳头状瘤···23
　第四节　喉癌··24
　第五节　甲状腺腺瘤···25
　第六节　甲状腺癌···26
　第七节　颌下腺肿瘤···28
　第八节　腮腺肿瘤···29
　第九节　口咽癌···31
　第十节　下咽肿瘤···32

第二篇　临床麻醉技术

第三章　全身麻醉技术···36
　第一节　吸入全身麻醉···36
　第二节　静脉全身麻醉···39
第四章　超声引导下颈丛神经阻滞··46
第五章　麻醉药物的选择及应用··51
　第一节　局部麻醉药···51
　第二节　吸入麻醉药···55
　第三节　麻醉性镇痛药···65
　第四节　静脉全身麻醉药···70
　第五节　麻醉辅助用药···76

第三篇　围手术期麻醉前访视、监测与操作

第六章　麻醉前访视……………………………………………………………88
　　第一节　头颈部肿瘤手术患者麻醉前访视………………………………………88
　　第二节　手术室术前访视…………………………………………………………93
第七章　围手术期监测与操作……………………………………………………97
　　第一节　手术安全核查制度………………………………………………………97
　　第二节　手术体位与静脉穿刺置管………………………………………………102
　　第三节　机器人辅助甲状腺及口腔肿瘤手术护理特点…………………………106
　　第四节　中心静脉穿刺测压………………………………………………………113
　　第五节　有创动脉血压监测………………………………………………………120
　　第六节　血气分析…………………………………………………………………125
　　第七节　体温管理…………………………………………………………………129
　　第八节　液体管理…………………………………………………………………134
　　第九节　经鼻气管插管支气管镜消毒及使用注意………………………………139
　　第十节　术中输血护理操作及注意事项…………………………………………144
第八章　围手术期特殊处置………………………………………………………149
　　第一节　困难气道处理……………………………………………………………149
　　第二节　围手术期过敏反应………………………………………………………157

第四篇　头颈部手术麻醉与术后管理

第九章　常见头颈部手术麻醉……………………………………………………162
　　第一节　耳鼻喉头颈外科麻醉概述………………………………………………162
　　第二节　耳科手术麻醉……………………………………………………………164
　　第三节　鼻科手术麻醉……………………………………………………………166
　　第四节　咽科手术麻醉……………………………………………………………168
　　第五节　喉科手术麻醉……………………………………………………………172
　　第六节　口腔颌面部肿瘤手术的麻醉……………………………………………175
　　第七节　眼科麻醉…………………………………………………………………189
　　第八节　游离皮瓣技术的麻醉……………………………………………………196
　　第九节　甲状腺手术术中神经监测麻醉管理……………………………………200
第十章　头颈部手术全身麻醉术后管理及注意事项……………………………203
　　第一节　呼吸系统并发症…………………………………………………………203
　　第二节　循环系统并发症…………………………………………………………206

第三节　麻醉苏醒延迟…………………………………………… 208

第四节　术后躁动………………………………………………… 210

第五节　术后恶心呕吐…………………………………………… 212

第六节　麻醉后寒战……………………………………………… 215

第七节　术后低体温……………………………………………… 216

第八节　术后镇痛………………………………………………… 218

第九节　术后认知功能障碍……………………………………… 221

第一篇　头颈部解剖学及肿瘤概述

第一章 头颈部解剖学

第一节 概 述

一、边界与分区

头部以下颌骨下缘、下颌角、乳突尖端、上项线和枕外隆凸的连线与颈部分界。经过眶上缘、颧弓上缘、外耳门上缘和乳突的连线，将头部分为上方的颅部和前下方的面部。

二、表面标志

（一）眉弓

眉弓为位于眶上缘上方的一对弓状隆起，男性隆起较明显，眉弓正对大脑额叶的下缘。眉弓的深面有额窦。

（二）眶上切迹（孔）

眶上切迹（孔）位于眶上缘内、中1/3交界处，距正中线2.5cm，有眶上血管和神经通过。

（三）眶下孔

眶下孔位于眶下缘中点下方约0.8cm，有眶下血管和神经在此通过。此处可进行眶下神经阻滞。

（四）颏孔

颏孔通常位于下颌第二前磨牙根下方，下颌体上下缘连线的中点。距正中线约2.5cm处，有颏血管和神经通过，为颏神经麻醉的穿刺部位。

（五）颧弓

颧弓位于外耳门前方的水平线上，全长约3横指（5～6cm），在皮下可触及，颧弓上缘相当于大脑半球颞叶前端的下缘。

（六）翼点

翼点位于颧弓中点上方约2横指处，由额骨、顶骨、颞骨、蝶骨四骨交汇形成，多呈"H"形，为颅骨的薄弱部分。内面有脑膜中动脉前支通道，此处受暴力打击时，易发生骨折，引起上述动脉破裂出血，形成硬膜外血肿。

（七）耳屏

耳屏为外耳门前方的突起，其前方约1cm处可触及颞浅动脉的搏动。

（八）下颌骨髁突

下颌骨髁突在耳屏前方，颧弓下方，在张口、闭口运动时，可触及下颌骨髁突的前后滑动。

（九）下颌角

下颌角位于下颌体下缘与下颌支后缘相交处，该处骨质薄弱，为骨折的好发部位。

（十）乳突

乳突为位于耳垂后方的圆锥形隆起，其根部前内有茎乳孔，面神经由此孔出颅，在乳突后部内面有乙状窦通过，所以在乳突根治术时，应注意勿伤及面神经和乙状窦。

（十一）枕外隆凸

枕外隆凸为位于头后正中，枕骨向后下的隆起，其深面为窦汇。

（十二）上项线

上项线为枕外隆凸向两侧水平延伸的骨嵴，其深面为横窦，也是大脑和小脑的分界处。

参考文献

［1］大卫·戈登堡，尼拉弗·戈亚尔.机器人头颈外科手术解剖学[M].房居高，何时知，李连贺，等译.北京：科学出版社，2021.

［2］赵志伟.人体解剖学[M].北京：科学出版社，2023.

［3］祖文轩，赵莉.头面颈部神经阻滞麻醉体表解剖定位的临床应用进展[J].现代医药卫生，2021，37（10）：1663-1666.

（徐义全）

第二节　解剖规范

一、颈部浅层

颈部浅层包括皮肤及其深方的浅筋膜。

（一）解剖规范

（1）触及标志：参照标本、在活体上摸认头颈部的主要体表标志有眉弓、眶上切迹（孔）、眶下孔、颧弓、翼点、耳屏、下颌骨髁突、下颌角、乳突、枕外隆凸。

（2）用木枕将肩垫高，使头尽量后仰。

（3）自颏下至胸骨柄上缘沿颈前正中线做一纵切口。自切口上端沿下颌底向外后，经下颌角和耳郭下方切至乳突。再自纵切口下端向外沿锁骨上缘切至肩峰（在解剖胸部时已沿此线剥开皮肤）。注意切口要浅，不要切及颈阔肌。在此肌的浅面自中线向两侧剥离皮肤，至斜方肌的前缘。

（4）在标本上观察颈阔肌，然后，将此肌自起点处揭起并向上翻至下颌体下缘。游离颈阔肌时，注意勿伤及紧贴其深面的皮神经和浅静脉等。

（5）在胸锁乳突肌浅面暴露颈外静脉，向上追踪至下颌角，向下追踪至穿入深筋膜处。沿颈外静脉排列有颈外侧浅淋巴结，原位保留。在颈前正中线两侧寻找颈前静脉，观察它如何汇入颈外静脉。

（6）在胸锁乳突肌后缘中点附近，寻找穿深筋膜浅出的皮神经：①枕小神经，沿胸锁乳突肌后缘行向后上至枕部；②耳大神经，经胸锁乳突肌上段表面上行走向下颌角和耳郭；③颈横神经，越过胸锁乳突肌横行向前；④锁骨上神经，浅出后分为前、中、后3支下行越过锁骨前面和斜方肌浅面。暴露枕小神经时，注意勿伤及胸锁乳突肌后缘浅出的副神经。

（二）解剖层次

颈部浅层：皮肤、浅筋膜。

（三）解剖内容

1. 皮肤

颈前外侧部的皮肤较薄，活动性也大，皮纹横行。

2. 浅筋膜

颈部浅筋膜是一薄层，包绕颈部。在颈前、侧部者浅筋膜较薄弱，内含颈阔肌。浅筋膜内还有浅静脉、浅淋巴结和皮神经，它们都位于颈阔肌深面。

（1）颈阔肌：为一薄层皮肌。它起于覆盖胸大肌和三角肌上部的皮肤和筋膜，其前部纤维向上附于下颌底，后部纤维越过下颌骨至面部，与口角的肌肉交织在一起。

（2）颈部浅静脉：颈部浅静脉中最大的是颈外静脉，在下颌角处它由前、后两支静脉汇合而成。前支是下颌后静脉的后支，后支为耳后静脉。颈外静脉越过胸锁乳突肌的浅面向后下方斜行，至该肌后缘和锁骨中点上方约2.5cm处，穿深筋膜汇入锁骨下静脉。颈前静脉是颈外静脉的属支，起自颏下，在颈前正中线两侧下降，至胸骨柄上方转向外侧，一般经胸锁乳突肌深方汇入颈外静脉。

（3）颈外侧浅淋巴结和颈前浅淋巴结：颈外侧浅淋巴结或称颈浅淋巴结。颈前浅淋巴结沿颈前静脉排列，淋巴结较小且不恒定，收受颈前浅层淋巴管，输出管汇入颈外侧深淋巴结。

（4）颈丛的皮支：覆盖斜方肌表面的颈部皮肤，为第2～5颈神经的后支所支配。分布颈前部和外侧部皮肤的神经是颈丛的皮支。它们在胸锁乳突肌后缘的中点处穿深筋膜浅出，颈部浅表手术多在此做局部阻滞麻醉。

颈丛的皮支：①枕小神经，浅出后绕过副神经，沿胸锁乳突肌后缘上行，至枕部皮肤；②耳大神经，跨过胸锁乳突肌后缘，伴随颈外静脉后方上行，并分为数支，分布于覆盖下颌角、腮腺和耳郭突面的皮肤；③颈横神经，自胸锁乳突肌后缘中点处越过此肌向前，分布于下颌骨和胸骨柄间的皮肤区；④锁骨上神经，行向外下方，分为前、中、后三支，分布至颈下部、胸壁上部和肩部皮肤。

二、颈部的分区和三角

（一）解剖规范

为了叙述和解剖方便，常将颈部按局部分为数个区域。以胸锁乳突肌为标志，其前方和后方分别称为颈前区和颈外侧区。颈前区也称颈前三角，其边界是胸锁乳突肌的前缘、颈前正中线和下颌骨的下缘。颈前区又借舌骨分为舌骨上区和舌骨下区。颈外侧区也称颈后三角，边界是胸锁乳突肌后缘、斜方肌前缘和锁骨。胸锁乳突肌本身所占据的区域称为胸锁乳突肌区。

（二）解剖层次

颈部分区及颈部深筋膜：颈部分区有颈前区、胸锁乳突肌区、颈外侧区，颈深筋膜分为浅层、中层和深层。

（三）解剖内容

1. 颈部分区

在颈前区内，舌骨上区中有二腹肌的前、后腹与下颌骨下缘围成的下颌下三角，又称二腹肌三角，容纳下颌下腺。左、右二腹肌前腹和舌骨体围成颏下三角。在舌骨下区中，颈前正中线、胸锁乳突肌前缘和肩胛舌骨肌上腹围成肌三角，内有气管和甲状腺等。在肌三角的后上方，胸锁乳突肌前缘、肩胛舌骨肌上腹和二腹肌后腹围成颈动脉三角，是颈总动脉分叉为颈内动脉和颈外动脉的位置。

在颈外侧区内，借斜行的肩胛舌骨肌下腹将它分为上方的枕三角和下方的锁骨上大窝，后者又称肩胛舌骨肌锁骨三角。枕三角内有位置浅表的副神经，锁骨上大窝的深方有锁骨下动脉。

2. 颈深筋膜

（1）颈深筋膜浅层：又称封套筋膜，环绕颈部。颈深筋膜浅层的后部附于项韧带，向前延续包裹斜方肌和胸锁乳突肌，至颈前正中线与对侧者融合形成颈白线。颈深筋膜浅层在前面附着于舌骨，在舌骨上方覆盖口底，向上连至下颌骨下缘，并构成下颌下腺和腮腺的筋膜鞘。颈深筋膜浅层在舌骨下方分为浅、深两叶，包绕舌骨下肌群，向下附于胸骨柄和锁骨的前、后缘，并在胸骨柄上方，形成胸骨上间隙。

（2）颈深筋膜中层：又称颈内筋膜或脏器筋膜，包绕颈部脏器（喉、气管、咽、食管和甲状腺等）。

1）气管前层：位于舌骨下肌群的深面，覆盖气管前面和两侧，上方附于舌骨和甲状软骨，向下延入胸腔与纤维心包融合，在两侧与颈动脉鞘相连。气管前层包裹甲状腺，形成此腺的鞘膜，将腺体连接至喉部。气管前层与气管之间为气管前间隙。

2）颈动脉鞘：为颈深筋膜向两侧形成的结构，包裹颈总和颈内动脉、颈内静脉及迷走神经。

3）颊咽筋膜：覆盖于咽侧壁及后面和颊肌外面，上方附于颅底，向下形成食管后面的筋膜。

（3）颈深筋膜深层：又称椎前层或椎前筋膜，覆盖椎前肌、斜角肌和颈部深肌，向上附于颅底，向下进入胸腔与脊柱的前纵韧带相融合。

三、舌骨上区

舌骨上区包括颏下三角和下颌下三角，这两个三角都由舌骨上肌群围成。

（一）解剖规范

（1）在颏下三角寻找小的颏下淋巴结，原位保留。修洁此三角的深筋膜，查看二腹肌前腹和构成此三角底而位于前腹深方的下颌舌骨肌。

（2）下颌下三角内有下颌下腺，它由颈深筋膜浅层形成的鞘膜包裹。剔除腺浅面的筋膜，观察此腺。注意腺表面或附近有数个下颌下淋巴结，原位保留。面静脉常越过下颌下腺浅面，与下颌后静脉的前支汇合后，注入颈内静脉。将静脉分离清楚。

（3）修洁二腹肌后腹和茎突舌骨肌，观察茎突舌骨肌止端被二腹肌中间腱穿过。

（4）将下颌下腺轻轻向下牵拉，查看面动脉，它经腺体深方至咬肌前缘处越过下颌骨体的下缘，与面静脉伴行至面部。

（二）解剖层次

舌骨上区：舌骨上肌群、颏下三角、下颌下三角。

（三）解剖内容

1. 舌骨上肌群

舌骨借肌与颅和甲状软骨等相连，这些肌对舌骨起稳定和运动作用。运动舌骨的肌分为舌骨上肌群和舌骨下肌群，位于舌骨和下颌骨间的是舌骨上肌群，包括4对小肌。

（1）二腹肌：有前、后2个肌腹。后腹起自颞骨乳突的内侧面，斜向前下方，前腹起自下颌骨中线两侧，斜向后下方。前、后两腹以中间腱连接，而中间腱借筋膜系于舌骨体和大角结合处。

（2）茎突舌骨肌：伴行于二腹肌后腹的上方和内侧，起自颞骨茎突，止于舌骨体和大角的连接处。

（3）下颌舌骨肌：宽而薄，在二腹肌前腹的深方，起自下颌骨体的内面，部分纤维行向内下，止于舌骨体。左右下颌舌骨肌借腱性组织在中线上愈合，组成口腔的底。

（4）颏舌骨肌：在下颌舌骨肌的上方，是中线两侧的一对窄条肌，起自颏棘，止于舌骨体，增强口底。

舌骨上肌群的神经支配各肌不一，二腹肌前腹和下颌舌骨肌由下颌舌骨肌神经（三叉神经下颌神经的分支）支配，二腹肌后腹和茎突舌骨肌由面神经支配，颏舌骨肌由第1颈神经前支支配。

舌骨上肌群的主要功能是上提舌骨，协助吞咽。当舌骨固定时，可拉下颌骨向下，张口。

2. 颏下三角和下颌下三角

（1）颏下三角内主要有颏下淋巴结，它位于下颌舌骨肌浅面，收受下唇中部及舌尖的淋巴，输出管注入下颌下淋巴结和颈外侧深淋巴结。

（2）下颌下三角内主要容纳下颌下淋巴结和下颌下腺，下颌下淋巴结有数个，位于下颌下腺的浅面，大部分在腺体的鞘膜内。此群淋巴结接受眼、鼻、牙、唇、舌、下颌下腺及舌下腺的淋巴。这些区域感染，常引起下颌下淋巴结肿大，并可在下颌骨下缘触及。下颌下淋巴结的输出管注入颈外侧深淋巴结。

下颌下腺是黄褐色的大唾液腺之一，颈深筋膜的浅层形成它的鞘膜。下颌下腺包括浅、深两部，两部间是连续的。大的浅部位于下颌下三角的前部，下颌骨体与下颌舌骨肌之间；小的深部经下颌舌骨肌后缘绕至此肌的深方，位于下颌舌骨肌与舌骨舌肌之间的间隙中。下颌下腺管自腺体的深面发出，开口于舌下阜。

3. 面动脉和面静脉

面动脉在颈动脉三角起自颈外动脉，经二腹肌后腹的深面进入下颌下三角，通过下颌下腺的深方，在咬肌前缘处越过下颌骨下缘与面静脉伴行进入面部。面动脉在咬肌前缘处可触到其搏动。面静脉收集面部皮肤、肌肉和黏膜的静脉血，它越过下颌下腺浅面时与下颌后静脉的前支汇合，向下在舌骨水平注入胸锁乳突肌深方的颈内静脉。

四、舌骨下区的肌三角

肌三角由胸锁乳突肌、肩胛舌骨肌上腹和颈前正中线围成。在此三角中有舌骨下肌群、甲状腺和甲状旁腺、咽、喉、气管和食管等。

（一）解剖规范

1. 舌骨下肌群

（1）肌三角内容较多，其中的甲状腺是颈部最常进行手术的部位。解剖时应特别注意。解剖肌三角，特别是追踪血管和神经时，常要超越此三角范围。

（2）颈深筋膜浅层包裹舌骨下肌群，查看后，沿颈前区中线用镊尖提起筋膜，轻轻纵行划破，将舌骨下肌群的两层分开。位于浅层的是胸骨舌骨肌和肩胛舌骨肌上腹。把胸骨舌骨肌提起即见深方的胸骨甲状肌和甲状舌骨肌，将肌周围的筋膜稍稍清理，查看舌骨下肌群。

2. 甲状腺

（1）解剖甲状腺。将胸锁乳突肌向外牵拉，最好以拉钩固定。因支配舌骨下肌群的神经多自肌的下 1/3 处进入肌，为了暂存这些肌支，在胸骨舌骨肌和肩胛舌骨肌上腹的上、中 1/3 间横断二肌，分别向上、下方翻起。将刀柄伸入胸骨甲状肌的深面，轻轻使之与甲状腺分离，在中、上 1/3 交界处剪断该肌，翻向两侧，即见甲状腺被颈深筋膜的气管前层包绕。剖开此层筋膜即可观察包有被膜的甲状腺。在观察甲状腺过程中，要逐步暴露其血管，注意不要剪断。

（2）自甲状腺侧叶上极向上剥离筋膜，寻找甲状腺上动、静脉，并追踪动脉发自颈外动脉，静脉汇入颈内静脉。解剖出穿甲状舌骨膜的喉上动、静脉，向上观察它们发自甲状腺上动、静脉。解剖上述血管时，注意不要损伤与它们伴行的神经。

（3）解剖发自迷走神经的喉上神经。寻找喉上神经外支，它与甲状腺上动脉进入上极前的一段相伴行，但常位于动脉的内侧或后方。

（4）约在甲状腺侧叶的中、下 1/3 交界处，查看有无甲状腺中静脉，若有则向外查看其汇入颈内静脉。

（5）在甲状腺侧叶与颈总动脉间的间隙中，寻找甲状腺下动脉。它自颈总动脉后方向内至甲状腺中部的后缘，再趋向腺的下极。追寻它至甲状腺侧叶下端分数支入腺。

（6）将甲状腺侧叶的后部尽量向前内方牵拉，在气管和食管间的沟中寻找喉返神经。一般它在沟中上行，在甲状腺侧叶的深方与甲状腺下动脉交叉，它常分前、后两支入喉。

（7）查看有无甲状腺最下动脉。它应在气管前方上行至甲状腺峡部。

（8）观察甲状腺下静脉。它常有数条，或集成单干，自甲状腺下极经气管前方汇入头臂静脉。

（二）解剖层次

舌骨下区：舌骨下肌群、甲状腺、甲状旁腺、神经、气管颈部和食管颈部。

（三）解剖内容

1. 舌骨下肌群

位于颈前部舌骨下方的中线两侧，喉、气管、甲状腺的前方，共 4 对小肌，排成浅、深两层。

（1）肩胛舌骨肌：分为下腹、中间腱和上腹。下腹附于肩胛骨上缘，斜向前上止于中间腱；上腹自中间腱开始，向上止于舌骨体；中间腱借筋膜祥系于锁骨。

（2）胸骨舌骨肌：起自胸骨柄后面，止于舌骨体下缘。

（3）胸骨甲状肌：位于胸骨舌骨肌的深方，起自胸骨柄的后面，止于甲状软骨的斜线。

（4）甲状舌骨肌：起自甲状软骨斜线，止于舌骨体和大角。

在舌骨下肌群中，支配甲状舌骨肌的神经自第 1 颈神经的前支发出，加入舌下神经走行一段，在跨过舌骨大角处分出，进入此肌。支配其他三肌的神经出自颈祥的分支，来自颈祥的分支多在这三个肌的下 1/3 处进入各肌。颈祥成自第 1～3 颈神经的分支，位于颈动脉鞘处。

舌骨下肌群主要下拉舌骨，胸骨甲状肌拉喉向下。

2. 甲状腺

甲状腺具有两层被膜：内层是甲状腺的真被膜，即纤维囊包裹着腺组织，并伸入腺实质内，将腺体分隔成若干小叶；外层是来自颈深筋膜的气管前层，称为甲状腺鞘膜（临床上常称为假被膜）。这两层膜之间借疏松结缔组织相连，有进入腺体的血管穿行。

（1）甲状腺位置和毗邻：甲状腺借深筋膜牢固贴附在喉下部和气管上部，因而可随吞咽而上下移动。其侧叶的上端紧贴甲状软骨的后上部，圆钝的下端平齐第 5～6 气管软骨环；侧叶的凸面贴附有舌骨下肌群；侧叶的内侧面环抱着气管、环状软骨和咽、食管的外侧面。甲状腺峡部通常平齐第 2～4 气管软骨环。

（2）甲状腺的血管和淋巴：甲状腺的动脉供应来自成对的甲状腺上、下动脉和单个的甲状腺最下动脉，后者有无不定。①甲状腺上动脉是颈外动脉的第 1 个分支，平对甲状软骨稍上方发出，行向内下分支入甲状腺侧叶的上极。甲状腺上动脉发出喉上动脉与喉上神经内支伴行，穿甲状舌骨膜入喉，营养喉黏膜和喉肌。②甲状腺下动脉是锁骨下动脉甲状颈干的分支之一，在颈总动脉后方上行，约至环状软骨水平弓形向内下，经颈总动脉和迷走神经的后方至甲状腺后缘分支进入腺体。③甲状腺最下动脉其出现率约为10%，起自头臂干或主动脉弓，大小变化很大。若此动脉存在，它上行于气管的前方，至甲状腺峡部的下缘。

甲状腺的静脉包括：①甲状腺上静脉；收集甲状腺上极处的血液，与同名动脉伴行，注入颈内静脉；②甲状腺中静脉；有无不定，常自侧叶中、下 1/3 交界处走出，注入颈内静脉；③甲状腺下静脉；收集甲状腺下极处的静脉血，注入头臂静脉。

甲状腺的血管在腺体表面或在被膜下的腺体实质中吻合成丰富的血管网，此外还有小动脉来自食管、喉、气管等处至甲状腺。

甲状腺的淋巴主要注入颈外侧深淋巴结，少数注入气管旁淋巴结。

3. 甲状旁腺

一般有 2 对，形状和大小如稻米粒，活体上为棕黄色，位于甲状腺被膜和鞘膜之间。按甲状旁腺的位置，分为上对和下对。上对较下对位置更为恒定，位于甲状腺侧叶后面上、中 1/3 交界处；下对常位于侧叶后面的下端。每个甲状旁腺都有一支供应它的小动脉，这支小动脉常是寻找甲状旁腺的向导。有的甲状旁腺也可埋藏在甲状腺组织中，或在附近的气管上。甲状旁腺分泌的激素能调节钙和磷的代谢，维持血钙平衡。

4. 神经

喉上神经和喉返神经两者均为迷走神经支配喉的分支，其中的感觉纤维传导喉黏膜的感觉冲动，运动纤维支配喉肌。

（1）喉上神经：自迷走神经的下神经节发出，在颈内动脉内侧沿咽壁下行，在舌骨大角处分为内支和外支。内支较大，为感觉性，与喉上动脉一同穿甲状舌骨膜入喉，分支至会厌、舌根及声门裂以上的喉黏膜，司黏膜的感觉。外支较细，与甲状腺上动脉伴行，在距侧叶上极约1cm处与动脉分开，弯向内，经甲状腺侧叶的深方进入环甲肌。

（2）喉返神经：左、右起源处不同，左侧喉返神经绕过主动脉弓向上，右侧喉返神经绕过锁骨下动脉向上，一般行于食管和气管间的沟中，在甲状腺侧叶的深方与甲状腺下动脉相交叉，上至咽下缩肌下缘入喉，为喉下神经。喉下神经入喉时，一般分前、后2支，喉下神经的运动纤维分布于环甲肌以外的所有喉肌，感觉纤维分布于声门裂以下的喉黏膜。此外，喉返神经还发出心支入心丛，以及至气管和食管的小支。

喉返神经在颈部与周围结构的关系极为重要，并且经常有变异，应注意以下几点。①喉返神经不一定都位于食管气管沟中，特别是右侧的可能在沟外1cm处。②喉返神经与甲状腺之间的位置关系可有不同。约在甲状腺中部1/3处，喉返神经有的可紧贴甲状腺，甚至常有一小段穿过腺组织。③喉返神经可在入喉之前就已分支，然后穿入喉内。这种喉外分支的位置可在甲状腺以下，或在甲状腺中部以下或以上。④喉返神经在甲状腺侧叶深方上行时，与甲状腺下动脉的关系密切。神经或在动脉的前方（外侧），或在动脉的后方（内侧），或在动脉的分叉之间。若喉下神经在喉外已分支，则一部分可在动脉之前，另一部分在动脉之后。

5. 气管颈部和食管颈部

（1）气管颈部：上端起自环状软骨下缘，在胸骨颈静脉切迹平面向下移行为气管胸部。气管颈部共有6～8个气管软骨环。它们前方有甲状腺峡部，后有食管，气管与食管间两侧的沟内有喉返神经。气管颈部两侧有甲状腺侧叶，并邻接颈部大血管，越靠近胸骨上缘，这些大血管与气管的距离越近。

（2）食管颈部：食管颈部和胸部的分界平对胸骨颈静脉切迹。食管颈部位于气管后方，颈深筋膜椎前层的前方，它在下降过程中稍向左偏，因此其左缘较接近甲状腺。

五、颈外侧区、胸锁乳突肌区和颈动脉三角

颈动脉三角由胸锁乳突肌前缘、二腹肌后腹和肩胛舌骨肌上腹围成，此三角和胸锁乳突肌区含有颈动脉鞘、颈外动脉的分支和淋巴结等。在颈外侧区中，神经和血管的来源多与胸锁乳突肌区有关，故在此一并解剖。

（一）解剖规范

（1）颈外静脉以及自胸锁乳突肌后缘中点浅出的颈丛的皮神经。

（2）修洁胸锁乳突肌表面及其前、后缘，保留颈外静脉和从该肌后缘穿出的副神经和其他神经。观察胸锁乳突肌起自胸骨和锁骨内端，止于乳突。在中部横断此肌（勿割断副神经），翻向上、下两侧，看清该肌上部的前缘，在其深面找出副神经进入此肌，它支配此肌后，再自肌后缘中点上方穿出，进入颈外侧区。

（3）将切断的胸锁乳突肌尽量翻向两端，查看此肌深面的颈动脉鞘。它自颅底延至颈根部，包裹颈部血管主干和迷走神经。辨认聚集于鞘外面的颈外侧深淋巴结。

（4）轻轻剥离颈动脉鞘（淋巴结原位保留），剥离时注意勿伤颈袢。颈袢是颈神经发出支配舌骨下肌群的神经，在颈动脉鞘的浅部或在鞘内呈高低不定的神经袢。见到颈袢后可追寻它至肩胛舌骨肌、胸骨舌骨肌和胸骨甲状肌的分支。

（5）颈总动脉位于内侧，它在甲状软骨上缘水平分为颈内、外动脉。颈内静脉位于外侧，两者间的后方有迷走神经主干。

（6）颈内静脉的主要属支：①面静脉与下颌后静脉前支汇合后注入颈内静脉；②甲状腺上静脉和甲状腺中静脉。

（7）在颈总动脉分为颈内、外动脉处，查看：①颈动脉窦，它是颈总动脉或颈内动脉壁起始处的局部膨大部分；②颈动脉小球，它位于颈总动脉分叉处的后方，为棕红色小体，外有纤维被囊。

（8）颈外动脉及其与各分支伴行的神经：①在动脉起始处找出甲状腺上动脉及与其伴行的喉上神经的分支；②在平舌骨大角处找出颈外动脉的第2个分支——舌动脉，追踪它至口底为止；③寻找颈外动脉向前上方发出的面动脉，追踪它至下颌下三角；④向上追踪颈袢的止根至舌下神经。

（9）顺迷走神经干向上追寻，待发现迷走神经干出现膨大，即迷走神经的下神经节。将喉上神经向上追至发出处，并再看它与甲状腺上动脉的位置关系。在二腹肌后腹稍下方，寻找舌下神经，它跨过颈内、外动脉向前进入下颌下三角；在进入下颌下三角前发出颈袢的上根，沿颈内和颈总动脉下行组成颈袢。

（10）再复认喉返神经的发出点，以及它们与甲状腺下动脉的位置关系。

（11）颈动脉的后方寻找颈部的交感干，平对第2～5颈椎横突处的有颈上神经节。自此沿交感干向下追寻颈中和颈下神经节。颈中神经节有无不定，如有，常是位于甲状腺下动脉附近的小神经节。颈下神经节位于锁骨下动脉后上方。观察它是否与第1胸神经（T_1）交感节套成颈胸神经节（星状神经节）。

（二）解剖层次

颈外侧和胸锁乳突肌区：胸锁乳突肌、颈动脉鞘、血管、神经和淋巴结。

（三）解剖内容

1. 胸锁乳突肌

起自胸骨柄和锁骨的内侧端，斜向上方，止于颞骨乳突和枕骨上项线的外侧。

2. 颈动脉鞘

由颈深筋膜增厚形成，自颅底延至颈根部。此筋膜鞘包绕颈总和颈内动脉（居内侧）、颈内静脉（居后外侧）和迷走神经（居动脉、静脉之间）。

3. 颈外侧深淋巴结

又称颈深淋巴结。沿颈内静脉排列，上自颅底，下达颈根部。

4. 颈部的主要动脉和静脉

（1）颈总动脉：右侧颈总动脉在右胸锁关节后方起自头臂干，左侧颈总动脉起自主动脉弓。颈总动脉经胸锁关节后方上行，至甲状软骨上缘水平分为颈内和颈外动脉。颈总动脉上部位置较浅，为胸锁乳突肌所掩盖，平甲状软骨向外可摸到动脉的搏动。下部位置较深，还被胸骨舌骨肌和胸骨甲状肌覆盖。

颈总动脉分为颈内和颈外动脉处，有两个重要结构：颈动脉窦和颈动脉小球。颈动脉窦是颈总动脉末端或颈内动脉起始处的局部膨大部分。此处血管外膜较厚，舌咽神经的感觉纤维在此形成许多感觉末梢，可感受血液压力。当血压增高时，窦壁扩张，刺激压力感受器，可反射性地引起心搏减慢、末梢血管扩张、血压下降，使血压保持在一定的水平。颈动脉小球位于颈总动脉分叉处的后方，为棕红色小体，外有纤维被囊。颈动脉小球成自上皮样细胞和血管窦，是一种化学感受器，感受血液中二氧化碳分压、氧分压和氢离子的浓度变化。血液中二氧化碳分压增高或氧分压降低，可反射性地使呼吸加深加快。

颈总动脉除分为颈内和颈外动脉外，无其他的分支。

1）颈内动脉：在甲状软骨上缘水平起自颈总动脉，上升到达颅底，通过颈动脉管入颅，分布于脑和眶等处。颈内动脉在颈部没有分支。

2）颈外动脉：自颈总动脉分出后，先在颈内动脉的内侧，继而转至它的外侧，经二腹肌后腹和茎突舌骨肌的深面上行，在下颌颈的后方进入腮腺，分为颞浅动脉和上颌动脉两个终支。颈外动脉的分支较多，主要有：①甲状腺上动脉起自颈外动脉的起始处；②舌动脉平对舌骨大角处起自颈外动脉的前面，在舌骨舌肌后缘的深面进入舌内；③面动脉在舌骨大角上方起自颈外动脉的前面；④枕动脉平对面动脉起自颈外动脉的后面；⑤耳后动脉在枕动脉的稍上方。

（2）颈内静脉：接受脑、颜面和颈部的静脉血。它起自颈静脉孔续接颅内的乙状窦，向下包裹在颈动脉鞘内，在锁骨内侧端的后方与锁骨下静脉汇合成为头臂静脉。颈内静脉的上端膨胀，称为颈静脉上球。颈内静脉颅外的属支较多，在颈部的属支有：①面静脉离开面部越过下颌下腺的浅面，与下颌后静脉的前支汇合，然后注入颈内静脉；②舌静脉与面静脉汇合，也可直接汇入颈内静脉；③甲状腺上静脉离开甲状腺上极汇入颈内静脉；④甲状腺中静脉在甲状软骨水平汇入颈内静脉。

5. 颈外侧区的神经

（1）副神经：出颅后分为两支，即内支和外支。内支实际上是颅根的纤维，随即加入迷走神经，参与支配咽喉肌；外支是脊髓根的纤维，越过颈内静脉的外侧，经二腹肌后腹的深方下行，穿入胸锁乳突肌的深面，部分纤维支配此肌，其余纤维自此肌后缘中点上方穿出，进入颈外侧区，潜入斜方肌的深面，支配此肌。

由于副神经的内支是随迷走神经分布，临床上通常所指副神经损伤只限于其外支。副神经外支在枕三角处位置浅表，其周围有淋巴结排列。

（2）迷走神经：自颈静脉孔出颅，在颈动脉鞘内，位居颈内静脉和颈内、颈总动脉之间下行。迷走神经在颈部的分支有脑膜支、耳支、咽支、颈上心支和颈下心支，以及喉上神经等。

（3）舌下神经：自枕骨舌下神经管出颅，在颈内动脉和颈内静脉间下行，当到达二腹肌后腹下缘时，转向前内方，越过颈内、外动脉前方，向前经二腹肌中间腱的深方至下颌舌骨肌的后缘，潜入深部，支配舌内肌和部分舌外肌（茎突舌骨肌、舌骨舌肌和颏舌肌）。

（4）颈袢：在舌下神经的行程中，有来自第1颈神经的纤维加入，与它伴行。这部分纤维除直接由舌下神经分出，支配甲状舌骨肌和颏舌骨肌外，其余纤维在二腹肌后腹下方离开舌下神经，形成颈袢的上根，在颈动脉鞘内或浅面下降。来自第2～3颈神经的部分纤维合成下根，与上根吻合成为袢套，称为颈袢。自袢上发出分支支配肩胛舌骨肌、胸骨舌骨肌和胸骨甲状肌。

（5）颈部交感干：是胸部交感干的延续，在颈总和颈内动脉的后方延伸至颅底，位于颈动脉鞘和颈深筋膜椎前层之间。颈部交感干上一般有3个神经节。

颈上神经节最大，呈梭形，平对第2～3颈椎横突的前方。颈中神经节有无不定，通常很小，在甲状腺下动脉附近。颈下神经节位于锁骨下动脉的后上方，但大多数人的颈下神经节与T_1交感节融合形成颈胸神经节，也称星状神经节，位于第7颈椎横突和第1肋颈之间。

颈部交感节发出的分支：①灰交通支，连接颈神经，颈上神经节连接第1～4颈神经，颈中神经节连接第5～6颈神经，颈下神经节连接第7～8颈神经；②袢附颈内、颈外和锁骨下动脉，形成神经丛，随血管分支分布，颈内动脉丛伴随动脉入颅后，除伴随动脉分布外，也发出若干小支与一些脑神经或其分支相吻合，其中有的至眼睑的平滑肌，也有的分布于眼球虹膜的瞳孔开大肌；③颈部交感干每个节都发出心支，与迷走神经心支组成心丛。

临床上进行颈胸神经节封闭时，将麻醉药物注入此神经节处，患者出现注射侧瞳孔缩小和眼睑下垂，同侧头面上肢皮肤温热和汗闭等现象，称为霍纳（Horner）综合征。

（6）颈丛：位于颈深筋膜椎前层的深方，中斜角肌和肩胛提肌起始处的前方，由第1～4颈神经的前支编织而成。颈丛的浅支是皮神经，在颈部浅层中已解剖完毕。颈丛的深支，多系肌支，如膈神经。膈神经以第4颈神经前支纤维成分为主。在环状软骨水平，组成膈神经的神经根在前斜角肌外缘汇合，沿此肌的前面下行，越过锁骨下动、静脉之间到达胸腔。

六、颈根部

颈根部是指颈、胸的交界区，直接位于胸廓上口的上方。但在此部所要观察的内容并不仅限于此范围以内。实际上是包括了颈外侧区下部深方的结构。在颈根部，前斜角肌是一重要的标志：其后方是臂丛和锁骨下动脉，前方为锁骨下静脉，内后方有胸膜顶、肺尖和胸导管（左侧）。

（一）解剖规范

（1）前、中斜角肌止于第1肋，三者共同形成斜角肌间隙，此间隙中有臂丛和锁骨下动脉通过；后斜角肌则止于第2肋。各肌起点不必查看。

（2）在前斜角肌前方暴露锁骨下静脉。查看它续于腋静脉，并行至前斜角肌内缘处与颈内静脉合成头臂静脉。复认颈外静脉汇入锁骨下静脉。查看胸导管在食管左侧自胸部上行到颈根部，水平转向外侧，经椎动脉、膈神经和前斜角肌前方，颈总动脉和迷走神经后方转向前下，最终汇入左静脉角。注意它在颈根部的位置和毗邻。

（3）分开前、中斜角肌，暴露斜角肌间隙。剔除筋膜，查看臂丛和锁骨下动脉通过此间隙。臂丛位于动脉的上方。臂丛的分支已在腋窝解剖，在此复认并追寻到发出地点。

（4）寻认锁骨下动脉的分支：①椎动脉，在前斜角肌内缘向上穿第6至第1颈椎横突孔上行；②胸廓内动脉，起自锁骨下动脉的下壁，与椎动脉起始处上、下相对，它的分支已在胸部解剖；③甲状颈干，紧靠前斜角肌内缘，复认自干上发出的甲状腺下动脉、肩胛上动脉和颈浅动脉。锁骨下动脉的其他分支可不必查看。

（5）颈根部结构均已解剖暴露。同时用两手示指分别在胸腔和颈根部触摸胸膜顶，理解胸膜顶的位置，并查看它在颈根部的毗邻。

（二）解剖层次

颈根部：颈深肌群、臂丛、锁骨下动脉、锁骨下静脉、胸导管、右淋巴导管和胸膜顶。

（三）解剖内容

1. 颈深肌群

颈根部的肌为颈深肌群，可分为内侧、外侧两群，外侧群称为斜角肌群。

（1）斜角肌群每侧各有3块肌，形成颈外侧区的底，位于颈深筋膜椎前层的深方。斜角肌由下位颈神经前支发出的分支支配。

在前、中斜角肌与第1肋之间形成一个间隙，称为斜角肌间隙，有臂丛和锁骨下动脉通过。前斜角肌痉挛或肥大，可压迫锁骨下动脉和臂丛，产生上肢疼痛、麻木或肌萎缩以及上肢缺血的循环障碍，这些症状极似颈肋的压迫症状。

（2）内侧群在斜角肌群的内侧有椎前肌，位于颈椎体的前面。椎前肌主要有颈长肌和头长肌，可使颈椎前屈。

2. 臂丛

臂丛出椎间孔后在斜角肌间隙中组成上、中、下3个干。每个干在锁骨上部再分为前、后股。上干和中干的前股合成外侧束，下干的前股自成内侧束，3个干的后股合成后束。这3个束分别位于腋动脉的内、外和后方，伴随腋动脉进入腋窝。颈深筋膜的椎前层向外侧延展，包裹臂丛和腋动脉，形成腋鞘。臂丛在锁骨中点上方比较集中，位置也较浅，临床上常在此处进行阻滞麻醉以进行上肢手术。麻醉时应注意臂丛内侧的胸膜顶，以免损伤造成气胸。

3. 锁骨下动脉

左侧锁骨下动脉起自主动脉弓，右侧在右胸锁关节后面起自头臂干。锁骨下动脉发出后弓形向外，在前斜角肌后方和胸膜顶的前方越过颈根部，至第1肋的外缘续于腋动脉。按锁骨下动脉与前斜角肌的关系可分为3段：第1段是在前斜角肌内侧的部分，第2段是在斜角肌间隙内，第3段是出斜角肌间隙以后的部分。各段主要的分支如下。

（1）椎动脉：起自锁骨下动脉第1段的上方，在前斜角肌的内侧垂直上行，穿第6至第1颈椎横突孔，再向后绕过寰椎侧块上关节面的后方，经枕骨大孔入颅。椎动脉在颅腔内主要分支营养脑和脊髓。

（2）胸廓内动脉：与椎动脉起点相对起于锁骨下动脉的下壁，向前下越过锁骨内端的后面进入胸腔。

（3）甲状颈干：短而粗，在前斜角肌内缘处起自锁骨下动脉的第1段，它发出下列主要分支：①甲状腺下动脉，至甲状腺；②肩胛上动脉，在锁骨后方行向后外，经肩胛上横韧带（跨越肩胛切迹的韧带）上方入冈上窝，再经肩胛冈后方入冈下窝；③颈浅动脉穿臂丛向后，伴副神经行于斜方肌深面，营养此肌。

（4）肩胛背动脉：有时起自甲状颈干。它穿臂丛向后，伴肩胛背神经，在肩胛提肌和菱形肌深方，沿肩胛骨内侧缘下行至肩胛提肌和菱形肌。

（5）肋颈干：起自锁骨下动脉第2段的后壁，向后越过胸膜顶至第1肋颈，分布于上两肋间隙和颈部肌。

4. 锁骨下静脉

锁骨下静脉是腋静脉的延续，始于第1肋外缘。行于前斜角肌下端的前面，胸膜顶前方，锁骨的后方，向内至前斜角肌内缘处与颈内静脉汇合形成头臂静脉。其汇合处称为静脉角。锁骨下静脉收集锁骨下动脉分布区的静脉血。

七、面部浅层和腮腺区

面部皮肤较薄。浅筋膜含脂肪、面肌、血管和神经。腮腺区（下颌后窝）的前界为下颌支，后界为颞骨乳突和胸锁乳突肌的前缘，上界是外耳道，下界至下颌角。

（一）解剖规范

（1）自额（发际）至颏沿中线切开皮肤，但绕过鼻和口裂。自鼻根向外绕过睑裂切至耳郭的上方。自口角至乳突做一横切口。再自耳郭的上方向上做一短的垂直切口。各切口不要过深，仔细将额、颞部皮肤向上剥离，面部皮肤向后剥至耳前。剥皮时不要损伤面肌、神经和血管。

（2）在睑裂和口裂周围摘除皮下脂肪，辨认眼轮匝肌和口轮匝肌。在上、下唇都有口轮匝肌相交织的辐射状小肌，颈阔肌也向上止于口角，观察它们的大致即可。修洁肌肉时，注意不要损伤神经和血管。

（3）修洁腮腺表面，观察腮腺鞘，它包被腮腺，位于腺表面的鞘的浅层较致密。清除鞘的浅层，但注意腮腺表面（鞘的浅方或深方）有无腮腺浅淋巴结。在颧弓下方约一横指处的腮腺前缘找出腮腺管，并向前追踪至咬肌前缘，见其成直角向内穿入颊部。观察腮腺及其导管。

（4）分离由腮腺前缘和上、下端穿出的神经和血管。在腮腺管下方找出面神经颊支，它横行向前，小心摘除咬肌前缘深面的颊脂体，追踪颊支至颊肌。注意在颊肌表面有自咬肌前缘深面走出的颊神经（三叉神经的分支），注意保留。在下颌角附近找出面神经下颌缘支，它沿下颌骨下缘前行，跨面动脉至颏部。在腮腺下端找出进入颈阔肌深方的面神经颈支以及下颌后静脉的前支和后支。在腮腺管上方，自前向后寻出沿颧弓前行的面神经颧支以及跨越颧弓向前上方走行的颞支。在腮腺上端找出颞浅动、静脉，并在血管的后方找出三叉神经的耳颞神经。

（5）面动脉初段在颈部已找出，将其追踪至下颌底的咬肌前缘处。它自此进入面部，向内上方迂曲而行，至内眦改称内眦动脉。按此行程解剖出此动脉主干，同时注意它发出分支的分布情况。面静脉伴行于动脉后方，一并解剖出来。

（6）翻开眼轮匝肌的下内部分，试在眶下缘中点下方0.5～1cm处寻找穿出眶下孔的眶下神经的终支（三叉神经的分支）。在距中线2～3cm的下颌体上、下缘中点处，试剥离该处的肌肉，寻找自颏孔浅出的颏神经。在眶上缘内、中1/3交界处剥开眼轮匝肌，寻找自眶上孔浅出上行的眶上神经。

（二）解剖层次

面部浅层和腮腺区：皮肤、浅筋膜、面肌、腮腺和腮腺管、面神经、血管和淋巴结。

（三）解剖内容

1. 面肌

面肌又称表情肌，较薄弱纤细，位于浅筋膜中。它们大多起于面颅，止于皮肤，收缩时牵引皮肤，使皮肤出现皱褶，改变睑裂和口裂形状，表达感情，并参与语言和咀嚼等活动。面肌主要围绕睑裂、口裂、鼻和耳排列。

（1）眼轮匝肌：呈环形，位于睑裂周围的皮下，收缩时闭合睑裂。

（2）口周围肌：包括环形肌和辐射状肌。环形肌为口轮匝肌，环绕口裂，收缩时闭口。

2. 腮腺和腮腺管

腮腺是最大的一对唾液腺，在耳的前下方。腮腺的浅部多呈三角形，也有的呈不规则卵圆形。它的上缘约平颧弓，后下部搭盖在胸锁乳突肌的前缘上，前尖沿水平的腮腺管延伸，盖在咬肌表面。腮腺的深部为浅部所掩盖，自下颌支的后方向内伸至咽壁。在活体上，正常腮腺不易摸认，炎症或肿瘤使其增大时才能触及。腮腺炎时腮腺肿大，低头或张口都可使下颌窝变小，压迫腺体引起疼痛。腮腺管自腺体前缘的上部发出，在颧弓下约一横指处向前越过咬肌，至咬肌前缘呈直角向内穿过颊肌，开口于平对上颌第2磨牙的颊黏膜上。在咬牙时，可在咬肌前缘触知腮腺管。

包被腮腺的深筋膜称为腮腺鞘，由颈深筋膜浅层延伸而来。鞘的浅层比较致密，它的特点是伸入腺体内部，将腮腺分割成许多小叶。

3. 面部的神经

分布到此区的主要是面神经的终支和三叉神经浅支。

（1）面神经的终支：面神经其主干自茎乳孔出颅后进入腮腺，在腮腺内分支吻合成丛，呈辐射状由腮腺的前缘和下端穿出，分布于面肌。①颞支，支配额肌和眼轮匝肌；②颧支，主要至眼轮匝肌；③颊支，至颊肌、口轮匝肌及其他口周围肌；④下颌缘支，沿下颌骨下缘至下唇诸肌；⑤颈支，在颈阔肌深面向前下，支配该肌。

此外，面神经在颅外还发出3个小支：①耳后神经，在靠近茎乳孔处发出，向后支配枕额肌的枕腹和耳周围肌；②二腹肌支；③茎突舌骨肌支，分别支配二腹肌后腹和茎突舌骨肌。

（2）三叉神经浅支：都属一般躯体感觉纤维。①眶上神经，由眶上孔（或眶上切迹）浅出，至上睑、额和颅顶的皮肤；②眶下神经，由眶下孔浅出，散成数支，分布于下睑、鼻的外侧部、上唇和颊部的皮肤；③颏神经，由颏孔浅出，分布于颏部和下唇的皮肤；④耳颞神经，由腮腺上端穿出，沿外耳门前方上行，分布于颞部的皮肤，并发小支至腮腺。

4. 面部的血管

面部的血管分布到此区的动脉主要是面动脉和颞浅动脉，静脉主要归入面静脉和下颌后静脉。

（1）面动脉起自颈外动脉，经下颌下腺的深方，在咬肌的前缘处越下颌骨体的下缘转至面部，斜趋口角，循鼻外侧迂曲上行至内眦，改称内眦动脉。

（2）颞浅动脉：是颈外动脉的终支之一，为颈外动脉的直接延续。它从下颌颈的后方开始，向上经颧骨颧突根部的表面，穿出腮腺至颞部，直居皮下，很易触知其搏动。

（3）面静脉伴行于面动脉后方，在内眦处起自内眦静脉，经鼻翼和口角的外侧，向后下方至咬肌前缘下部，越过下颌骨下缘，穿颈深筋膜浅层入颈部，最后在下颌角稍下方与下颌后静脉的前支汇合，汇入颈内静脉。

（4）下颌后静脉：颞浅静脉自腮腺上端穿入腮腺深面，在腮腺内与上颌静脉汇合成下颌后静脉。下颌后静脉继续穿过腮腺下行，分为前、后两支。前支与面静脉汇合，一般汇入颈内静脉。后支与耳后静脉合成颈外静脉，一般汇入锁骨下静脉。

5. 面部的淋巴管和淋巴结

面部淋巴管非常丰富，连接成网。面前部和前额的淋巴汇入下颌下淋巴结。

八、颞窝、颞下窝和翼腭窝

（一）解剖规范

（1）在整颅骨上观察颞窝、颞下窝、翼腭窝的位置。

（2）在咀嚼肌标本上观察咬肌，它起于颧弓下缘，止于下颌支和下颌角外面。

（3）清除颞区的浅筋膜，观察覆盖颞肌表面的颞筋膜，沿颧弓上缘切开颞筋膜，切开时注意观察它分浅、深两层，分别止于颧弓的外面和内面。切开此筋膜浅层，可见其深方的脂肪组织，清除浅层，在颧弓上方横行切开深层，尽量向上翻起，暴露颞肌，注意不要损伤血管、神经。

（4）观察颞肌，呈扇形，前部纤维垂直向下，后部纤维几近水平，经颧弓深方止于下颌骨冠突和下颌支前缘。在颞肌下部的深面找出行向前下方的颊神经（有时穿过颞肌），将它自颞肌分离，加以保护。

（5）观察翼外肌和翼内肌的起止和位置。复查颊肌的位置。

（6）观察上颌动脉及其分支、分布。

（7）观察位于颞肌及翼内、外肌之间的翼静脉丛，理解翼静脉丛的交通。

（8）观察颞下窝内三叉神经的下颌神经的分支、分布。

（9）观察翼腭窝内的主要结构。

颞窝位于颅的侧部。大致为颞线围绕，向下经颧弓内面与颞下窝相通。颞下窝在咽和下颌支之间。翼腭窝位置较深，为上颌骨体的颞下面，翼突和腭骨间的窄隙。此区域的主要内容有咀嚼肌、上颌动脉、翼（静脉）丛和上颌静脉、上颌神经、下颌神经和颞下颌关节。

（二）解剖层次

颞窝、颞下窝和翼腭窝：咀嚼肌、上颌动脉、上颌静脉、翼静脉丛和三叉神经。

（三）解剖内容

1. 咀嚼肌

咀嚼肌包括咬肌、颞肌、翼内肌和翼外肌，它们通过颞下颌关节运动下颌骨，参与咀嚼运动。咬肌位于下颌支的表面，起自颧弓下缘，止于下颌支和下颌角的外面。颞肌呈扇形，起于颞窝，前部纤维垂直向下，后部纤维几乎水平向前，通过颧弓深方，止于下颌骨冠突和下颌支前缘。翼外肌位于颞下窝内，起于蝶骨大翼下面和翼突外侧板，纤维行向后外，止于下颌颈，并通过关节囊连于关节盘。翼内肌位于下颌支的深方，主要起于翼突，向下外方止于下颌支和下颌角的内面。

2. 上颌动脉

上颌动脉为颈外动脉的终支之一。它经下颌颈的深面向前至颞下窝，穿过翼外肌到达翼腭窝，按它的位置可分为 3 段：第 1 段在下颌颈的内侧；第 2 段斜向上前，越过翼外肌的浅面（有时经过其深面）；第 3 段进入翼腭窝内，经眶下裂入眶腔后，进入眶下沟及眶下管，出眶下孔终于眶下动脉。

第 1 段自下颌颈的内侧向前，分支：①下牙槽动脉入下颌孔，经下颌管出颏孔后，称为颏动脉，此动脉营养下牙槽、下颌牙齿、牙龈以及下唇和颏部的肌；②脑膜中动脉自上颌动脉发出后，在翼外肌深面上行，穿耳颞神经两根之间，经棘孔入颅中窝。在颅内行于颅中窝的动脉沟内，分为前、后两支，营养硬脑膜。在颅外仅见到它的起始部。

第 2 段的分支都是肌支，供应咀嚼肌和颊肌、颊部皮肤和黏膜。

第 3 段位于翼腭窝内，分支：①上牙槽后动脉在上颌动脉将入翼腭窝时发出，经牙槽孔进入上颌骨体，营养上颌后部的牙齿；②眶下动脉经眶下裂入眶腔后进入眶下沟及眶下管，出眶下孔，途中发出上牙槽前动脉营养上颌中、前部的牙齿；③腭降动脉，沿翼腭管下降，营养腭部及扁桃体；④蝶腭动脉经蝶腭孔到鼻腔，营养鼻腔侧壁及鼻中隔。

3. 翼静脉丛和上颌静脉

翼静脉丛围绕翼外肌，向后形成一短干（有时为 2 个干），称为上颌静脉。上颌静脉在下颌颈的后方与颞浅静脉汇合成下颌后静脉。翼丛的交通比较重要，向后上方经卵圆孔和破裂孔导血管入颅，与海绵窦交通；向前上方经眶下裂与眼下静脉交通；前下方借面深静脉与面静脉交通。因此，面部及口、鼻、咽等部位的感染可能通过这些交通扩散到颅内。

4. 三叉神经

由大的感觉根（大部）和小的运动根（小部）组成。自感觉根的三叉神经节，又称半月神经节，分出 3 个大神经干，称为眼神经、上颌神经和下颌神经。紧贴三叉神经节的下面，有细小的运动根，进入下颌神经，支配咀嚼肌等。3 个神经干的感觉纤维在面部的分布，以眼裂和口裂为界。

九、眶内的血管和神经

（一）解剖规范

（1）骨性眶腔已在颅骨中观察。

（2）在眶内动脉标本上观察眼动脉。在眶内神经标本上观察眼神经、动眼神经、睫状神经节及其 5 个根和睫状短神经、滑车神经及展神经等。

（二）解剖层次

眶内的血管和神经：血管（眼动脉和眼静脉）、神经（视神经和眼神经）。

（三）解剖内容

1. 血管

（1）眼动脉：为颈内动脉穿海绵窦以后的分支。它向前与视神经一起经视神经管入眶。在眶内，动脉先位于视神经的外侧，后斜跨视神经上方到眶的内侧壁。

（2）眼静脉有两条，分别为眼上静脉和眼下静脉收受眼球和眶内的静脉。它们向前与面部静脉吻合，向后经眶上裂注入海绵窦，故面部的感染可经此路径传入颅内。

眼上静脉起自眶的前内侧，向前与面前静脉吻合。本干与眼动脉伴行，收纳与眼动脉分支的并行静脉，向后经眶上裂注入海绵窦。眼下静脉比眼上静脉小，起自眶下壁和内侧壁的静脉网。它收受附近眼肌的静脉，向后分为两支：一支经眶上裂注入眼上静脉，另一支经眶下裂注入翼（静脉）丛。

眼球内的静脉：视网膜中央静脉，其径路、属支与同名动脉相同，出视神经管后注入眼上静脉。巩膜和脉络膜的静脉主要合成 4 条涡静脉，穿出巩膜注入眼静脉。

2. 神经

（1）视神经：视网膜节细胞的轴突，聚向视神经盘，穿出眼球后成为视神经。视神经向后，经视神经管至颅中窝，移行于视交叉。视神经外包 3 层膜，分别延自相应的 3 层脑膜，蛛网膜下隙也随之延续至视神经周围，故颅内压增高时，常出现视神经盘水肿。

（2）眼神经：为三叉神经的第 1 个分支，属于感觉性神经。它经眶上裂入眶。在入眶之前即分成 3 个终支，即额神经、泪腺神经及鼻睫神经。眼神经分布到眼球的感觉神经，有一部分穿经睫状神经节。临床上做眼内手术时，可将麻醉药注入睫状神经节附近，称为球后麻醉。

参考文献

［1］陈地龙，孙秀玲 . 人体解剖生理学 [M]. 5 版 . 北京：人民卫生出版社，2023.
［2］李新华，韩永明 . 局部解剖学 [M]. 上海：上海科学技术出版社，2023.
［3］易亮，宋达疆，李赞，等 . 颏下皮瓣的解剖观察及在头颈肿瘤切除术后重建中的应用 [J]. 中国耳鼻咽喉颅底外科杂志，2020，26（3）：235-239.

（张旭东　徐义全）

第三节　临床应用解剖

一、腮腺的临床应用

腮腺鞘浅层厚、深层薄。因为面神经分支在腮腺内形成丛，所以当腮腺手术切除时，一般采用两种方法保留面神经：一是先寻找面神经主干；二是沿其终支向近端分离，寻找主干。前者可在外耳道下方，剥离腮腺鞘直达乳突前方显露面神经主干，再向远端分离其分支。面神经主干在越过茎突根部以前一段长 1～1.5cm，位于腮腺深面，故由此分离保护面神经分支比较方便。后者可先小心在咬肌前缘与下颌体下缘相交处辨认面血管，沿下颌体下缘并在面血管的浅面，找出面神经的下颌缘支，然后沿此支向后上深面入腮腺追踪面神经主干。

二、面神经的临床应用

面神经出茎乳孔后受到压迫、损伤或发生炎症，都会导致所支配肌肉的瘫痪。表现为额纹消失、眼不能闭、口角歪向健侧、患侧鼻唇沟变浅、不能做鼓腮和吹口哨等动作。若损伤发生在面神经管内，除以上表现外，还有舌前 2/3 的味觉障碍、唾液分泌减少等表现。

参考文献

［1］奥尔多·C.施塔姆.经鼻内镜颅底与脑外科手术学手术解剖与临床应用 [M].2 版.汤文龙，刘庆国，王龙，译.北京/西安：世界图书出版公司，2023.

［2］胡春洪，王冬青.医学影像解剖学 [M].2 版.北京：人民卫生出版社，2023.

［3］冯云，李文婷，王乃利，等.阔筋膜张肌穿支皮瓣的局部解剖及其在头颈修复中的意义 [J].基础医学与临床，2010，30（2）：151-154.

（张旭东）

第二章 头颈部肿瘤概述

第一节 鼻咽血管纤维瘤

鼻咽血管纤维瘤（JNA）的本质是血管错构瘤，为鼻咽部常见的良性肿瘤，无包膜，富有血管。好发于 10 ～ 25 岁的青年男性，占头颈部新生物的 0.05%。肿瘤多起源于枕骨底部、蝶骨体及翼突内侧的骨膜。鼻咽血管纤维瘤虽是良性肿瘤，但破坏颅底骨质及周围软组织结构可导致严重的并发症，其扩展性生长机制和病因有待进一步研究。

一、诊断

诊断依据病史、鼻腔检查和影像学检查。如果病史和局部检查提示有可能是鼻咽纤维血管瘤，禁忌术前活检，否则容易导致严重出血，处理困难。应该在充分准备的基础上，在手术切除的同时获得肿瘤标本。

二、治疗

目前，治疗有手术、放疗药、激素和激素拮抗剂、硬化剂、冷冻等各种方法，手术为主。其他手段尚不能单独治愈鼻咽血管纤维瘤，放疗一般可使肿瘤缩小 30% ～ 50%；激素、硬化剂和冷冻只能使瘤体变小或血管成分减少，减小手术难度。

手术进路主要有：①经鼻内镜手术，在鼻内镜监视的情况下，经鼻切除肿瘤，已经成为目前首选的手术方法；②经口腔硬腭进路，临床使用较多；③经鼻侧切进路，单独经鼻侧切开切除肿瘤已经较少使用，而更多与上颌骨掀翻等其他术式结合，切除较大肿瘤，尤其是对一些复发和范围大者仍有用；④颅面联合进路，侵犯海绵窦、颅中窝等肿瘤，可以与开颅手术结合，切除侵犯范围较大的肿瘤。

其他进路如经颈侧、经舌骨上等，因损伤大和视野小，应用者很少。

参考文献

［1］官佐，古庆家 . 鼻咽血管纤维瘤的诊疗进展 [J]. 实用医院临床杂志，2022，19（2）：170–173.

［2］郑颖彦，肖泽彬，杨波，等 . 动态容积 CT 在青年型鼻咽血管纤维瘤术前评估中的价值 [J]. 中国医学影像学杂志，2017，25（6）：425–429.

［3］李永湘，张武宁，黄坚成，等 . 鼻内镜下带吸引高频电刀切除鼻咽血管纤维瘤的治疗效果 [J]. 中国内镜杂志，2016，22（9）：95–97.

（徐义全）

第二节　鼻腔及鼻窦恶性肿瘤

鼻腔及鼻窦恶性肿瘤（SNM）是一类相对少见的恶性肿瘤，约占头颈部恶性肿瘤的5%，占全身恶性肿瘤的1%。SNM病理类型复杂多样，早期症状与鼻窦炎症状相似，确诊时多为晚期。鼻腔鼻窦解剖相对复杂，并与眼眶、颅底、颈部的重要神经、血管等结构毗邻；因此，手术治疗及疗效分析均相对困难。内镜下鼻腔鼻窦手术已成为治疗鼻部疾病的主要方法。目前，鼻部良性肿瘤多采用单纯鼻内镜下进路进行手术治疗。随着手术技术的进步，对解剖认识的加深，多种新设备如术中导航、超声多普勒、高速电钻及多种内镜手术器械的应用，内镜下手术适应证在不断扩大，从开始的脑脊液鼻漏修补，到垂体瘤手术，目前已扩大到恶性肿瘤内镜下颅底切除。

一、嗅神经母细胞瘤

嗅神经母细胞瘤（ENB）属于极为罕见的鼻—前颅底神经源性肿瘤。这种起源于嗅区黏膜神经上皮细胞的恶性肿瘤由于生长部位隐匿、早期症状多不典型，至就医确诊时大多已属晚期。其好发年龄为30～70岁，无明显性别差异。10%～30%的ENB可经淋巴或血液途径发生转移，最常发生的转移部位是颈淋巴结，其次为脑、肺和骨。ENB的复发率为38%～86%。

定有待进一步的研究。本病预后不佳。

二、上颌窦恶性肿瘤

上颌窦恶性肿瘤是耳鼻咽喉科常见的恶性肿瘤，仅次于鼻咽癌而居第2位，占全身各部恶性肿瘤的0.2%～3%，占耳鼻咽喉各部恶性肿瘤总数的20%，占鼻及鼻窦恶性肿瘤的80%。其发病率较筛窦多2～13倍，较其他鼻窦恶性肿瘤的总和多5倍左右。

上颌窦恶性肿瘤患者，男多于女，两性之比约为2：1。年龄多在40岁以上，50～70岁较多见。

1. 症状

根据患者就诊时间的早晚，其主诉的症状也不同。早期有以下症状。①持续性的头、面颊、上腭或牙槽突钝痛，一般药物不能止痛或减轻。疼痛尤其是以夜间或患者平卧时明显，常可在凌晨2：00～3：00可痛醒。肉瘤生长迅速，早期即可有剧烈头痛。②面颊或上牙槽麻木，坠胀或沉重感。③上磨牙松动、疼痛或伸长感。也可出现上磨牙无痛性松动、脱落。上颌窦恶性肿瘤患者中，15%～52%有此症状。④一侧进行性鼻塞。鼻分泌物增多，脓性有恶臭或带血性鼻涕。⑤无明显原因的反复鼻出血。晚期症状有溢泪，一侧眼球向上、向外、向上内或向上外方移位，并有复视，一侧眼球突出，视力减退。一侧上颌神经区域的持续性和顽固性神经痛，颊部麻木感，张口困难、软腭麻痹，同侧传音性耳聋等。如侵入颅内，出现剧烈头痛和相应的神经系统症状。肿瘤多经筛板侵入颅内。目前，主要采用手术切除，配合放疗或化疗等综合疗法。

2. 上颌骨切除术前准备

①首先对患者进行思想工作，说明手术的必要性和目的，可能出现的情况及术后面部畸形，解除患者顾虑。②治疗上呼吸道疾病，注意口腔清洁。③加强营养，必要时给予小量输血。④术前 3 日开始给予抗生素预防感染，可短期给予泼尼松等激素制剂，以增强机体的应激能力。⑤准备术中输血，300 ～ 800mL。⑥术侧上颌部预制牙托。⑦术前晚及术前 2 小时给镇静剂，按麻醉法进行准备。

3. 手术方式

术式的选择主要根据肿瘤原发部位及侵犯的范围而定。一般采用上颌骨切除术。手术方式有以下几种。

（1）上颌骨全切除术：通常采用 Weber-Fergusson 切口，可向外延长切口，以充分暴露上颌骨。沿切口分离皮下组织、脂肪与骨膜。将组织瓣向外翻转。沿眶下缘、上颌骨额突及颧骨切开骨膜，暴露该处骨质，并剥离眶下壁。

（2）上颌骨次全切除术：适用于早期患者，肿瘤局限于窦底而未侵犯窦腔上壁或筛、蝶窦者。可用口内或面外切口，手术方式同全切除术，但保留眶下壁。筛窦仍需刮除。

（3）上颌骨扩大切除术：体位和麻醉同上颌骨全切除术。因术中常规需切除一部分下颌骨升支，手术切口应增加一下睑切口，并且此切口需沿颧弓向后外方延长，达同侧耳屏前下颌关节处。

术腔填塞及缝合、术后处理和并发症及其处理：同上颌骨全切除术。

（4）上颌骨部分切除术：适用于局限于窦底、牙槽突及硬腭的患者，口内切口行上颌骨牙槽突和部分硬腭切除术。晚期患者单独用放疗时，为了建立引流通道，也可切除部分牙槽突或在硬腭上开窗。

4. 上颌骨缺损的修复

修复上颌骨切除术后形成的较大缺损可以佩戴牙托赝复体，最常见的是腭护板式赝复体和中空式赝复体。腭护板式赝复体是临床最常用。

除此之外，还可使用游离皮瓣、游离肌皮瓣、游离带骨皮瓣、游离软骨皮瓣以及带蒂转移肌皮瓣等修复。但上颌骨切除术后缺损是否一期修复的问题，目前存在争议。鼻腔、鼻窦肿瘤的复发率高，预后差，一期修复影响术后的随访观察，加之修复本身也是一种创伤，因此有的学者认为修复应等到术后二期，肿瘤无复发，全身情况稳定后再行二期修复整形手术，我们认为，对全身情况不良、肿瘤范围广泛的患者不宜一期修复，但对肿瘤局限、病理提示预后良好的肿瘤患者，以及有修复条件者，可以考虑一期修复，这样有助于减轻患者的生理和心理负担，提高患者的生活质量。

对因肿瘤累及面颊部软组织、皮肤切除后所遗留缺损的修复：小缺损可使用耳前、颈部、颞部或额部带蒂旋转皮瓣及时修复；对较大的缺损可用带蒂胸大肌皮瓣、背阔肌皮瓣、前臂皮瓣、肩胛骨肌皮瓣、髂骨肌皮瓣或颈阔肌肌皮瓣等，转移至缺损处进行一期修复。

对眶下壁缺损的修复：可使用颞肌肌瓣修复，或将颞肌肌腱分离缝合于鼻侧切口皮下，或利用鼻中隔翻折替代眶底，或取用一段肋软骨，移植于眶下壁的缺损部位用于支撑眶内容物。

对患侧硬腭缺损的修复：可应用局部转移黏骨膜瓣修复，或利用鼻中隔黏骨膜瓣、同侧硬腭黏骨膜瓣、健侧硬腭黏骨膜瓣等方法修复患侧硬腭缺损。

对上颌骨术腔缺损的修复：可采用骨肌皮瓣，即复合骨瓣，包括游离髂骨瓣、游离桡骨瓣、游离肩胛骨瓣、肋骨和游离腓骨瓣等。其中游离腓骨瓣重建上颌骨安全可靠，成功率高，术后的功能和外形修复效果也比较肯定。特别是通过在移植骨内植入牙种植体，并行义齿修复，最终可恢复患者的咀嚼功能，能实现真正意义上的功能性重建，因此它是上颌骨缺损重建的最佳选择。

游离腓骨瓣的特点：①腓骨瓣可提供 20～26cm 的长度；②血管蒂长（可达 12cm 以上），很容易通过口内隧道到达上颈部；③腓动静脉十分恒定和粗大，与颈部血管的口径匹配良好，容易吻合成功；④腓骨具有足够的高度和宽度，十分适合牙种植体的植入；⑤可以根据需要制备成各种形式的复合瓣，腓骨可用来修复骨缺损，皮岛用来修复黏膜缺损，肌肉可以用来填塞无效腔；⑥腓骨具有骨膜和骨内双重供血的特点，因此可以对其做各种形状的三维立体塑形，恢复牙槽突的形态；⑦腓骨瓣制备简便，供区并发症少。

腓骨瓣重建上颌骨缺损的适应证：①同期修复估计能彻底切除肿瘤，不会复发；②二期修复必须为肿瘤切除术后 2 年以上无复发；③健侧无牙可供固定，无法使用赝复体；④双侧上颌骨缺损者，如不做骨性修复会遗留十分严重的面部畸形和功能障碍；⑤年轻、身体状况佳，并且经济条件允许完成牙种植体修复者。

对行眶内容物摘除术的患者，术后可在眶内放置义眼赝复体。

参考文献

［1］韩德民 . 耳鼻咽喉头颈科学 [M]. 北京：高等教育出版社，2011.
［2］侯刚强，张小静，高德宏，等 . 原发性鼻腔鼻窦黏膜恶性黑色素瘤 CT、MR 诊断 [J]. 中国临床医学影像杂志，2019，30（3）：4.
［3］谭平清，黄文孝，陈杰，等 . 鼻内镜辅助联合经口入路切除侵犯鼻腔鼻窦的上腭恶性肿瘤 [J]. 临床耳鼻咽喉头颈外科杂志，2022，36（3）：194–197.

（许成凤）

第三节　喉乳头状瘤

喉乳头状瘤是一种好发于喉部的良性肿瘤，会反复发作，可能与人乳头瘤病毒（HPV）感染、机体免疫系统紊乱相关，具体表现为呼吸道鳞状上皮乳头状增生，常多发，有侵袭性。以初次发病年龄 14 岁为界，分为成年型、幼年型。据报道，成年型发病率为 0.18/10 万，幼年型发病率为 1.34/10 万。

一、诊断

（1）临床表现：常见症状为进行性声嘶，甚至失音。肿瘤大者可引起喉喘鸣和呼吸困难。成人型一般病程较缓慢；而儿童型生长较快，易发生喉阻塞。

（2）专科检查：喉镜下见肿瘤呈灰色或淡红色，表面不平，乳头状。肿瘤位于声带者最多，其次为声门下等部位。成人型以单蒂较多；而儿童型基底广，可蔓延到气管或咽部。肿瘤不影响声带活动。

（3）实验室检查：喉乳头状瘤的确诊依据直接喉镜或间接喉镜下的活检。由于喉鳞状细胞癌表面有时有乳头状增生，或喉乳头状瘤恶变时活检取材浅表可表现为乳头状瘤，因而病理诊断要结合临床，必要时应重复取材。

二、治疗

治疗本病成功的标志是呼吸道通畅和发音良好。至今还没有一种手术或药物可以根治本病。手术器械有冷器械、CO_2 激光或喉显微吸割器。

参考文献

[1] 杨文飞，王睿卿，彭韶平，等.醋酸染色联合内镜窄带成像技术在咽部、会厌部乳头状瘤诊断中的价值 [J].实用临床医学，2023，24（5）：35–39.

[2] 吕梦颖，王珊珊，卢大松，等.低温等离子消融治疗喉乳头状瘤临床疗效及术后复发影响因素 [J].中国老年学杂志，2023，43（14）：3378–3381.

[3] 牛子捷，肖洋，王军，等.喉乳头状瘤手术治疗的研究进展 [J].山东大学耳鼻喉眼学报，2021，35（4）：96–100.

（罗江辉）

第四节 喉 癌

喉癌是头颈部常见恶性肿瘤之一，占全身恶性肿瘤的 1% ～ 5%，96% ～ 98% 为鳞状细胞。2015 年中国新发喉癌 26 400 例，男女比例 9 ：1，死亡 14 500 例，发病人群以 40 岁以上中老年男性为主，略有年轻化趋势，不同种族和地域差异显著，我国华北和东北地区远高于南方各省。尽管流行病学资料显示全球喉癌发病率有所下降，但过去 40 年美国患者 5 年生存率由 66% 降至 63%，提示治疗创新更有必要。喉癌的发生发展与多种因素作用相关，包括吸烟、饮酒、HPV 感染、放射线、蔬菜水果摄入少、微量元素不足和性激素代谢紊乱等。

一、临床特征

喉癌的临床表现与肿瘤的发病部位（分型）、大小和进展情况有密切关系，不同类型喉癌的早期症状有所区别，但肿瘤进展到一定阶段后，肿瘤侵犯邻近的喉部结构，导致病变跨越多个喉解剖区，使其表现在临床观察时区别并不典型和明显。

二、治疗

与其他恶性肿瘤一样，喉癌的治疗手段包括手术、放疗、化疗及其他辅助治疗等，目前多主张以手术为主的综合治疗。

手术治疗目前的原则是在彻底切除肿瘤的前提下，尽可能保留或重建喉的功能，以提高患者的生存质量。喉癌的手术包括喉全切除术和各种喉部分切除术。近几十年来，随着喉外科的发展和临床经验的积累，喉部分切除术逐渐被广泛地采用。喉部分切除术的术式很多，不同术式的选择主要根据肿瘤的部位、范围及患者的全身状况等因素而定。

参考文献

［1］张子梓，程慧娟，郭改改. MTA2、SET8 蛋白在喉癌中的表达及与临床病理特征的关系 [J]. 实用癌症杂志，2024，39（5）：705-709.
［2］朱艳红，窦倩雯. 喉癌患者手术切除治疗后发生咽瘘的危险因素分析 [J]. 医药论坛杂志，2024，45（5）：482-486.
［3］程扬清，朱江. 环状软骨上部分喉切除术治疗喉癌的临床疗效分析 [J]. 中国医药指南，2024，22（3）：53-55.

（罗江辉）

第五节　甲状腺腺瘤

甲状腺腺瘤是最常见的甲状腺良性肿瘤。按形态学可分为滤泡状和乳头状囊性腺瘤两种。滤泡状腺瘤多见，周围有完整的包膜，乳头状囊性腺瘤少见，常不易与乳头状癌区分，诊断时要注意。本病多见于 40 岁以下的妇女。

一、临床特征

甲状腺腺瘤多发生于 20～40 岁的青壮年，女性多于男性。甲状腺腺瘤的唯一表现是甲状腺单个结节。因为甲状腺腺瘤生长缓慢，一般不会引起明显的自觉症状。甲状腺的结节往往是患者自己无意中发觉，或被他人发现，甚至是医师在检查中发现的。如果甲状腺腺瘤较大或部位较为特殊，则可以产生压迫邻近器官的相应症状：如压迫气管出现呼吸困难，压迫食管出现吞咽困难，压迫喉返神经引起声嘶。有的甲状腺腺瘤有囊性变，在用力咳嗽或重体力劳动后，囊内发生出血，腺瘤可以迅速肿大，局部压痛，自觉肿块胀痛。数日后症状消失，腺瘤缩小。

甲状腺腺瘤如瘤体直径＞1cm，临床上即可被触及。甲状腺腺瘤多为圆形或球形结节，边界清楚，表面光滑，质地中等硬，结节随吞咽动作上下移动明显。

对长时间存在的腺瘤，短时间内增大迅速，质地变硬，移动度明显缩小，甚至出现声嘶，或颈部出现肿大的淋巴结，则应考虑腺瘤恶变；如甲状腺腺瘤患者有食欲亢进反而消瘦、怕热、多汗、大便次数增加等症状，则应考虑合并有甲状腺功能亢进症（甲亢），属继发性甲亢或自主性功能腺瘤。

二、手术治疗

目前治疗甲状腺腺瘤的最有效方法仍然是外科手术治疗，改良低位领式小切口手术方案与传统甲状腺手术相比，可缩短手术切口，提高美观性，更容易被患者接受。其主要手术适应证有：①孤立性甲状腺腺瘤；②多发性甲状腺腺瘤；③甲状腺腺瘤体积较大，特别是产生压迫症状者；④甲状腺腺瘤体积较大，影响患者日常工作和生活者；⑤年轻的高功能甲状腺腺瘤患者且内科治疗失败或拒绝内科及放射碘治疗者。

手术禁忌证有高龄患者，合并心、肺、脑、肾等器官衰竭不能耐受手术或麻醉者，妊娠后期合并甲状腺功能亢进者。

参考文献

［1］张桂英.超声鉴别诊断结节性甲状腺肿与甲状腺腺瘤的效果观察[J].基层医学论坛，2024，28（13）：126-129.

［2］宋希福，刘敏，范兆伟.改良小切口手术治疗甲状腺腺瘤患者的效果分析[J].系统医学，2023，8（16）：110-113.

［3］陈细玲，杨志勇，伍燕.结节性甲状腺肿和甲状腺腺瘤超声鉴别诊断临床分析[J].影像技术，2023，35（1）：71-75.

（舒进军）

第六节　甲状腺癌

甲状腺癌是最常见的内分泌恶性肿瘤之一。近几十年来，甲状腺癌的发病率持续增高。超过 95% 的甲状腺癌来源于滤泡细胞，余下的多来源于 C 细胞（甲状腺滤泡旁细胞）。目前，髓样癌的发病原因研究得比较深入。而滤泡细胞来源（主要是乳头状腺癌和滤泡状腺癌）的甲状腺癌的病因研究仍在不断进展中。基于组织学和临床指标，滤泡细胞来源的甲状腺癌又分为高分化型、低分化型和未分化型 3 种。高分化型主要包括乳头状腺癌和滤泡状腺癌。尽管组织分型开始阶段是基于组织结构来分型，但是目前的诊断标准更加注重的是细胞核的特性和局部淋巴结转移的倾向。随着对于细胞核形态学特征的认识逐步加深，乳头状腺癌的诊断逐年增加。但是，以血行播散为主的滤泡状腺癌的诊断不断下降。

一、临床特征

（一）乳头状腺癌

乳头状腺癌（PTC）以女性为多，男女之比为 1：2.7，20 岁以后明显增多，31～40 岁组患病最多，50 岁以后明显减少。患者多无自觉症状，且生长缓慢，故一般就诊较晚，从发病到就诊可长达 10～30 年。临床上多缺乏明显的恶性表现，半数以上误诊为良性。肿瘤多为单发，少数为多发或双侧发病，多数质地中等，仅 1/4 较硬，不规则，边缘不清。一般活动度尚好，部分肿物活动度差。瘤体较小者可小于 1cm，多坚硬，常难以触及，常以淋巴结转移为主诉而就诊，瘤体较大时直径可达 8cm 以上，常伴有囊性改变，穿刺可吸出黄色清液或暗棕色液体，经常误诊为甲状腺囊肿。晚期可累及周围软组织或气管软骨而使肿瘤固定，侵犯喉返神经出现声音嘶哑，压迫气管移位或肿瘤侵入气管内出现不同程度呼吸困难、吞咽不适等症状。肿瘤转移较早，初诊时 50% 以上的患者有转移，以淋巴转移为主，淋巴结转移多至颈深中组及颈深下组，晚期可转移至上纵隔。血行转移较少，仅 4% ～ 8%，多见于肺或骨。

（二）滤泡状腺癌

滤泡状腺癌（FTC）较乳头状腺癌发病率低，约占甲状腺癌的 27.8%，可发生于任何年龄，常见于中年人，平均年龄 45 ～ 50 岁，发病率女性多于男性，男女之比为 1 : 2。在地方性甲状腺肿流行区较乳头状癌多见。一般病程较长，生长缓慢，少数近期生长较快，常缺乏明显的局部恶性表现。肿块直径一般为数厘米或更大，多为单发，少数可多发或双侧发病，实性、硬韧、边界不清，易出现血行转移，常转移到肺、骨骼、肝、脑等处，较少发生淋巴结转移。转移的组织，很像正常甲状腺，因此有学者称为"异位甲状腺"。部分滤泡状腺癌有吸碘功能，并可分泌甲状腺激素，因而可出现甲状腺功能亢进症状，临床上要引起注意。其恶性程度介于乳头状腺癌和未分化癌之间。

（三）未分化癌

甲状腺未分化癌（ATC）较分化良好的甲状腺癌少见，但较髓样癌多见。原发于甲状腺的大细胞癌、小细胞癌、鳞状细胞癌、巨细胞癌、腺样囊性癌、黏液腺癌以及分化不良的乳头状腺癌及滤泡型腺癌等恶性程度较高的癌均归入此类。本病常见于老年人，高度恶性，平均年龄（55±5）岁，男性发病较高（与分化型癌相比），男女之比为 1.3 : 1。发病前常有甲状腺结节或甲状腺肿多年，肿块于短期内急骤增大，发展迅速，可在 1 ～ 2 个月内形成双侧甲状腺肿大，伴疼痛。肿块坚硬、固定、边界不清，可广泛侵及邻近组织和器官，尤其是常侵犯或环绕气管、食管，使之狭窄或破溃，因此常表现有呼吸困难、喘鸣、吞咽困难、声音嘶哑。易发生血行播散。具有转移快、病死率高的特点，常在半年内死亡。CT 及颈部 X 线片常见气管受压，前后径或左右径变窄，或气管受压移位，偏于一侧，椎前软组织增厚，表明肿瘤从食管后椎前包绕了气管、食管。常有颈淋巴结转移，有时颈部转移淋巴结和甲状腺的原发灶融合在一起。根据肿物形态及硬度常可确诊。

（四）甲状腺髓样癌

甲状腺髓样癌（MTC）起源于甲状腺滤泡旁细胞。癌细胞可分泌多种胺类和多肽类激素、降钙素等，此外还有 5- 羟色胺、组胺、前列腺素及 ACTH 样物质，导致部分患者出现顽固性腹泻，多为水样泻，但肠吸收障碍不严重，常伴有面部潮红。肿瘤切除后腹泻即可消失，癌复发或转移时腹泻又可出现。

甲状腺髓样癌可分为散发和家族性两种。前者约占 80%，不伴有其他内分泌腺部位的肿瘤，没有特殊的临床表现。后者约占 20%，有明显家族史，分为两种类型：一类是多发内分泌肿瘤Ⅱa 型，此型包括甲状腺髓样癌、嗜铬细胞瘤和甲状旁腺功能亢进；另一类是多发内分泌肿瘤Ⅱb 型，此型包括甲状腺髓样癌、嗜铬细胞瘤及伴有多发性黏膜神经瘤，并有特征性的面部表现（嘴唇肥厚、宽鼻梁、睑外翻等）。甲状腺髓样癌除合并内分泌综合征者外，一般临床表现与其他类型甲状腺癌基本相似，主要是甲状腺区肿块，有时有淋巴结肿大，可出现双侧颈转移，多数生长缓慢，病程长达 10 ～ 20 年。散发者多在 50 岁左右，多表现为孤立较硬的结节，病变多为单发。家族性髓样癌多为双侧发病，发病年龄常在 20 岁左右，结节可有轻度压痛。癌细胞主要经淋巴道转移，且转移的发生较早。远处转移主要至肺、肝和骨骼。肿瘤的恶性程度差别很大，一般为中度恶性。

二、手术治疗

治疗原则：高分化型甲状腺癌的治疗以外科治疗为主，辅以术后内分泌治疗、放射性核素治疗，某些情况下需辅以放疗、靶向治疗。MTC 以外科治疗为主，某些情况下需辅以放射治疗、靶向治疗。ATC 的治疗，少数患者有手术机会，部分患者行放疗、化疗可能有一定效果，但总体来说预后很差、生存时间短。同时需要注意，肿瘤治疗的个体化很重要，每一个患者病情、诉求不同，临床诊治有一定灵活性。

参考文献

［1］邵辉，李杰，马树民，等．甲状腺癌 EB 病毒感染与 XRCC1、STING1、IL–10 基因多态性及病理类型的关联 [J]. 中华医院感染学杂志，2024（14）：2158–2162.

［2］王熠辰，苏自杰，丁超，等．超声引导下射频消融与全腔镜下甲状腺根治术对甲状腺微小乳头状癌的临床效果比较 [J]. 实用癌症杂志，2024，39（6）：929–932.

（舒进军）

第七节　颌下腺肿瘤

颌下腺肿瘤约占涎腺肿瘤的 10%，良性肿瘤略多于恶性肿瘤。

一、临床特征

颌下腺肿瘤表现为颌下区肿块。良性肿瘤绝大多数为多形性腺瘤，生长缓慢，病期较长，即使肿瘤体积很大，也很少出现自觉症状。触诊检查肿瘤表面光滑或呈结节状，边界清楚，活动，无神经功能障碍。

恶性肿瘤生长较快，但有少数腺样囊性癌及癌在多形性腺瘤中患者病期较长。患者常有局部麻痛感，累及神经者出现相应的神经症状，如舌神经受累出现舌痛或舌麻木。舌下神经受累时，舌运动受限，伸舌时歪向患侧。严重者舌肌萎缩，出现舌震颤。肿瘤侵及下颌骨骨膜时，与下颌骨体融合一体不能活动。侵及皮肤者，呈板样硬，部分患者出现颈深淋巴结肿大。

二、治疗

手术切除是颌下腺肿瘤的主要治疗方法。良性肿瘤及病变范围较局限的低度恶性肿瘤行肿瘤及颌下腺一并切除即可。淋巴结转移率较高的高度恶性肿瘤需做颈淋巴清除术。

参考文献

［1］熊博凯，刘秀飘，杨羽晨，等 .168 例下颌下腺肿瘤临床病理学特征分析 [J]. 口腔颌面外科杂志，2020，30（4）：244-248.

［2］张强，谭艳林，陈凯瑞，等 . 下颌下腺良性肿瘤部分腺体切除术的临床研究 [J]. 重庆医学，2018，47（33）：4296-4298.

［3］吕慧欣，王卓然，高愉淇，等 .3724 例唾液腺肿瘤的临床病理分析 [J]. 中华口腔医学杂志，2019，54（1）：10-16.

（徐义全）

第八节 腮腺肿瘤

腮腺肿瘤大多数（80% 以上）发生于浅叶，少数（15% 左右）发生于深叶，极少数（1%）可发生于副腮腺。不同部位的腮腺肿瘤，其临床表现、诊断，特别是手术治疗，均有明显区别。

腮腺在涎腺中体积最大，为浆液腺。腮腺位于面侧部，左右各一，表面略似倒立的锥体形，底在上，尖朝下。腺体上缘为颧弓，前缘覆盖于咬肌表面，下界为下颌骨的下缘、二腹肌后腹的上缘，后上界为外耳道的前下部，并延伸到乳突尖部。

腺体的内外观为一外大内小的哑铃状，其柄在下颌升支后缘和乳突前缘之间。腺体的内侧部分形态不规则，前方伸至下颌升支和翼内肌内侧，可达咽旁间隙。此处发生的肿瘤不易早期发现，有时可见咽侧壁膨隆。

后方伸至胸锁乳突肌的内面和二腹肌后腹表面，上方可延至颞下颌关节窝的后部，该处的肿瘤可将髁突推移向前，产生颞下颌关节症状。

下颌角与乳突尖之间的部分腮腺浅叶为腮腺的后下极，又称"腮腺尾"。发生于此处的肿瘤约占腮腺肿瘤的 20%，其中绝大多数为沃辛瘤。

约半数人的腮腺有副腺体，其部位、数量及体积不恒定。大多数位于腮腺导管上方，大小及形状类似豌豆。副腺体的组织结构与腮腺完全一致，因而，发生于腮腺的肿瘤也可在副腺体内发生。

腮腺导管在腺体前缘穿出，在颧弓下约 1.5cm 处与颧弓平行越过咬肌表面，在咬肌表面成直角转向内侧，穿过颊脂体和颊肌纤维，开口于上第二磨牙牙冠相对的颊黏膜，开口处形成腮腺乳头。

腮腺导管与面神经颊支的关系较恒定，故常作为解剖面神经颊支的重要标志。腮腺筋膜包绕腮腺形成腮腺鞘，腮腺手术中，保留腮腺咬肌筋膜，在皮肤与腮腺床之间形成机械性屏障，可预防味觉出汗综合征的发生。

面神经以茎乳孔为界，可分为颅内段和颅外段，后者与涎腺外科关系密切，面神经出茎乳孔后，进入腮腺峡部，发生分干和分支。分干多为两干型，称为颞面干和颈面干。颞面干进一步发出上颊支、颧支和颞支，颈面干发出下颊支、下颌缘支和颈支。

颞面干的分支之间吻合较多，约占 37%，而颈面干分支间吻合较少，仅占 12%，颞面干与颈面干之间也有吻合，占 18%，大多通过颊支联系。面神经分支损伤时，可通过这些吻合支得到一定的代偿。

腮腺是单叶结构，面神经在腺小叶间穿行，只有通过锐利解剖才能将其与腺体分开，而无平面存在。但以面神经为界，将腮腺分为深、浅两部分，有重要的临床意义。

腮腺的感觉神经来自耳颞神经腮腺支中的感觉神经纤维和耳大神经的分支。腮腺肿瘤有时可压迫耳颞神经，引起耳颞区、颞下颌关节及颅顶区的放射性疼痛。耳大神经的前支分布于腮腺区的皮肤，后支分布于耳垂。

腮腺手术时，前支常需牺牲，术后相当时期内，患者耳前区皮肤感觉迟钝；后支则有可能加以分离保留，以保持耳垂皮肤正常感觉。腮腺癌侵犯面神经时需牺牲面神经，行神经移植术时常就近取材，将耳大神经作为修复面神经缺损的供体神经。

耳神经节的节后副交感纤维以及交感神经颈上节的节后纤维均参入耳颞神经，分布于腮腺、耳颞神经分布区皮肤的血管、汗腺和立毛肌。耳颞神经受损，可发生味觉出汗综合征，表现为味觉受刺激后，耳颞神经分布区出现皮肤潮红及出汗。

腮腺的血液供应来自颈外动脉，后者在下颌升支髁颈的高度分出颞浅动脉和颌内动脉，颞浅动脉分出小支至腮腺，并发出面横动脉。颌内动脉离开腮腺向前内侧走行于面深区。腮腺区的静脉血主要通过面后静脉回流至颈外静脉和颈内静脉。面神经下颌缘支在腮腺下极越过面后静脉。因而，面后静脉常作为解剖面神经下颌缘支的标志。

腮腺含有与头颈部各区相关的淋巴网，其中有 20～30 个淋巴结，可分为腮腺浅淋巴结、腺实质淋巴结及腮腺深淋巴结三组。腮腺浅淋巴结位于腮腺咬肌筋膜浅面和腺体表面，汇集耳郭外区及颞区的淋巴液，汇集到颈深上淋巴结。

腺实质淋巴结位于腮腺实质内，汇集鼻根、眼睑、颞额部、外耳道及中耳的淋巴液，有时腭部、鼻腔及上唇的淋巴也达此组淋巴结，汇流至颈深上淋巴结。腮腺深淋巴结位于咽侧壁，汇集鼻咽、后鼻腔的淋巴液，汇流至颈深淋巴结。

整块切除，牺牲面神经：将肿瘤连同面神经，有时甚至包括咬肌和颌骨一并切除，用于恶性度较高、肿瘤明显侵犯面神经或其他周围组织者。

恶性肿瘤侵犯皮肤者，常需切除受侵皮肤，造成组织缺损，缺损区可用颈部局部皮瓣转移修复，或用前臂等游离组织瓣修复。

腮腺肿瘤的治疗以手术为主。

参考文献

［1］朱芸，马宜传，汤晓敏，等. 多参数 MRI 在腮腺多形性腺瘤和腺淋巴瘤中的诊断价值 [J]. 中国 CT 和 MRI 杂志，2024，22（3）：52-54.

［2］徐义全，李超，樊晋川. 腮腺多形性腺瘤手术安全切缘研究现状 [J]. 中华耳鼻咽喉头颈外科杂志，2011，46（5）：430-432.

［3］徐义全，李超，樊晋川，等. 腮腺多形性腺瘤安全手术切缘的界定 [J]. 中华耳鼻咽喉头颈外科杂志，2012，47（2）：137-141.

［4］陈庆泳，孙德重，王冬青，等．耳后沟切口在腮腺深叶良性肿瘤手术中的应用［J］．中华耳鼻咽喉头颈外科杂志，2023，58（12）：1238-1242.

（徐义全）

第九节　口咽癌

口咽癌是发生于软腭、腭扁桃体、舌根、会厌周围及咽壁等部位的恶性肿瘤。

一、临床特征

口咽部肿瘤初期症状不明显，可有咽部不适、异物感。肿瘤破溃感染后可出现咽痛。固定于病变侧，也可以有舌咽神经反射的耳内痛。如肿瘤在扁桃体咽侧壁，向上侵及鼻咽部，可以造成一侧耳闷、听力减退。如肿瘤侵及咽侧，侵犯翼内肌，可出现张口困难。舌根部肿瘤向深部浸润后伸舌偏斜。常有唾液带血、口臭、呼吸不畅等。肿瘤长大，尤其是侵犯喉咽等深部结构时，可因阻塞产生呼吸及吞咽困难。晚期患者体重下降，明显消瘦，可出现恶病质。

扁桃体恶性淋巴瘤患者表现为扁桃体肿大，临床上有时误诊为慢性扁桃体炎，经扁桃体切除后病理检查才确诊。扁桃体恶性淋巴瘤双侧病变占14%～25%。

淋巴结转移常见，主要部位为上颈、下颌角后。有时原发病变小，患者不注意而以颈部肿块就诊。病程大多在数月间，腺癌者病程长，1～2年甚至数年。

二、治疗

1.早期口咽癌的治疗

早期口咽癌应采用手术或单纯放疗的单一治疗模式，回顾性分析显示两者的总体疗效相近。治疗方式的选择应基于肿瘤的大小、位置、手术后可能的功能障碍、手术或放疗医师的治疗水平和经验，建议多学科综合治疗团队对生活质量和治疗结果进行完整评估（治疗的有效性、功能维持、并发症等）后决定。手术方式可选择开放或经口入路切除原发灶，经口手术能够提供更好的功能保护，有条件可选择经口激光显微手术（TLM）或机器人手术（TORS）。

2.局部晚期口咽癌的治疗

对于局部晚期口咽癌，目前缺乏手术（通常需要联合术后放疗或放化疗）与同期放化疗的前瞻性对照研究。治疗方式的选择应基于肿瘤的大小、位置、手术后可能的功能障碍、手术或放疗医师的治疗水平和经验，建议多学科综合治疗团队对生活质量和治疗结果进行完整评估（治疗的有效性、功能维持、并发症等）后决定。

参考文献

［1］JATIN P. SHAH.头颈外科学与肿瘤学［M］.5版.于振坤，房居高，刘绍严，译.北京：人民卫生出版社，2023.

［2］屈永涛，张慧平，何强.耳鼻咽喉口腔恶性肿瘤非手术治疗［M］.上海：华中科技

大学出版社，2015.

［3］何美霖，易俊林．HPV 相关口咽癌诊疗现状及治疗研究进展 [J]．临床耳鼻咽喉头颈外科杂志，2023，37（9）：734-739.

（杜　丽）

第十节　下咽肿瘤

一、临床特征

下咽癌的主要病理类型为鳞状细胞癌，约占 95%。其他病理类型有腺癌、肉瘤等。下咽癌最常发生于梨状窦，其次为环后区，较少见于咽后壁。

下咽癌从外观上看可分为外突型生长和溃疡浸润型生长两类。除了具有一般恶性肿瘤向周围组织占位侵犯的特点以外，下咽癌一个显著的特点是沿黏膜下侵犯，约 60% 下咽癌具有这类特点。黏膜下扩展可以达到肿瘤肉眼所见边缘 10mm 以外。其黏膜下扩展方式可以分为三类：第一类黏膜下扩展具有明显的边界，第二类黏膜下扩展没有明显的边界，第三类为跳跃式扩展。

下咽癌对喉的侵犯有不同的途径。位于梨状窦内壁的下咽癌，可以沿黏膜向杓会厌皱襞侵犯，或者进一步向内侧和深部侵犯到喉，也可以沿黏膜向环后区侵犯。可以通过侵犯声门旁间隙、声带肌、环杓关节、环杓肌以及喉返神经引起声带固定。梨状窦外壁癌容易侵犯甲状软骨板后缘和环状软骨。甲状软骨的后缘和上缘最容易受到梨状窦癌的直接侵犯。环后癌容易侵犯环状软骨和环杓后肌。下咽后壁癌比较局限于咽后壁，不常侵犯喉。

需要注意的是，近年来临床发现 20% 以上的下咽癌患者合并食管癌，有些尚在原位癌或早期癌阶段，有些已处于中、晚期，需要及时发现并给予恰当治疗。

下咽癌较多发生颈部淋巴结转移。颈部淋巴结转移率在梨状窦癌约 70%，环后癌约 40%，下咽后壁癌约 50%。下咽癌颈部淋巴结转移主要位于Ⅱ、Ⅲ、Ⅳ区，颈后三角区转移一般发生在其他区域已经出现转移后，颌下区转移仅为 3.2%。

临床表现：咽部异物感，感觉咽部食物吞咽不净；吞咽疼痛感，吞咽时引起咽部疼痛，可反射至耳部；进食阻挡，吞咽时感觉咽部有阻力，影响进食；声音嘶哑，有时伴有呼吸困难；咳嗽，有时咯血和进食呛咳；颈部肿块，约 1/3 患者因颈部肿块就诊，原发灶症状轻微，因而易误诊。

二、治疗

早期下咽癌应采用手术或单纯放疗的单一治疗模式，回顾性分析显示两者的总体疗效相近。治疗方式的选择应基于肿瘤的大小、位置、手术后可能的功能障碍、手术或放疗医师的治疗水平和经验，建议多学科综合治疗团队对生活质量和治疗结果进行完整评估（治疗的有效性、功能维持、并发症等）后决定。手术方式可选择开放或经口入路切除原发灶，经口手术能够提供更好的功能保护，有条件可选择 TLM 或 TORS。早期下咽癌具有隐匿性的颈淋巴结转移，因此除了原发灶切除外，需进行同侧Ⅱ～Ⅳ区的选择性颈部淋巴结清扫。如原发灶位于或靠近中线如咽后壁、环后隙或梨状窝内侧壁时，则应考虑对侧清扫以得到对侧颈淋巴结的实际分期。患者术后病理或组织学检测提示有高危因素时，需行术后放疗或放化疗，术后放疗的剂量通常为 60 ～ 66Gy。

参考文献

［1］周政. PTBP1/FOSL1 介导的 HOXA11–AS1 调控 PD–L1 的表达促进下咽肿瘤增殖和转移 [D]. 长沙：中南大学，2023.

［2］黄泽浩，李正江. 下咽癌手术治疗的临床进展 [J]. 国际耳鼻咽喉头颈外科杂志，2021，45（1）：10.

［3］中华耳鼻咽喉头颈外科杂志编辑委员会头颈外科组，中华医学会耳鼻咽喉头颈外科学分会头颈外科学组. 下咽癌外科手术及综合治疗专家共识 [J]. 中华耳鼻咽喉头颈外科杂志，2017，52（1）：16–24.

［4］中国抗癌协会食管癌专业委员会，中国下咽与食管癌协同诊疗工作组. 下咽与食管多原发癌筛查诊治中国专家共识 [J]. 中华外科杂志，2020，58（8）：589–595.

（马冬梅）

第二篇　临床麻醉技术

第三章 全身麻醉技术

第一节 吸入全身麻醉

吸入麻醉是利用气体或液体经挥发出来的麻醉药物通过呼吸道进入体内而起到麻醉作用的方法。挥发性吸入麻醉药又分为烃基醚、卤代烃基醚和卤烃三类。烃基醚包括双乙醚、双乙烯醚等，卤代烃基醚包括甲氧氟烷、恩氟烷、异氟烷、七氟烷及地氟烷等，卤烃包括氟烷、三氯乙烯、氯仿等。气体吸入麻醉药包括氧化亚氮、乙烯、环丙烷。经过摄取及分布麻醉药就作用于神经系统而引起感觉的丧失。从吸入麻醉药的药代动力学来理解麻醉的诱导、维持以及清醒等过程。

所有的吸入麻醉药对呼吸和循环系统的功能均有影响，同样也会影响各系统器官的功能。有些作用是与产生麻醉效果无直接相关且对机体发挥不良反应，这些作用将被认为是它们的不良反应。吸入麻醉药的麻醉效能、对全身的影响以及新型吸入麻醉药的特殊不良反应等均有待于进一步探讨。

一、吸入麻醉药的肺泡气最低有效浓度

（一）肺泡气最低有效浓度的概念

在吸入麻醉中，必须明确一个非常重要的概念，即最低肺泡有效浓度（MAC）。在1个大气压下，有50%的患者在切皮刺激时不动，此时肺泡内麻醉药物的浓度即为1 MAC。MAC的概念包含有4个基本要素：①受到强的有害刺激后必须发生一个全或无的体动反应；②把肺泡内呼气末麻醉药浓度作为一个平衡样点，以反映脑内麻醉药浓度；③用适当的数学方法表达肺泡内麻醉药的浓度与相应反应间的量化关系来评估MAC；④MAC还可量化以反映生理或药理状态的变化，如可以作为一项敏感的手段以确定其他麻醉药、中枢性药物与吸入麻醉药的相互影响。由于MAC非常类似药理学中的反映量效曲线的ED_{50}的值，通过此指标可进行各种吸入麻醉药药效（或不良反应）的比较，而且还能以相加的形式来计算，即两种麻醉药的MAC均为0.5时，可以认为它们的总MAC为1.0MAC。这个概念不但应用于临床麻醉，而且可以用于吸入麻醉药的基础研究。

（二）MAC与药理学原理

MAC使用的是量子剂量（浓度）—反应曲线，区别于等级反应和顺序反应曲线。等级反应可以连续地在度量衡上精确地测定出来，如体温、脉率、血压等。顺序反应在本质上是定性的，如可以知道X大于Y，Y大于Z，但其差别无法用数字表示，即尚无精确的测定方法，乙醚麻醉深度体征就是一种顺序反应。量子反应是"是"或"不是"观察数目的计算，受试者仅能反应两种中的一种。这种量子剂量—反应曲线实质上是一

种累积频数分布，它适用于 MAC。

MAC 提供了一种麻醉药效力的测量方法，不是麻醉深度的剂量—反应曲线，而是表示连续麻醉深度中一个设定的点，其他端点表示不同水平的麻醉深度。MAC 的各种扩展皆基于此原理。①半数苏醒肺泡气浓度（$MAC_{awake50}$），为亚 MAC 范围，是 50% 的患者对简单的指令能睁眼时的肺泡气麻醉药浓度。$MAC_{awake95}$ 指 95% 的患者对简单的指令能睁眼时的肺泡气麻醉药浓度，可视为患者苏醒时脑内麻醉药分压。$MAC_{awake}=0.4MAC$，不同麻醉药的 MAC_{awake} 与 MAC 的比值均为 0.4。②半数气管插管肺泡气浓度（$MAC\ EI_{50}$），指吸入麻醉药使 50% 的患者于咽喉镜暴露声门时，容易显示会厌，声带松弛不动以及插管时或插管后不发生肢体活动所需要的肺泡气麻醉药浓度，而 $MAC\ EI_{95}$ 是使 95% 的患者达到上述气管内插管指标时吸入麻醉药肺泡气浓度。在小儿气管插管较切皮的 MAC 高 30%。③ MAC BAR 是阻滞肾上腺素能反应的肺泡气麻醉药浓度，是超 MAC 范围。$MAC\ BAR_{50}$ 是指 50% 的患者在皮肤切口时不发生交感、肾上腺素等内分泌应激反应（通过测定静脉血内儿茶酚胺的浓度）所需要的肺泡气麻醉药浓度，而 $MAC\ BAR_{95}$ 是使 95% 的患者不出现此应激反应的浓度。④ 95% 麻醉剂量（AD_{95}）与 99% 有效剂量（ED_{99}）：MAC 相当于半数麻醉剂量，AD_{95} 为 95% 的患者对手术刺激无反应时的麻醉药剂量，在临床上更为常用。临床麻醉中，AD_{95} 与 ED_{99} 的含义基本相同。不同麻醉药的 AD_{95} 与 ED_{99} 基本上等于 1.3MAC。⑤ 0.65MAC 是较常用的亚 MAC 剂量，大多是一种挥发性麻醉药与 N_2O 或其他静脉麻醉药、麻醉性镇痛药合用时，常采用的挥发性麻醉药浓度。⑥超 MAC（super MAC）：超 MAC 一般为 2MAC，目的在于确定吸入麻醉药的不良反应以及确定麻醉药安全界限，为动物实验时提出的参考指标。

另外，异氟烷麻醉下不同刺激对机体的反应，对于不同刺激能使 50% 的患者产生不动的呼气末异氟烷浓度如下：呼唤反应时的浓度是 0.37%，挤压斜方肌时为 0.84%，50Hz 电强直刺激时为 1.03%，喉镜检查时为 1.0%，切皮时为 1.16%，喉镜插管时为 1.76%。这说明不同刺激需要不同浓度的吸入麻醉药，而这个浓度即可反映出麻醉的深度。

以前许多有关 MAC 的研究都认为吸入麻醉药抑制体动反应的作用是在中枢的脑皮质，但近年来一些研究认为其作用是在大脑皮质和皮质下（脊髓）水平。

二、吸入麻醉药的不良反应

（一）心血管系统

1. 血压

除氧化亚氮外所有的吸入麻醉药均对血压产生剂量依赖性降低。氧化亚氮则可以轻度升高血压，氟烷和恩氟烷引起血压的下降主要由于抑制了心肌的收缩力，而地氟烷、异氟烷和七氟烷主要由于降低全身血管阻力所致。

2. 心率

异氟烷和地氟烷引起剂量依赖性心率增快，在吸入少量的异氟烷或大量的地氟烷时，可以并用阿片类药物的平衡麻醉以减轻其心率的增快。氧化亚氮、氟烷和七氟烷对心率变化的影响不大。

3. 心脏功能

氟烷和恩氟烷由于抑制心肌收缩力，可致剂量依赖性心排血量降低。氧化亚氮有拟交感神经作用，可增加心排血量，但大剂量时也可引起心肌抑制。异氟烷、地氟烷及七氟烷对心排血量无明显作用。

4. 全身血管阻力

异氟烷、地氟烷及七氟烷均可产生剂量依赖性全身血管阻力下降。

5. 肺血管阻力

氧化亚氮可提高肺血管阻力，尤其是使原有肺动脉高压更趋升高。至于其他吸入麻醉药均可降低肺血管阻力，并削弱缺氧性肺血管收缩反射。

6. 冠状血流

异氟烷可引起冠状血管扩张，甚至引起冠状血管的"窃血"现象，即血液从供血不足区分流至供血相对较好的区域血管。然而，大多数临床研究结果表明，应用异氟烷并不增加心肌缺血发生的危险，目前仍然广泛应用于冠状动脉搭桥手术以及 ICU 患者的镇静等。恩氟烷、氟烷、地氟烷及七氟烷对冠状血管的作用均较异氟烷弱。

7. 心律失常

氟烷将提高心肌对儿茶酚胺的敏感性，与肾上腺素合用时更易引起心律失常，临床上应特别引起重视。所有的吸入麻醉药对心脏的抑制作用是可逆的。即使吸入麻醉超过5 小时，待停药后其心排血量、心率及全身血管阻力仍可恢复到基础水平。

（二）呼吸系统

1. 呼吸频率

所有的吸入麻醉药均可引起剂量依赖性呼吸频率增快。这主要是因降低潮气量所致，进一步会产生分钟通气量的下降，从而引起二氧化碳的蓄积。吸入麻醉药还可降低中枢对高二氧化碳水平的反应性，这也反映出吸入麻醉药对呼吸中枢的直接抑制作用。同时，所有的吸入麻醉药也能抑制呼吸对动脉低氧血症的反应。

2. 呼吸道阻力

恩氟烷、异氟烷、七氟烷、氧化亚氮，尤其是氟烷可产生剂量依赖性气道压力降低。氟烷曾用于治疗哮喘状态，而单独吸入地氟烷进行麻醉诱导可引起咳嗽和喉头痉挛，表明地氟烷对气道的刺激作用。

3. 功能余气量

所有的吸入麻醉药包括氧化亚氮均可降低功能余气量。

（三）泌尿系统

所有挥发性麻醉药可产生剂量依赖性的肾血流量降低、尿少及肾小球滤过率下降。

（四）其他方面

1. 肝脏

所有吸入麻醉药均产生剂量依赖性肝血流的降低，这可能会影响肝脏对其他药物的清除。

2. 中枢神经系统

所有吸入麻醉药都具有扩张脑血管的作用，即引起脑血流及脑血容量的增加，从而导致颅内压增高，且颅内压增高与脑血流量的增加直接相关。恩氟烷有诱发癫痫样活动的可能性。

3. 生殖系统

吸入麻醉药有剂量依赖性子宫血管扩张作用，并且降低子宫的收缩力。吸入麻醉药引起子宫的松弛将有助于胎盘的娩出。但是，子宫血管的扩张可引起产科手术或分娩过程的失血。此外，母体吸入的吸入麻醉药，也可能通过胎盘屏障影响胎儿。

4. 骨骼肌系统

挥发性麻醉药不但具有神经肌肉阻滞剂的作用，而且有各自不同的肌松特性。恩氟烷、异氟烷、地氟烷以及七氟烷均可引起骨骼肌松弛，其程度约为氟烷的 2 倍。氧化亚氮无肌松作用，尤其是与阿片类药物合用将引起骨骼肌的强直。此外，氟烷有诱发恶性高热的危险。

参考文献

［1］MICHAEL A. GROPPER. 米勒麻醉学 [M]. 9 版 . 邓小明，黄宇光，李文志，译 . 北京：北京大学医学出版社，2021.

［2］邓小明，姚尚龙，于布为，等 . 现代麻醉学 [M]. 5 版 . 北京：人民卫生出版社，2020.

［3］JOHN F. BUTTERWORTH. 摩根麻醉学 [M]. 6 版 . 王天龙，刘进，熊利泽，译 . 北京：北京大学医学出版社，2020.

［4］邓小明，姚尚龙，李文志 . 2023 麻醉学新进展 [M]. 北京：人民卫生出版社，2023.

［5］戴体俊，喻田 . 麻醉药理学 [M]. 北京：人民卫生出版社，2011.

（杜　丽　焦琬清）

第二节　静脉全身麻醉

静脉全身麻醉是指将全身麻醉药物注入静脉，通过血液循环作用于中枢神经系统而产生全身麻醉作用的麻醉方法。全凭静脉麻醉又称全静脉麻醉（TIVA），是指完全采用静脉麻醉药及静脉麻醉辅助药的麻醉方法。理想的静脉全身麻醉药应具备以下条件：①麻醉诱导迅速、平稳，经过一次臂脑循环时间即可发挥麻醉效应，在麻醉过程中不引起肌肉活动或肌张力增高；②不抑制呼吸和循环功能；③亚麻醉剂量即可发挥镇痛效应；④麻醉复苏平稳；⑤无高敏反应发生；⑥对机体重要器官、系统的生理功能无明显扰乱作用。但是，迄今为止，尚未发现任何一种已进入临床应用的静脉全身麻醉药完全具备以上条件。

一、分类

1. 单次输注

单次输注指一次注入较大剂量的静脉麻醉药，以迅速达到适宜的麻醉深度，多用于麻醉诱导和短小手术。此方法操作简单方便，但容易用药过量而产生循环、呼吸抑制等不良反应。

2. 分次输注

先静脉注入较大量的静脉麻醉药，达到适宜的麻醉深度后，再根据患者的反应和手术的需要分次追加麻醉药，以维持一定的麻醉深度，具有起效快、作用迅速及给药方便等特点。静脉麻醉发展的 100 多年来，分次注入给药一直是静脉麻醉给药的主流技术，至今广泛应用于临床。但是易导致血药浓度波动，从而可影响患者的麻醉深浅的变化，并且可能因体内药物蓄积而导致不同程度的循环、呼吸功能抑制。

3. 连续输注

连续输注包括连续滴入或泵入，是指患者在麻醉诱导后，采用不同速度连续滴入或泵入静脉麻醉药的方法来维持麻醉深度。本方法避免了分次给药后血药浓度高峰和低谷的跌宕波动，不仅减少了麻醉药效的周期性的波动，也有利于减少麻醉药的用量。滴速或泵速的调整能满足不同的手术刺激需要。然而，单纯的连续注入的直接缺点是达到稳态血药浓度的时间较长，因此在临床上可以将单次注入和连续注入结合起来使用，以尽快地达到所需要的血药浓度，并以连续输注来维持该浓度。

4. 靶控输注（TCI）

靶控输注是指在输注静脉麻醉药时，以药代动力学和药效动力学原理为基础，通过计算机技术调节目标或靶位（血浆或效应室）的药物浓度来控制或维持适当的麻醉深度，以满足临床麻醉的一种静脉给药方法。

二、实施

（一）麻醉前的准备和诱导

1. 静脉全身麻醉前的准备

与其他全身麻醉相同，主要包括患者身体与心理的准备、麻醉前的评估、麻醉方法的选择、相应麻醉设备的准备和检查以及合理的麻醉前用药。而麻醉诱导前期，是麻醉全过程中极重要的环节。应于此期间要做好全面的准备工作，包括复习麻醉方案、手术方案及麻醉器械、监测设备等准备情况，对急症、小儿、老年人或门诊患者尤其重要。

（1）患者方面：健康情况，精神状态，特殊病情，治疗史，患者主诉要求。

（2）麻醉方面：麻醉实施方案及预案，静脉输液途径，中心静脉压监测途径等。

（3）麻醉器械：氧源，麻醉机，监护仪、除颤仪，气管插管、喉罩用具，一般器械用具。

（4）药品：麻醉药品，辅助药品，肌松药，急救药品。

（5）手术方面：手术方案，手术部位与切口，手术需时，手术对麻醉特殊要求，手术体位，预防手术体位损伤的措施，术后止痛要求等。

（6）术中处理：预计可能的意外并发症，应急措施与处理方案，手术安危估计。

2. 静脉全身麻醉的诱导

静脉麻醉诱导适合多数常规麻醉情况（包括吸入性全身麻醉），尤其适用于需要快速诱导的患者。实施过程中需注意以下几点。

（1）可利用单次静脉注射麻醉药来实现，也可利用 TCI 技术来完成。

（2）气管内插管产生的刺激要高于普通的外科手术，因而麻醉诱导所需的血药浓度可能会大于术中麻醉维持所需的血药浓度。

（3）静脉注射的首次剂量可以根据负荷剂量公式 $C_T Vd_{峰效应}$ 计算，同时还应兼顾患者的实际情况，即个体化用药，具体包括：药物的选择和剂量应根据患者的体重、年龄、循环状况、术前用药等具体情况调整；如果评估患者可能有异常反应，可预注10%～20%负荷量作为实验量，再根据患者的反应调整剩余剂量；对于老年患者或休克、低血容量及心血管疾病等循环时间较慢的患者，用药量应减少，且注射速度应缓慢，同时密切监测心血管系统的变化。

（4）麻醉医师还应熟悉所用药物的峰效时间，这对于麻醉诱导非常重要，如果按峰效时间以合理的顺序、适当的间隔注入，则能在药物峰效时间进行气管内插管，从而最大程度地减轻插管时的应激反应。否则有可能出现插管时高血压及插管后低血压。

（5）利用TCI技术实施静脉诱导时，注意根据患者的个体情况选择合适的靶浓度。

（6）诱导时一些麻醉药的注射可能会引起局部疼痛，诱导前给予阿片类药物或静脉全身麻醉药里混入利多卡因可以减少疼痛的发生。

（二）维持和恢复

1. 静脉全身麻醉的维持

（1）静脉麻醉维持期间给药速率的计算：理论上静脉麻醉维持给药速率应等于药物从体内的总清除率（CLs）乘以血浆浓度。为了维持一个稳定的靶浓度（CT），给药速率应与药物从体内排除的速率相等。

$$静脉麻醉维持的给药速率 = CT \times CLs$$

此计算公式概念浅显易懂，但它不适用于多室模型的静脉麻醉药长时间持续输注时的药代动力学特征。药物的吸收和消除在以血液为代表的中央室，而药物的分布在一个或多个假定的周边室，消除和分布是同时进行的，且随着给药时间的延长，药物从中央室分布到周边室的量逐渐减少，其给药量也应随之减少，即以指数衰减形式输注给药。

$$维持给药速率 = CT \times V_1 \times (K10 + K12e^{-k21}t + K13e^{-k13}t)$$

用此公式去计算给药速度非常复杂，但有依据公式提供的计算好的给药模式，例如维持1.5ng/mL芬太尼血药浓度，给药模式为：最初15分钟速率为4.5μg/（kg·h）；15～30分钟速率为3.6μg/（kg·h）；30～60分钟速率为2.7μg/（kg·h）；60～120分钟速率为2.1μg/（kg·h）。尽管此模型也可提供较精确的血药浓度，但显然不如TCI系统计算机控制给药速率方便。

（2）静脉全身麻醉的维持及注意事项：连续输注（包括连续静脉滴注或泵入）是临床上应用最广泛的方法。靶控输注（TCI）可以快速建立所需的稳定的血药浓度，而麻醉医师也可据此估计药物对患者产生的效果，尤见于$t_{1/2}ke0$较小的药物；而且可控性好，操作简单，逐渐应用于临床。

全身麻醉维持方法的选择取决于麻醉医师所具有的设备条件和手术时间长短。全身麻醉维持是在确保患者安全的前提下维持满足手术需要的麻醉水平，同时密切观察病情变化和及时处理术中各种情况。应注意以下事项。

1）确保麻醉过程平稳：根据具体情况（手术的大小、刺激的程度及患者的反应等）选择合适的靶浓度，使全身麻醉深度在确保患者安全的前提下维持在满足手术需要的水平。

2）做好呼吸管理：全身麻醉过程中应保持呼吸道通畅，按照脉搏氧饱和度、呼气末二氧化碳或血气分析结果调节通气参数。通气参数调节还应考虑患者的病情，如颅内手术患者，动脉血二氧化碳分压（$PaCO_2$）应在正常低限或略低于正常值，有利于降低或控制颅内压力；冠心病患者的 $PaCO_2$ 应在正常高限或略高于正常值，以避免呼吸性碱血症可能导致的冠状动脉收缩或痉挛而加重心肌缺血。

3）密切观察病情变化，并及时处理术中出现的各种情况全身麻醉维持中，患者的情况由于麻醉、手术操作、输液输血等因素的影响，易发生变化，如出现高血压、低血压、失血性休克、心律失常、过敏性休克、呼吸道梗阻、呼吸抑制等，应及时发现和处理，尽可能地保持内环境的稳定和器官功能正常。

4）麻醉药的合理应用：TIVA 的维持强调联合用药。完善的麻醉在确保患者生命体征稳定的前提下，至少应做到意识消失、镇痛完全、肌肉松弛以及自主神经反射的抑制。为了实现这四个目标，需要麻醉药的联合使用。联合用药不仅可以最大限度地发挥各类药的药理作用，而且可以减少各药物的用量和不良反应。

2. 静脉全身麻醉的恢复

全身麻醉后患者尽早苏醒有利于患者器官功能自主调节能力的恢复，有利于病情的观察（特别是神经外科患者）和术后护理。全身麻醉苏醒一般为 30 ～ 60 分钟。全身麻醉苏醒期间易于发生心律失常、高血压、低血压、心肌缺血。呼吸功能不全、烦躁、疼痛等并发症。苏醒期应注意以下问题。

（1）加强呼吸管理：判断自主呼吸功能是否恢复到能满足肺的有效通气和换气的指标，是指安静状态下脱氧 15 分钟以上，患者的脉搏氧饱和度大于 95%（老年或特殊患者达到麻醉前水平）。气管插管患者应在自主呼吸恢复满意时拔管，过早易出现呼吸抑制和呼吸道梗阻，过晚患者难以耐受，易发生意外。

（2）及早处理各种并发症：患者恢复期烦躁应首先排除缺氧、二氧化碳潴留、伤口疼痛及肌松药残余。根据具体情况，合理应用镇痛药、镇静药、非去极化肌松药拮抗剂等，对中老年男性要考虑前列腺肥大者尿管刺激、长时间体位性不适等因素引起的烦躁。

（3）麻醉催醒药的应用：尽量不用麻醉催醒药，如果需要使用，应从小剂量开始。

（4）患者恢复期间，有条件的地方应将患者放入麻醉后恢复室，进行严格监护和治疗，待患者麻醉恢复完全后离室。

（三）静脉全身麻醉深度的监测技术

在现代麻醉方法下，麻醉深度的定义非常复杂，难以统一，但临床麻醉中有已达成共识的临床麻醉目标，即无意识、无痛、无体动和自主反射等。

1. 基本概念

（1）记忆：记忆是把过去体验过的或学习过的事物铭记脑内保持认识，以便能够回忆、推理和反映再现。分为清楚记忆和模糊记忆。

1）清楚记忆：又称有意识记忆，指经回忆和识别试验评定的有意地对以往经历的清楚回忆。

2）无意识记忆是指经测试由以往经历产生的行为或表现的改变。无须任何有意识地对以往经历的回忆，但要用催眠术才能回忆。

（2）知晓：知晓的生理学和心理学基础是大脑的记忆（储存）和回忆（提取）的全过程。相当于回忆或清楚记忆，也有学者认为其包括清楚记忆和模糊记忆。

（3）回忆：是对麻醉中发生的事情保持记忆，相当于清楚记忆。

（4）觉醒状态：又称听觉输入的反应，是对术中和术后患者对言语指令的反应，但对刺激没有记忆。有时看来麻醉很充分，可能患者不能明确地回忆某一件事或一项刺激，但听觉输入可能在脑中记录下来，不过输入的听觉和语言必须是对患者有意义的才能记录下来，且可能要用催眠术才能回忆，相当于模糊记忆。

2. 临床症状和体征

患者的临床症状和体征的变化是判断麻醉深度最常用的有效方法，但是不精确。

（1）意识状态：在全身麻醉中，意识状态分为清醒和麻醉（睡眠）状态。在全身麻醉状态下应达到对手术或其他刺激无体动反应，无流泪、出汗等表现。

（2）循环系统：血压和心率是反应全身麻醉深度常用的指标，血压和心率稳定常表示麻醉深度适中。但血压和心率易受血容量的影响，脑干和心脏的手术也使血压和心率波动较大。在排除影响因素后，根据血压和心率的变化可以对麻醉深度作出较准确的判断。

（3）呼吸反应：在保留自主呼吸的全身麻醉患者中，呼吸频率、节律和潮气量的变化也能反应麻醉深度。但易受麻醉药、呼吸道梗阻、缺氧和二氧化碳潴留的影响。

（4）其他：瞳孔的大小、出汗、体动、尿量等也能反应麻醉的深度，但易受麻醉药及其他药物的影响。

3. 静脉全身麻醉麻醉深度监测技术

理想的麻醉深度监测技术应具有：①能灵敏而特异性的反应记忆存在或缺失、意识存在或缺失；②无创，性能稳定；③监测实时数据；④使用方便；⑤受外界环境影响小。

在临床麻醉和实验研究中发现了一些新的监测技术，包括双频谱指数（BIS）、熵、听觉诱发电位（AEP）指数、Narcotrend 分级和脑成像技术（包括 PET 和功能磁共振成像）。

（1）BIS 的监测：BIS 是近年发展起来的利用功率谱分析和双频分析对脑电图进行分析处理的技术。1996 年美国 FDA 批准将其应用于临床麻醉深度监测。BIS 是一个复合指数，范围从 0 ~ 100。BIS 可以较好地反映患者的镇静和意识状态。但是不同的药物或者不同的药物配伍均会对利用 BIS 值判断镇静程度和意识状态带来影响。一般来讲，BIS 值在 90 ~ 100 时患者清醒，60 ~ 90 时患者处于不同程度的镇静和意识抑制状态，40 ~ 60 时患者处于意识消失的麻醉状态，40 以下时患者为抑制过深。

（2）脑电熵的监测：Datex-Ohmeda 熵模块（M-Entropy）是很有前途的监测麻醉深度的新工具，在欧洲已有应用。该模块可以计算近似熵（EE）。已经证实 EE 至少可以和 BIS 一样有效地预测麻醉意识成分的变化。还需要进一步的研究来了解 EE 能否像 BIS 一样有效地用于指导麻醉给药以及 EE 所提供的评价麻醉深度的信息和成分。

（3）AEP 指数的监测：中潜伏期听觉诱发电位（MLAEP）在清醒状态下个体间及个体本身差异较小，且与大多数麻醉药作用剂量相关的变化。因此，中潜伏期听觉诱发电位较 AEP 中其他成分更适于判断麻醉深度的。Mantzaridis 等提出听觉诱发电位指数（AEP index）的概念，它使 AEP 波形的形态得以数量化一般 AEP 指数在 60 ~ 100 为清醒状态，40 ~ 60 为睡眠状态，30 ~ 40 为浅麻醉状态，30 以下为临床麻醉状态。许多学者已将 AEP 指数应用于临床指导麻醉用药。

（4）脑电 Narcotrend 分级的监测：Narcotrend 是由德国 Hannover 大学医学院的一个研究组发展的脑电监测系统。Narcotrend 能将麻醉下的脑电图进行自动分析并分级，从而显示麻醉深度。Narcotrend 软件（4.0 版本）已经将 Narcotrend 脑电自动分级系统转化为类似 BIS 的一个无量纲的值，称为 Narcotrend 指数，范围为 0 ～ 100，临床应用更加方便。Schmidt 等的研究表明，Narcotrend 分级和 BIS 可作为丙泊酚、瑞芬太尼麻醉期间评价麻醉状态的可靠指标，但 Narcotrend 分级和 BIS 不能反映麻醉深度中的镇痛成分。

（5）正电子发射断层扫描（PET）、功能磁共振成像（fMRI）：PET 和 fMRI 能将脑功能成像，为全身麻醉药物效应的研究提供了新的手段。与脑电图相比，它们可以提供药物效应的解剖定位和通路信息。近年来，PET 和 fMRI 的研究已经确定了在全身麻醉效应（意识、遗忘、无体动等）中起重要作用的关键脑结构。现代 PET 配体技术还提供了一个了解麻醉药调制脑内不同受体功能的途径。

三、优缺点

静脉全身麻醉是临床常用的麻醉方法，与吸入麻醉相比，静脉麻醉药物种类繁多，可根据不同病情特点选择使用。

（一）静脉全身麻醉的优点

（1）静脉全身麻醉起效迅速，麻醉效能强。多数静脉全身麻醉药经过一次臂脑循环时间即可发挥麻醉效应。

（2）患者依从性好。静脉全身麻醉不刺激呼吸道，虽然部分静脉麻醉药静脉注射时会引起一定程度的不适感，但大多持续时间短暂且程度轻微。

（3）麻醉实施相对简单，对药物输注设备的要求不高。

（4）药物种类齐全，可以根据不同的病情和患者的身体状况选择合适的药物搭配。

（5）无手术室污染和燃烧爆炸的潜在危险，有利于保证工作人员和患者的生命安全。

（6）麻醉效应可以逆转。现代新型静脉全身麻醉药的突出特点是有特异性拮抗剂。

（二）静脉全身麻醉的缺点

（1）静脉全身麻醉最大的缺点是可控性较差。静脉输注后其麻醉效应的消除严重依赖患者的肝肾功能状态及内环境稳定，如果由于药物相对或绝对过量，则术后苏醒延迟等麻醉并发症难以避免。

（2）静脉全身麻醉主要采用复合给药方法，单种药物无法达到理想的麻醉状态，一般要复合使用镇痛药和肌松药。药物之间的相互作用有可能引起药代动力学和药效动力学发生变化，导致对其麻醉效应预测难度增大，或出现意外效应。

（3）静脉全身麻醉过程中，随着用药速度及剂量的增加以及复合用药，对循环系统和呼吸系统均有一定程度的抑制作用，临床应用应高度重视。

（4）需要有专门的静脉通道，一些静脉麻醉药对血管及皮下组织有刺激性而引起注射时疼痛。

参考文献

［1］MICHAEL A. GROPPER. 米勒麻醉学 [M]. 9 版 . 邓小明，黄宇光，李文志，译 . 北京：

北京大学医学出版社，2021.

［2］邓小明，姚尚龙，于布为，等 . 现代麻醉学 [M]. 5 版 . 北京：人民卫生出版社，2020.

［3］张可贤，杨青 . 麻醉专科护士临床工作手册 [M]. 北京：人民卫生出版社，2021.

［4］邓小明，姚尚龙，李文志 . 2023 麻醉学新进展 [M]. 北京：人民卫生出版社，2023.

［5］戴体俊，喻田 . 麻醉药理学 [M]. 北京：人民卫生出版社，2011.

（杜　丽　马冬梅）

第四章　超声引导下颈丛神经阻滞

　　尽管任何部位都可以做超声引导下区域阻滞，但是在神经集中的近端区域仅需要最少的穿刺次数即可得到有效的神经阻滞效果。这些神经集中的区域通常邻近血管、胸膜和其他临床医师进行外周神经阻滞时希望避免损伤的解剖结构。因此，实时显示针的位置及区域麻醉时精确显示局部麻醉药在神经周围分布在理论上会提高上下肢区域神经阻滞的安全性和成功率。

　　超声引导下区域麻醉技术的应用可分为以下 6 个基本步骤。

一、准备

　　准备工作包括患者体位、超声仪放置、探头的无菌覆盖，以及区域阻滞器械（阻滞包、穿刺针及导管、局部麻醉药、无菌敷料）。患者体位要考虑有利于解剖结构显示和患者舒适度。超声仪通常摆放于需阻滞处的对侧，贴近患者的身边。用一张凳子或小椅子，保证操作者在阻滞时身体稳定。皮肤消毒范围要大些，铺无菌方巾或纸巾。有孔的洞巾可能会限制超声探头的移动，并且不容易调整或改变铺巾位置。在无菌覆盖物包裹超声探头前，先用无菌超声耦合剂涂抹于皮肤表面。所有的穿刺针（皮肤浸润针和神经阻滞针）、导管、局部麻醉药都应摆放在容易拿到的地方。

　　无菌操作要求在超声探头上覆盖无菌屏障进行隔离。超声仪的种类及探头表面是平面或者凸面决定了如何进行无菌隔离。例如，超声探头的声学透镜为平面的，可用透明无菌粘贴薄膜，做成黏性外套有效覆盖。在这种情况下，探头和覆盖物间不需要耦合剂。但是这种薄膜应小心仔细粘贴，避免气泡、泡沫及褶皱的形成。相反的，探头为凸面声学透镜的应使用无菌护套覆盖，并需要耦合剂。如果使用粘贴薄膜覆盖在凸面探头上，容易形成气泡，导致接触伪像。任何褶皱、气泡、耦合剂使用不足都会导致接触伪像，从而降低图像质量。

二、可视化

　　准备好后便可开始扫描识别相关解剖结构。扫描步骤包括探头滑动、成角、旋转、倾斜，改变探头与皮肤间的压力。正确的探头移动和方向调节是获得神经解剖优质图像和看清皮肤与靶神经间路径的关键。因为大多数臂丛神经中的靶神经和血管相邻（如锁骨上、锁骨下、腋窝），而动脉是最容易用于辨认的标志。血管结构通常在横截面显示比较清楚。可通过探头加压区分动脉和静脉，轻到中度的探头压力可使静脉萎陷，而动脉保持不变。但是，较大的压力也可使动脉血管塌陷，从而与神经区分。

三、进针

　　穿刺进针方法包括决定如何选择最佳途径使穿刺针接近神经。在超声引导下的神经阻滞中，通常使用两种基本方法：平面内技术（IP）和平面外技术（OOP）。平面内技术可看到穿刺针全长，平面外技术只可看到针横截面。用平面内技术时，穿刺针进针方向和超声探头是平行的，穿刺针和超声波在一个平面内。相反，用平面外技术时，穿刺针进针方向和超声探头是垂直的，当针穿过超声波束时可看到穿刺针的小横截面。

在进针时，只有当针的长轴（平面内技术）或针尖（平面外技术）清晰显示才可推进。理想情况下，整个穿刺进针轨迹都应该看清。同样重要的是清晰显示穿刺针如何接近神经。如果穿刺针的轨迹不能全部显示，操作者应避免朝着靶神经干中央穿刺。例如，当针尖看不清，而穿刺针朝着神经干中央方向进针时，就可能发生针刺到神经或神经内注射，造成神经损伤的意外。因此，在侧面进针时，针尖应该指向神经的稍上方或下方，从垂直方向进针时，针应该指向神经的稍外侧或内侧。使用"水分离"法分离组织，即通过注射少量局部麻醉药或者其他液体将各层次组织分开，或者常规每次注射前将穿刺针稍后退离开神经一些，能减少神经损伤。

四、证实

在以下 3 种临床情况下，可通过神经刺激来证实解剖结构：①不确定该解剖结构是神经还是其他组织时；②拟用运动反应所区分的神经对麻醉成功有重要的临床意义（如特定皮肤支配区域的手术）时；③图像质量比较差，神经组织看不清时。在最后一种情况下，神经刺激可发现靶神经的位置，而超声可用于引导穿刺针进入到通常应该到达的解剖位置。注射局部麻醉药常使之前未发现的神经显现出来。因为液体的传声功能，可形成一个传声窗口，将神经与周围回声密度和外观相似的组织分隔开。

五、给药

任何超声引导下区域阻滞技术的目的都是将穿刺针引导到合适的位置，使注射的局部麻醉药可以围绕神经周围分布。到达目标神经附近后回抽，无血液抽出后少量推注麻醉药，观察麻醉药弥散范围与神经的关系，必要时调整进针方向和角度，位置正确后继续推注麻醉药，直至超声显示药液包绕目标神经或充满末梢神经分布间隙后退针。推注过程注意观察患者情况，避免局部麻醉药中毒现象发生。成功的超声引导下阻滞结果是神经周围局部麻醉药的圆周扩散，称为"甜甜圈征"。穿刺到神经稍前或稍后面的方法可避免穿刺针—神经接触，减少神经内注射风险。

经常在初次尝试向神经周围注射局部麻醉药时会发现有筋膜分隔，阻止药物完全圆周扩散。在这种情况下，穿刺针应放置在靶神经平面内移动一下，以确保局部麻醉药能围绕神经。神经完全被局部麻醉药包裹，像是漂浮在黑色的低回声液性区中。在许多情况下，达到完全圆周扩散所需的局部麻醉药容量极少。

六、评估

评估所有区域阻滞效果是学习超声引导下区域阻滞技术的重要内容。在某一部位神经阻滞时重复出现阻滞失败或者不完全表明操作者仍需复习超声解剖学，改进进针方法，加强神经证实，或确认局部麻醉药的扩散。此外，尽早认识到本次阻滞失败或者不完全阻滞，允许操作者有充足的时间考虑补救措施。

区域麻醉操作者将不可避免地面临偶尔的失败或不完全的外周神经阻滞。解剖变异、操作者缺乏经验和技术限制可能都是原因。补救阻滞或者辅助阻滞可以挽救不完全的阻滞，避免患者改全身麻醉。但是，对已经被部分麻醉的肢端补充阻滞仍是有争议的做法。许多学者认为补充阻滞可能会增加神经并发症或其他不良事件的风险。但是，超声引导技术提供实时穿刺针和神经图像，能降低潜在的并发症。以下步骤建议可能在理论上增加超声引导下补充阻滞的安全性：①确保完全的穿刺针—超声波束平行；②针完全显示时才可以进针；③朝着靶神经左侧或者右侧、上方或下方方向进针；④在注射前轻轻撤回穿刺针，避免穿刺针与神经接触和神经内注射；⑤使用局部麻醉药或者其他液体进行水分离术，以提高穿刺针针尖的可视化程度。

超声图像只是一个平面的图像，不能完整显示组织结构间的层次关系。当神经丛与穿刺针不能同时清晰地出现在超声图像中，或这些结构难以辨别时，必须不停地调整进针方向。此时，单纯依靠超声定位可能是困难的，联合应用神经刺激仪，两者互相配合，可能更有助于精确定位目标神经，确保局部麻醉药准确地注射在神经周围，从而产生良好的麻醉效果。研究发现超声引导联合神经刺激仪定位准确，用药量减少，显著降低并发症和不良反应。

七、临床经验

穿刺针在患者体内的成像对于经验丰富的超声专家也是一项临床挑战。但是，一些技术措施和临床经验可以增加获得最佳图像的机会。最好一直获得穿刺针尖端的图像，但是，对于经验丰富的超声专家可通过其他信息来知道它的精确位置，这些是可接受的方法。

穿刺针头的运动：小幅快速抖动穿刺针，针头不回退不深入，但可以带动组织一起运动，即可提示针头的位置。

抬高穿刺针尖：向下轻压针尾，使针杆上翘，可见到针杆穿过的组织会有变形，变形组织与不变形组织之间的界限即可定位穿刺针头的位置。这种技术适用于平面内穿刺法。

水分离技术：将少量的局部麻醉药、葡萄糖溶液或者生理盐水注入用来分离组织间隙，穿刺针尖附近即可探测到一个小的低回声液体腔隙。用葡萄糖溶液（非导电液体）可不增加导电表面积，不需要增加穿刺针头电流就可进行神经刺激。相比之下，注射导电溶液，例如局部麻醉药和生理盐水，则会增大导电表面积，分散穿刺针头电流密度，会降低目标神经周围的电流强度。水分离技术特别适用于平面外穿刺法，但是在分离组织间隙方面对平面内、平面外两种技术均是有用的。

彩色多普勒：特色是可以探测液体的流动。注射时针尖处液体流速最快，通过探测到彩色多普勒高信号而起到定位穿刺针头的作用。当需要深层次成像（针头难以看清）时彩色多普勒尤其有用。

针头与声束垂直：高角度的进针轨迹使返回到探头的回声信号较低，而低角度的进针轨迹能保持针与超声束方向垂直而呈高信号。如果因为解剖结构的限制的低角度进针路径不可行，倾斜探头（探头跐脚）使声束的入射角尽量垂直于穿刺针，可大大提高针头的清晰度。倾斜探头需要在远离进针点的探头一端加压，而仍然保持靠近进针点的探头一端探头与皮肤的接触。用平面内技术时要尽量选择有利于使针与声束呈90°角的进针位置。

回声增强针：特别设计的绝缘和非绝缘回声增强针可以使更多的超声波返回到传感器，从而得到更好的视觉效果。回声增强针的增强部分常位于穿刺针的尖端。因此，当因为临床条件或周围的解剖结构原因，进针路径必须为高角度时，回声增强针可能特别有用。相比之下，在相同的角度下，非回声增强针显示为低信号。

操作练习：超声引导下局部麻醉的成功率和安全性高度依赖于在整个穿刺过程中对穿刺针头与神经的观察。穿刺针的可视化是一项在超声引导下局部麻醉的关键技能，在与患者接触之前，需要练习和掌握。穿刺针成像练习可以在人工凝胶垫或其他模拟递质上进行。

观念：在进行超声引导下局部麻醉时，一个重要观念要明确，就是不要推断"在监视器上看到的就是存在的一切"，原因如下。首先，超声波可能无法充分显示细小的结构。例如，膈神经是很难在超声图像上看到的，尽管它的位置总是在前斜角肌浅面。临床医师施行平面内技术斜角肌间神经阻滞时，从内侧朝外侧方向进针，可能会在不知不觉地使针靠近膈神经，增加神经创伤的风险。其次，临床医师必须认识到，超声波束只有 1mm，因为这狭窄的"窗口"只能对一个三维的物体进行一个二维的成像，解剖结构可能在超声波束两边穿过，但不会出现在监视器上。然而，这些结构可以很容易遇到徘徊在超声平面外的穿刺针。最后，各种伪像都容易扭曲超声图像，隐藏解剖结构的真实位置。多数临床医师认为超声引导下的局部麻醉是很有用的一个技术进步。然而，认识到其局限性可能与认识其有用性和独特性是同样重要的。

八、常见的问题及误区

局部麻醉的两种潜在并发症是注射时的神经损伤和血管内注射局部麻醉药引起中毒。这两种并发症也可能在超声引导下的局部麻醉中发生。例如，操作者在平面内穿刺操作过程中没有保持的针头可视，就会增加神经损伤风险。

在超声引导下局部麻醉的过程中，看不到局部麻醉播散应该停止注射。监视局部麻醉（低回声溶液）播散和穿侧针尖处组织分离可明确针头位于血管外。相反，在超声显像中血管内注入局部麻醉剂类似于荧光造影中造影剂注入血管。没有看到局部麻醉的播散，临床医师应及时停止注射，重新评估注射针位置。注射最小剂量的局部麻醉药或其他注射溶液（1～2mL）使组织分离呈现典型的低回声显像。如果仍旧怀疑针头位置，且穿刺点靠近血管，在注射局部麻醉药物之前先用葡萄糖溶液或生理盐水注射。最后，逐步增加注入局部麻醉药的量，询问患者有无中枢神经系统兴奋的早期体征和症状，依然是判断有无血管内注射或全身血管吸收的必要方法。

有些经验丰富的麻醉医师（但不熟悉超声）把超声仪仅仅作为凭解剖标志进行神经阻滞或传统神经阻滞技术的辅助手段，尽管它可能为原来熟悉的技术"增加"直视效果，但结果通常导致临床效果不佳，使操作者失望。传统的进针轨迹与超声波观察的横断面很少一致。因此，操作者的目标应该是获得相关神经结构的最优超声图像，而先不管传统麻醉方法中的体表标志。一旦获得了理想的图片，操作者只需要确定进针的方法（平面内技术或平面外技术）和穿刺针插入位置。在超声引导下局部麻醉技术中的穿刺针进入位置通常不同于那些传统的方法，在获得超声图像前先不考虑进针点。

参考文献

［1］余利，王瑾，尤兰英，等. 超声引导下颈神经通路阻滞用于清醒患者颈内静脉置管的效果 [J]. 中国临床研究，2024，37（2）：271-274.

［2］钟瑜婷，周延，刘录城，等. 超声引导下颈丛神经阻滞联合全身麻醉在甲状腺术

中的应用 [J]. 中国医药科学，2023，13（11）：156–159.

［3］李刚 . 超声引导下颈丛神经阻滞和静吸复合全身麻醉在甲状腺切除手术中的应用效果研究 [J]. 实用医技杂志，2021，28（5）：672–674.

（张旭东　杨涵丹）

第五章　麻醉药物的选择及应用

第一节　局部麻醉药

局部麻醉药简称局麻药，是将其作用于机体相关部位，能可逆地阻断其周围神经传导，在意识清醒条件下使有关神经支配的相应区域出现暂时性感觉丧失，而神经组织不被破坏的药物。临床上应用的局麻药有酯类和酰胺类，前者主要有普鲁卡因、氯普鲁卡因与丁卡因等，后者主要有利多卡因、丁哌卡因、罗哌卡因等。

一、酯类局麻药

酯类局麻药主要通过血浆内胆碱酯酶水解，不同药物水解速率存在差异，氯普鲁卡因最快，普鲁卡因居中，而丁卡因最慢。

（一）普鲁卡因

1. 药理特性

（1）普鲁卡因为短效局麻药，其水溶液不稳定，受热、受光或久贮后易氧化呈淡黄色，随色泽加深其局麻效应也下降。临床上因普鲁卡因扩散及穿透性能差、起效慢、作用时间短，主要由手术医师用于局部组织浸润麻醉。

（2）该药静脉滴注对中枢神经有镇静与镇痛作用，故可与麻醉性镇痛药、静脉全身麻醉药搭配，以实施普鲁卡因静脉复合全身麻醉。

（3）普鲁卡因与琥珀胆碱作用于相同的酶，故两种药物复合静脉滴注时，可延长琥珀胆碱的肌肉松弛作用。

2. 临床应用

（1）0.5% ～ 1% 普鲁卡因溶液适用于局部浸润麻醉。

（2）全身麻醉患者持续静脉滴注 1% 普鲁卡因与 0.08% 琥珀胆碱溶液以及麻醉性镇痛药（哌替啶或芬太尼）组成的复合液，以输注普鲁卡因速度为 1mg/（kg·min），其麻醉维持平稳，且有一定的纠正心律失常作用，术毕停药后患者苏醒较为迅速，但近年来临床应用渐少。

3. 注意事项

（1）全身麻醉若以普鲁卡因复合液静脉麻醉为主，而忽视静脉全身麻醉药的使用，患者术中易出现知晓。

（2）如不慎将普鲁卡因复合液输入剂量过大，还易引起急性局麻药中毒。

（3）若普鲁卡因复合液静脉麻醉用于先天性血浆胆碱酯酶异常患者，可使普鲁卡因代谢发生障碍，从而增加普鲁卡因的毒性。

（二）氯普鲁卡因

1. 药理特性

该药是普鲁卡因的氯化同类物，与普鲁卡因作用类似，在血内水解的速度较普鲁卡因快 4 倍，故起效短、毒性低，时效为 30 ～ 60 分钟。

2. 临床应用

（1）1% 氯普鲁卡因溶液可用于局部浸润麻醉，一次最大剂量为 800mg。

（2）2% ～ 3% 氯普鲁卡因溶液适用于硬膜外阻滞和其他神经阻滞，由于该药毒性低，适用于产科与体质较差的患者。

3. 注意事项

（1）氯普鲁卡因溶液的 pH 为 3.3，若不慎将大量溶液注入蛛网膜下隙，有可能引起较为严重的神经并发症。

（2）当该药与丁哌卡因混合应用时，后者有可能抑制氯普鲁卡因的代谢，也可引起神经毒性。

（三）丁卡因

1. 药理特性

丁卡因（又称地卡因）为酯类长时效局麻药，麻醉强度约为普鲁卡因的 10 倍，且穿透性能较强，脂溶性高，作用维持时间也较长，但毒性也是普鲁卡因的 10 ～ 12 倍。

2. 临床应用

（1）临床上常将 1% 丁卡因溶液用于黏膜表面麻醉，尤其是困难性气管内插管患者用于呼吸道沿途表面麻醉。

（2）麻醉医师也将 1% 丁卡因溶液 1mL（10mg）与葡萄糖注射液、麻黄碱（30mg）液各 1mL 配制成 1 ： 1 ： 1 重比重溶液，用于蛛网膜下隙阻滞，一般时效可达 120 ～ 180 分钟。此外，1% 丁卡因溶液也常与 2% 利多卡因溶液搭配，使其浓度淡化，实施硬膜外阻滞。

3. 注意事项

丁卡因毒性大，麻醉指数小，应严格掌握剂量。

二、酰胺类局麻药

酰胺类局麻药主要在肝内降解，利多卡因则有小部分通过胆汁排泄。

（一）利多卡因

1. 药理特性

利多卡因为中效局麻药，盐酸盐水溶液稳定，高压消毒或长时间储存不分解、不变质，具有起效快、穿透性强与弥散广，其毒性随药物浓度的提高而增大。

2. 临床应用

（1）黏膜表面麻醉常用浓度为 2% ～ 4%，表面麻醉方法除同 1% 丁卡因溶液外，还可采用超声雾化吸入方式实施呼吸道表面麻醉。此外，可将利多卡因与丁卡因混合，用于呼吸道表面麻醉，以减少单独使用 1% 丁卡因溶液的毒性。

（2）1.5% ～ 2% 利多卡因溶液常用于硬膜外阻滞，临床上成人一次用量为 400mg，目的是防止过量而中毒。

（3）0.25% ～ 0.5% 利多卡因溶液常用于局部浸润麻醉。

（4）利多卡因除作为局麻药外，还因具有显著的抗心律失常作用，也常用于治疗室性心律失常。

（5）利多卡因可作用于支气管平滑肌，有轻度的支气管扩张作用，通常采用雾化吸入或通过气管内插管直接注入气管内，以扩张支气管或抑制刺激性呛咳。

3. 注意事项

（1）2%～4% 利多卡因溶液虽可用于蛛网膜下隙阻滞，但由于阻滞的范围不易调节，一般临床上少用，甚至不用。

（2）若将 0.16%～0.2% 的利多卡因溶液实施全身复合麻醉或静脉局部麻醉，应在有经验的麻醉医师指导下进行，防止过量中毒。

（3）全身麻醉诱导时在给予芬太尼前 1 分钟静脉注射利多卡因 1～1.5mg/kg，可明显降低芬太尼诱发咳嗽的发生率。

（二）丁哌卡因

1. 药理特性

丁哌卡因为长效局麻药，起效快，作用时间长，镇痛时间为利多卡因的 2～3 倍，主要用于部位神经阻滞、硬膜外或蛛网膜下隙阻滞。

2. 临床应用

0.2%～0.3% 丁哌卡因溶液适用于神经阻滞及硬膜外阻滞。临床上常将丁哌卡因与利多卡因混合液用于各种神经阻滞。

3. 注意事项

丁哌卡因的毒性与丁卡因相当或稍弱，目前是唯一对心脏直接存在毒性的局麻药，尤其是误入静脉或用药量过大，可引起心脏停搏，且难以复苏。在高钾血症、高碳酸血症、低氧血症或其他酸中毒情况下更易发生，故临床应用须严格注意。

（三）罗哌卡因

1. 药理特性

罗哌卡因是一种新型的长效酰胺类局麻药，其临床作用虽与丁哌卡因类似，但具有许多优点。

（1）药理学特性对神经感觉纤维阻滞优于运动纤维，使其运动与感觉阻滞分离程度显著，除用于各种神经阻滞外，更适合于术后镇痛治疗与分娩镇痛，可提高妇产科手术患者麻醉与分娩镇痛安全。

（2）罗哌卡因对中枢神经系统毒性与心脏毒性较丁哌卡因小，即使中毒心脏复苏成功率也高。

（3）具有血管收缩作用，临床用药可无须加用肾上腺素。

（4）对子宫—胎盘血流无影响。此外，高浓度（0.75%～1%）罗哌卡因能同时阻滞感觉与运动神经，是有效的区域手术麻醉药。

2. 临床应用

罗哌卡因适用于各种神经阻滞与硬膜外阻滞，常用浓度为 0.5%～1% 溶液。

3. 注意事项

不良反应与丁哌卡因相似，偶有低血压、恶心、呕吐、心动过缓、感觉异常，但极少发生心脏毒性反应。

三、局麻药的不良反应与防治

临床应用局麻药不当很易引起相关不良反应，甚至中毒。

（一）毒性反应

使用局麻药浓度或剂量过大、注药速度过快、药液误入血管内或注入血管丰富部位而致吸收过快，以及患者体质差，药物在体内转化降解减慢而蓄积，均可使血液中局麻药浓度超过机体耐受力而出现一系列中毒症状。其轻重程度顺序为口唇或舌体麻木、头晕、耳鸣、视物模糊、言语不清、语无伦次、精神错乱、意识丧失、惊厥、呼吸停止与发绀，以及血压下降、心律失常等，严重者直接心搏骤停。

（二）变态反应

又称过敏反应，属于抗体抗原反应。如以前用同种局麻药未发生反应，再次接触时用量不大即迅速出现相关症状，如荨麻疹、呼吸道黏膜水肿、支气管痉挛、呼吸困难、发绀、过敏性休克等。通常临床上酯类局麻药引起的变态反应远较酰胺类多见，同类局麻药因结构相似可能出现交叉性变态反应。

（三）高敏反应

极少数患者即使应用很小剂量局麻药即出现毒性反应，其高敏反应一旦发生，表现较为迅猛、强烈，有时甚至危及生命。

（四）预防

（1）了解患者有无局麻药过敏史，对有过敏史者或曾多次用过局麻药患者（因体内可能已产生抗体，容易引起变态反应），再次使用该药应予以重视，可先小剂量试探性用药观察，再做决定。

（2）对可疑患者应做相关药物试验，如将该药淡浓度溶液滴入左或右眼结膜内一滴，5～10分钟观察两眼结膜差异变化，结果可供参考。

（3）若事先已知何种局麻药过敏，应更换另一类药物，如对酯类局麻药过敏者，可改用酰胺类。

（4）局麻药用量应按常规实施，避免过量使用。若病情许可，局麻药在无禁忌情况下应加入所需肾上腺素，以减慢吸收速度与延长麻醉时效，且注射前先回抽查看有无血液回流。

（5）备好相关抢救药品与呼吸支持设施。

（五）处理

（1）发生局麻药中毒时，首先给予面罩纯氧吸入或呼吸支持，以防止与避免机体重要器官（脑、心、肾等）的缺氧。

（2）局麻药中毒一般常用拮抗药为地西泮、咪达唑仑或硫喷妥钠，其特点是针对惊厥有较好的脑保护与逆转作用，且对机体正常生理功能干扰轻微。

（3）开放静脉通路输液，以维持血流动力学稳定，应用相关药物控制心律失常。

（4）若患者出现荨麻疹、呼吸道黏膜水肿、支气管痉挛或过敏性休克，除给予皮质激素治疗外，还应采取相关对症处理。当患者发生严重呼吸困难或呼吸停止，应即刻实施气管内插管或建立其他人工呼吸道（如喉罩等）予以呼吸支持，心脏停搏者应快速心肺复苏。

参考文献

［1］周丽华，李清兰，王文霞，等．课程思政融入《药物分析》局麻药物教学中的探讨 [J]．广东化工，2024，51（3）：171-174．

［2］徐莉，郭曲练，鄢建勤．等比重与重比重局麻药在腰麻中的临床应用 [J]．中南大学学报（医学版），2005，30（3）：325-327．

［3］张慧杰，王宇，王西萍，等．不同温度局麻药液对痛觉的影响 [J]．解放军护理杂志，2005，22（11）：16-17．

（杨涵丹）

第二节　吸入麻醉药

一、概述

吸入麻醉药分为挥发性吸入麻醉药和气体吸入麻醉药两大类。挥发性吸入麻醉药又分为烃基醚、卤代烃基醚和卤烃 3 类。烃基醚包括双乙醚（即乙醚）、双乙烯醚等，卤代烃基醚包括甲氧氟烷（二氟二氯乙基甲醚）、恩氟烷、异氟烷、七氟烷及地氟烷等，卤烃类包括氟烷、三氯乙烯、氯仿等。气体吸入麻醉药包括氧化亚氮、乙烯、环丙烷、氙气。吸入麻醉药的理化性质决定其麻醉强度、给药方法、摄取速率、分布与排出。血 / 气、脑 / 血、肌肉 / 血和油 / 血分配系数是决定吸入麻醉药摄取、分布和排出的重要因素。麻醉诱导与苏醒的速度多与含水组织的溶解度有关，如与血 / 气分配系数成正比；而油 / 气分配系数多与麻醉药的强度成正比。氧化亚氮两者分配系数均最低，所以诱导迅速而作用很弱。

（一）理想的吸入麻醉药应具备的条件

（1）麻醉作用可逆，无蓄积作用。

（2）安全范围广。

（3）麻醉作用强，可使用低浓度。

（4）诱导及清醒迅速、舒适、平稳。

（5）化学性质稳定，与其他药物接触时不产生毒性物质。

（6）体内代谢率低，代谢产物无毒性。

（7）无燃烧爆炸性。

（8）制造简单，易提纯，价廉。

（9）产生良好的肌肉松弛。

（10）能抑制不良的自主神经反射。

（11）具有松弛支气管作用。

（12）无臭味，对气道无刺激。

（13）对呼吸、循环抑制轻。

（14）不增加心肌对儿茶酚胺的敏感性。

（15）对肝、肾无毒性。

（16）无依赖性及成瘾性。

（17）无致癌及致畸作用。

目前没有一种药物能完全符合这些条件。

（二）各种吸入麻醉药之间药效（或不良反应）的比较

通常采用最低肺泡有效浓度（MAC）的概念，在 1 个大气压下 50% 的患者在切皮刺激时不动，此时肺泡内麻醉药的浓度即为 1 MAC。MAC 非常类似药理学中反映量效曲线的 ED_{50} 的值，能以相加的形式来计算，即两种麻醉药的 MAC 均为 0.5，可以认为它们的总 MAC 为 1.0MAC。

（三）从 MAC 衍生的概念

（1）半数苏醒肺泡气浓度（$MAC_{awake50}$），为亚 MAC 范围，是 50% 的患者对简单的指令能睁眼时的肺泡气麻醉药浓度。$MAC_{awake95}$ 指 95% 的患者对简单的指令能睁眼时的肺泡气麻醉药浓度，可视为患者苏醒时脑内麻醉药分压。$MAC_{awake} = 0.4MAC$，不同麻醉药的 MAC_{awake} 与 MAC 的比值均为 0.4。

（2）半数气管插管肺泡气浓度（$MAC EI_{50}$），指吸入麻醉药使 50% 的患者于喉镜暴露声门时，容易显示会厌、声带松弛不动以及插管时或插管后不发生肢体活动所需要的肺泡气麻醉药浓度，而 $MAC EI_{95}$ 是使 95% 的患者达到上述气管插管指标时吸入麻醉药肺泡气浓度。在小儿气管插管较切皮的 MAC 高 30%。

（3）MAC BAR 是阻滞肾上腺素能反应的肺泡气麻醉药浓度，是超 MAC 范围。MAC BAR_{50}，是指 50% 的患者在皮肤切口时不发生交感神经、肾上腺素等内分泌应激反应（通过测定静脉血内儿茶酚胺浓度）所需要的肺泡气麻醉药浓度，而 MAC BAR_{95} 是使 95% 的患者不出现此应激反应的浓度。

（4）95% 麻醉剂量（AD_{95}）与 99% 有效剂量（ED_{99}）：MAC 相当于半数麻醉剂量，AD_{95} 为 95% 的患者对手术刺激无反应时的麻醉药剂量，在临床上更为常用。临床麻醉中，AD_{95} 与 ED_{99} 的含义基本相同。不同麻醉药的 AD_{95} 与 ED_{99} 基本上等于 1.3MAC。

（5）0.65MAC 是较常用的亚 MAC 剂量，大多是一种挥发性麻醉药与 N_2O 或其他静脉麻醉药、麻醉性镇痛药合用时，常使用的挥发性麻醉药浓度。

（6）超 MAC：超 MAC 一般为 2MAC，目的在于确定吸入麻醉药的毒、不良反应以及确定麻醉药安全界限，为动物实验时提出的参考指标。

（四）降低 MAC 的因素

（1）$PaCO_2 > 90mmHg$ 或 $PaCO_2 < 10mmHg$。

（2）低氧血症，$PaO_2 < 40mmHg$。

（3）代谢性酸中毒。

（4）贫血（血细胞比容在 10% 以下，血中含氧量 < 4.3mL/dL）。

（5）平均动脉压在 50mmHg 以下。

（6）老年人。

（7）使中枢神经儿茶酚胺减少的药物（如利血平、甲基多巴等）。

（8）巴比妥类及苯二氮䓬类药物。

（9）麻醉药物，如氯胺酮或并用其他吸入麻醉药及局麻药。

（10）妊娠。

（11）低体温。

（12）长期应用苯丙胺。

（13）胆碱酯酶抑制药。

（14）α_2 受体激动药。

（五）升高 MAC 的因素

（1）体温升高时 MAC 升高，但 42℃以上时 MAC 则减少。

（2）使中枢神经儿茶酚胺增加的药物，如右旋苯丙胺等。

（3）脑脊液中 Na^+ 增加时（静脉输注甘露醇、高渗盐水等）。

（4）长期饮酒者可增加异氟烷或氟烷 MAC 30% ～ 50%。

（5）甲状腺功能亢进。

（六）不影响 MAC 的因素

（1）性别。

（2）麻醉时间，麻醉开始及经过数小时皆不改变。

（3）昼夜变化。

（4）甲状腺功能减退。

（5）$PaCO_2$ 在 10 ～ 90mmHg。

（6）PaO_2 在 40 ～ 500mmHg。

（7）酸碱代谢状态。

（8）等容性贫血。

（9）高血压。

二、氟烷

（一）理化性质

氟烷是无色透明的挥发性液体，略带水果香味，无刺激性。无燃烧性、爆炸性。化学性质不稳定，遇光可缓慢分解。

（二）体内过程

氟烷吸入后 20% 在体内经肝微粒体酶分解，生成氟化物、氯化物和三氟乙酸。氟化物可引起肝酶诱导。此外，三氟乙酸易与蛋白质、多肽、氨基酸及脂质结合，可能因致敏反应引起肝损害，所以短期内不能反复使用。

（三）药理作用

1. 中枢神经系统

氟烷为强效吸入麻醉药，对中枢神经系统可产生较强的抑制作用。但镇痛作用弱。与其他吸入麻醉药有相同的扩张脑血管作用，使颅内压增高。

2. 循环系统

氟烷对循环系统有较强的抑制作用，主要表现为抑制心肌和扩张外周血管。同时对交感神经和副交感神经产生中枢性抑制，削减了去甲肾上腺素对周围循环的作用，降低交感神经维持内环境稳定的有效作用，使氟烷对心血管的直接抑制得不到有效的代偿，因此血压下降较其他吸入麻醉药表现得更为明显。氟烷可增加心肌对儿茶酚胺的敏感性，二氧化碳潴留的患者或存在内源性儿茶酚胺增加的其他因素时，静脉注射肾上腺素可能出现室性心律失常。

3. 呼吸系统

氟烷对呼吸道无刺激性，不引起咳嗽及喉痉挛，小儿可用作麻醉诱导，且有抑制腺体分泌及扩张支气管的作用，术后肺部并发症较少。氟烷对呼吸中枢的抑制较对循环的抑制为强。

4. 消化系统

术后很少发生恶心、呕吐，肠蠕动恢复快，但对肝影响较大。

5. 肾

肾小球滤过率及肾血流量只在血压下降时才减少，血压恢复后即恢复。长期使用或过量使用会损害肾功能。

6. 肝

氟烷麻醉后肝损害表现为麻醉后 7 日内发热，同时伴有胃肠道症状，嗜酸性粒细胞增多，血清谷草转氨酶、碱性磷酸酶水平增高，凝血酶原时间延长，并出现黄疸，病死率高。肝组织检查有肝小叶中心坏死，周围空泡变性，脂肪变性，与病毒性肝炎在组织学上不易区别。1 个月内接受 2 次以上氟烷麻醉者，对肝功能影响较大，黄疸发生率较高，病死率远高于病毒性肝炎，可能与氟烷的致敏作用有关。

7. 子宫

麻醉稍深可使子宫松弛，收缩无力，用于产科胎儿内倒转术虽较理想，但易增加产后出血。

8. 内分泌系统

ADH、ACTH、肾上腺皮质醇、甲状腺素血中浓度稍增加，较乙醚引起的改变轻微。血中儿茶酚胺在浅麻醉时升高，而加深麻醉后则不增加。生长激素及胰岛素几乎不增加。对血糖影响轻。

（四）不良反应

氟烷有较强的呼吸、循环抑制作用；增加心肌对儿茶酚胺的敏感性，导致室性心律失常。氟烷相关性肝损害，可导致暴发性肝坏死，但不多见。

（五）临床应用

氟烷可用于开放、半紧闭和紧闭吸入麻醉诱导和维持，更适用于小儿麻醉诱导。再次施行氟烷麻醉，应间隔 3 个月以上。由于新型麻醉药的出现，氟烷麻醉目前国内已罕用。

三、恩氟烷

（一）理化性质

恩氟烷性质稳定，遇空气、紫外线和碱石灰不分解，不燃烧爆炸，无明显刺激气味。

（二）体内过程

恩氟烷吸入后 80% 以上经肺以原形排出，仅 2% ～ 5% 在肝内分解降解产物氟化物经尿排出。恩氟烷主要在肝微粒体内代谢，吸入浓度和吸入时间长短决定了血清氟化物的多少。

（三）药理作用

1. 中枢神经系统

全身麻醉强度中等。诱导、苏醒较快。随血中恩氟烷浓度升高，中枢神经系统抑制逐渐加深，脑电图呈高电压慢波。吸入 3% ～ 3.5% 恩氟烷，可产生暴发性中枢神经抑制，有单发或重复发生的惊厥性棘波。临床上可伴有面及四肢肌肉强直性阵挛性抽搐。惊厥性棘波是恩氟烷深麻醉的脑电波特征，$PaCO_2$ 低于正常时棘波更多。减浅麻醉与提高 $PaCO_2$ 值，可使这种运动神经受刺激的症状消失。恩氟烷麻醉时脑血管扩张，脑血流量增加，颅内压升高，脑氧耗量下降。若出现癫痫样活动，则代谢率升高，但也只增高到接近麻醉前水平。

2. 循环系统

恩氟烷对循环系统抑制作用较氟烷轻。恩氟烷降低心排血量，主要由于每搏量降低所致，并与 $PaCO_2$ 有关，$PaCO_2$ 升高时，心脏指数明显增加。对心率的影响与麻醉前的心率相关，麻醉前心率略快者（90 次 / 分钟），麻醉后可减慢；心率略慢者（65 次 / 分钟）则可增快。恩氟烷可降低动脉压，是直接抑制心肌与扩张血管的结果。

3. 呼吸系统

临床浓度对呼吸道无刺激，不增加气道分泌。有较强的呼吸抑制作用，主要为潮气量下降，呼吸频率略增快，但不足以代偿潮气量的降低。

4. 肝

恩氟烷对肝功能影响轻。

5. 肾

恩氟烷可产生轻度肾功能抑制，麻醉结束后很快恢复。肾小球滤过率和肾血流量略减少，麻醉停止后 2 小时内均恢复正常。重复使用不增加尿中无机氟排出量。对术前已有肾疾病或手术过程中有可能累及肾功能者，使用应谨慎。

6. 子宫

恩氟烷有松弛子宫平滑肌的作用，无论处于产程任何阶段，均可出现剂量相关的宫缩减弱，甚至出现宫缩无力或产后出血。

7. 神经肌肉

单独使用或与肌松药合用产生的肌松作用可满足各种手术的需要，神经肌肉阻滞作用与剂量有关。恩氟烷可能干扰离子通过膜通道，抑制乙酰胆碱引起的运动终板去极化而产生肌松作用，使用新斯的明不能完全逆转。恩氟烷还可强化氯化筒箭毒碱、潘库溴铵等非去极化肌松药的肌松作用，其程度随肺泡气浓度增加而增强，作用时间随之延长。

8. 眼内压

恩氟烷可降低眼内压，故适用于眼科手术。

9. 内分泌系统

恩氟烷除使血中醛固酮浓度升高外，对皮质激素、胰岛素、ACTH、ADH 及血糖均无影响。

（四）不良反应

恩氟烷对心肌有抑制作用；脑电图有棘波，可伴有惊厥或阵挛性抽搐；高浓度和低碳酸血症时更易出现；术中发生持续缺氧和低血压者可能发生肝损害；原有肾疾患者可能加重肾损害。

（五）临床应用

恩氟烷适用于各部位、各年龄的手术，也适用于重症肌无力手术、嗜铬细胞瘤手术等。可使用半紧闭法、低流量紧闭法或与氧化亚氮、静脉麻醉药、硬膜外阻滞等复合麻醉。单独应用时，从麻醉诱导到麻醉结束都应该逐步加深和减浅麻醉，否则患者可能出现痉挛抽搐或术后恢复期间不平稳。

四、异氟烷

（一）理化性质

异氟烷有辛辣刺激气味。化学性质非常稳定，与碱石灰接触也不分解，储存 5 年未见分解产物。

（二）体内过程

异氟烷体内代谢率仅为 0.17%，肝内代谢，产物经尿排出。

（三）药理作用

1. 中枢神经系统

异氟烷对中枢神经系统的抑制与用量相关。在 1MAC 以内，脑电波频率及波幅均增高；超过 1MAC 时，波幅增高，频率减少；深麻醉时两者均减少；1.5MAC 时出现暴发性抑制，2MAC 时出现等电位波。深麻醉、$PaCO_2$ 低或听刺激等不产生恩氟烷样的抽搐，脑耗氧量减少，脑血管扩张，0.6～1.1MAC 时不会明显增加脑血流量，颅内压升高也少。对开颅患者异氟烷在低 $PaCO_2$ 条件下可防止颅内压增高。苏醒较恩氟烷快，麻醉深度更易于调节。

2. 循环系统

异氟烷对心功能的抑制作用小于恩氟烷。随吸入浓度增加，心排血量明显减少，可降低心肌氧耗量及冠状动脉阻力，但并不改变冠脉血流量。异氟烷使心率稍增快，但心律稳定，对术前有室性心律失常的患者，应用异氟烷麻醉维持期间并不增加发生心律失常的频率。

3. 呼吸系统

异氟烷抑制呼吸与剂量相关，可明显降低通气量，使 $PaCO_2$ 增高，且抑制对 $PaCO_2$ 升高的通气反应，麻醉浓度增高时呼吸停止。异氟烷麻醉可增加肺阻力，并使顺应性和功能余气量稍减。

4. 肝

异氟烷的物理性质稳定，体内生物降解少，对肝功能无损害。

5. 肾

异氟烷降低肾血流量，使肾小球滤过率和尿量减少，麻醉后不残留肾功能的抑制或损害。由于代谢少和迅速经肺排出，肾功能没有或只有轻微影响。长时间麻醉后血清尿素氮、肌酐或尿酸不增加。

6. 子宫与胎儿

对子宫肌肉收缩的抑制与剂量相关，深麻醉时明显抑制子宫收缩力、收缩率和最大张力，分娩时若用异氟烷麻醉较深时易引起子宫出血。浅麻醉时胎儿能耐受；深麻醉时，由于子宫血液灌流降低，对胎儿可产生不良影响。

7. 神经肌肉

异氟烷可产生足够的肌松弛作用，并可增加去极化和非去极化肌松药的作用，随麻醉加深，肌松药用量减少，适用于重症肌无力患者。

（四）不良反应

异氟烷对呼吸道有刺激性，不宜用于吸入麻醉诱导；增加心率；深麻醉时可使产科手术出血增多。

（五）临床应用

异氟烷可用于开放、半紧闭和紧闭吸入麻醉维持。由于阻力血管扩张，经常会出现血压下降，可用于控制性降压；肌松良好，可用于重症肌无力的患者；在临床麻醉深度对颅内压影响不大，可用于颅内压增高患者；由于不引起抽搐，也可用于癫痫患者。

五、七氟烷

（一）理化性质

七氟烷为无色透明、带香味的无刺激性液体。临床使用浓度不燃烧、不爆炸。化学性质不稳定，遇钠石灰可分解，主要生成卤代醚氟甲基 -2-2- 二氟 -1（三氟甲基）乙烯基醚，称为复合物 A，高温和钠石灰干燥时尤为明显。

（二）体内过程

七氟烷吸入后约 5% 被生物转化，形成六氟异丙醇和无机氟离子。代谢产物无肝毒性，无机氟离子浓度低于肾损害阈值。

（三）药理作用

1. 中枢神经系统

用面罩吸入 4% 七氟烷 2 分钟患者意识消失，脑电出现有节律的慢波，随麻醉加深慢波逐渐减少，出现类似使用巴比妥盐的棘状波群。用 1% 七氟烷行慢诱导，10 分钟意识尚不消失，脑电也无变化。七氟烷抑制中脑网状结构的多种神经元活动，且与剂量相关。麻醉过深时可引起全身痉挛，但较恩氟烷弱。七氟烷增加脑血流、颅内压、降低脑耗氧量的作用与异氟烷相似，较氟烷弱。

2. 循环系统

七氟烷麻醉时左心室收缩功能降低，且与剂量相关。收缩压和平均动脉压均下降，可能与心功能抑制、心排血量减少及阻力血管扩张有关。对心率的影响不明显，也不增加心肌对儿茶酚胺的敏感性，很少引起心律失常。可扩张冠状血管、降低冠脉阻力，程度与异氟烷相近。

3. 呼吸系统

七氟烷对气道刺激非常小，经常通过面罩吸入进行小儿的麻醉诱导。气道分泌物不增加，可松弛支气管平滑肌，能抑制乙酰胆碱、组胺引起的支气管收缩，可用于哮喘患者。对呼吸呈剂量依赖性抑制，但停药后恢复快，也抑制机体对缺氧和 $PaCO_2$ 增高的通气反应。

4. 肝

七氟烷麻醉后肝血流量下降，并与麻醉深度相关，麻醉结束后迅速恢复正常。门静脉血流也减少，麻醉后恢复较慢。目前，尚无严重肝损害的报道。

5. 肾

七氟烷的组织溶解性较低，化学性质较稳定，在体内的代谢相对较低。目前，尚未见有七氟烷造成肾损伤的报道。偶有少尿、多尿、蛋白尿和血尿，发生率< 1%。

6. 肌松作用

七氟烷对潘库溴铵的肌松作用有强化作用，对维库溴铵的作用更强。各种吸入麻醉药加强维库溴铵作用的顺序是七氟烷＞恩氟烷＞异氟烷＞氟烷。

（四）不良反应

七氟烷与钠石灰反应可使其温度升高，产生多种分解产物，有一定的肾毒性，尤其是在二氧化碳吸收剂的温度升高至 45℃时，但产生肾毒性浓度需＞ 200ppm，临床上一般不会达到如此高的浓度。在施行七氟烷循环紧闭麻醉时应注意降低吸收器的温度和调整新鲜气体流量，使用钙石灰或钡石灰可能有益。

（五）临床应用

七氟烷诱导迅速、苏醒快，很少有兴奋现象，麻醉深度易掌握，需要全身麻醉的短小手术和长时间手术均可应用。七氟烷对气道刺激性小，更适用于小儿吸入麻醉诱导。1 个月内施用吸入全身麻醉有肝损害者，本人或亲属对卤化麻醉药有过敏或有恶性高热因素者以及肾功能差者慎用。

六、地氟烷

（一）理化性质

地氟烷化学性质非常稳定，对碱石灰的稳定性高于异氟烷，但有刺激性气味。沸点仅为 23.5℃，22 ～ 23℃时饱和蒸汽压高达 700mmHg，故不能使用一般蒸发器，而应使用电加温蒸发器。麻醉强度小，成人 MAC 高达 7.25%。血 / 气分配系数仅 0.42，是现有吸入全身麻醉药中最低者，故诱导、苏醒非常迅速。

（二）体内过程

地氟烷抗生物降解能力强，在体内代谢率仅 0.1%，是目前在体内代谢最少的吸入麻醉药。代谢方式与异氟烷相似，但代谢后形成的无机氟离子和非挥发性有机卤代化合物明显少于异氟烷。

（三）药理作用

1. 中枢神经系统

地氟烷对中枢神经系统的抑制作用与剂量相关，相同 MAC 时脑电图表现与异氟烷相似，脑皮质电活动呈剂量相关性抑制，但不引起癫痫样改变，也不引起异常的脑电活动。大剂量时可引起脑血管扩张、脑血流量增加、颅内压增高、脑耗氧量降低，并减弱脑血管的自身调节功能。对神经元的抑制程度与剂量呈正相关。

2. 循环系统

地氟烷可降低心肌收缩力、心排血量、外周血管阻力和平均动脉压，升高静脉压，并呈剂量依赖性。很少引起心律失常。浅麻醉下心率无明显变化，但在深麻醉时出现剂量相关的心率增加。对心血管功能影响小是地氟烷的突出优点之一。

3. 呼吸系统

地氟烷抑制呼吸、减少分钟通气量、增加 $PaCO_2$ 并降低机体对 $PaCO_2$ 增高的通气反应，其抑制作用与剂量有关，但程度不如氟烷、异氟烷强，因此可通过观察潮气量和呼吸频率的变化来估计麻醉的深度。

4. 其他

地氟烷对肝肾功能影响不大。能产生满意的肌松作用，且较其他氟化烷类吸入麻醉药强。

（四）不良反应

地氟烷有一定的刺激性，可引起咳嗽、屏气和喉痉挛。诱导期间常见兴奋现象。

（五）临床应用

地氟烷在血液和组织中溶解度低，麻醉诱导及苏醒快，但由于地氟烷对气道的刺激性，临床上很少单独加氧气用于麻醉诱导。一般是先用静脉麻醉诱导后，单纯吸入地氟烷或加用氧化亚氮、静脉麻醉药、阿片类镇痛药或相应部位的硬膜外阻滞进行麻醉维持。因其对循环功能干扰小，更适用于心血管手术麻醉。

七、氧化亚氮

（一）理化性质

氧化亚氮（N_2O）又称笑气，气体吸入麻醉药，无色、带有甜味、无刺激性，在常温常压下为气态，常温 50 个大气压下为液态。无燃烧性，但与可燃性全身麻醉药混合时有助燃性。在血液中仅以物理溶解状态存在。诱导、苏醒均很迅速，停药后可在 1 ～ 4 分钟内完全清醒。

（二）体内过程

N_2O 性质稳定，体内几乎不分解，经肺原形排出。N_2O 在体内的代谢不是通过酶作用的结果，而是经肠道内细菌与维生素 B_{12} 反应生成氮气（N_2）。

（三）药理作用

1. 中枢神经系统

N_2O 麻醉作用极弱，吸入 30% ～ 50% N_2O 有镇痛作用，80% 以上时才有麻醉作用，但也难以达到手术要求，MAC 值为 105。N_2O 有扩张脑血管、增加脑血流、升高颅内压的作用，但脑血流量对 CO_2 的变化仍有反应。与氟化全身麻醉药降低脑代谢不同，N_2O 可增强脑代谢，这可能与交感—肾上腺系统兴奋有关。镇痛作用强，并可被纳洛酮部分拮抗，提示 N_2O 的镇痛作用与内源性阿片样肽—阿片受体系统有关。

2. 循环系统

N_2O 对心肌无直接抑制作用，对心率、心排血量、血压、静脉压、周围血管阻力等均无影响，也不增加心肌对儿茶酚胺的敏感性。

3. 呼吸系统

N_2O 对呼吸道无刺激性，也不引起呼吸抑制，但术前用镇痛药的患者，吸入 N_2O 可加重硫喷妥钠诱导时的呼吸抑制作用。

4. 其他

N_2O 对肝、肾、子宫和胃肠道无明显影响。肌松作用差。

（四）不良反应

1. 骨髓抑制

为治疗破伤风、小儿麻痹等连续吸入 N_2O 3 日以上的患者，可出现白细胞减少，以多形核白细胞和血小板减少最先出现。骨髓涂片出现渐进性细胞再生不良，与恶性贫血时的骨髓改变相似。维生素 B_{12} 可部分对抗 N_2O 的骨髓抑制作用。因此，吸入 50% 氧化亚氮以限于 48 小时内为安全。

2. 体内密闭气体空腔容积增大

由于 N_2O 弥散率大于氮，N_2O 麻醉可使体内含气腔隙容积增大，麻醉 3 小时后最为明显，故肠梗阻、气胸、气脑造影、中耳手术等存在体内闭合空腔时，N_2O 麻醉应列为禁忌。长时间麻醉时气管导管或喉罩套囊的压力也明显增高，尤其是在小儿，应检测套囊压力。

3. 弥散性缺氧

因需要吸入高浓度，有发生缺氧的危险，长时间麻醉使用浓度应控制在 70% 以下。由于 N_2O 易溶于血，麻醉结束时血中溶解的 N_2O 迅速弥散至肺泡内，冲淡肺泡内的氧浓度，导致弥散性缺氧。因此，为防止发生低氧血症，在 N_2O 麻醉后应继续吸纯氧 5～10 分钟。

（五）临床应用

N_2O 与其他吸入麻醉药、静脉麻醉药或硬膜外阻滞联合应用于低流量麻醉或全紧闭吸入麻醉，可进行各类手术。临床使用浓度不超过 70%。开胸或颅内手术时，应将吸入浓度降至 50% 以下，防止组织缺氧。因镇痛效果强、循环抑制轻，可用于危重和休克患者，也可用于分娩镇痛。

八、氙

（一）理化性质

1951 年，美国麻醉医生斯图尔特·科林（Stuart C. Cullen）第一次使用氙麻醉药，但将其作为吸入麻醉药进行深入研究只有十几年。氙是一种稀有气体，在空气中浓度非常低，是在使用分馏法从液态空气中提取纯氧的过程中产生的。氙的水／气分配系数为 0.085（37℃）～0.095（25℃）；血／气分配系数为 0.115，在所有吸入麻醉药中最低，所以诱导迅速、苏醒快；油／气分配系数为 1.8～1.9（37℃），MAC 值为 63%。摄取速度快，几乎不在体内进行生物代谢，麻醉效能大于氧化亚氮，与氧化亚氮具有同样效能的镇痛作用，通常用于循环紧闭麻醉。传统吸入麻醉药和氧化亚氮都会破坏臭氧层，产生温室效应。与之相比，氙不会对环境产生有害影响，特别是臭氧层。因此，从生态学角度来讲，也是一种较为理想的麻醉药物。

（二）药理作用

氙通过抑制 NMDA 受体和乙酰胆碱受体发挥作用。

吸入 33% 氙气可使脑血流量减少，脑耗氧量降低；吸入高浓度氙气（80%）则可使脑血流量增加。

氙不影响心肌的电压门控性离子通道，也不增加心肌对儿茶酚胺的敏感性，对肠系膜血管阻力也无明显变化，不抑制心肌收缩力，对心脏指数、血压或全身血管阻力几乎没有明显影响。因此，特别适用于心血管手术和需要维持血流动力学稳定的患者。

临床浓度氙麻醉不会明显增加气道阻力，高浓度时可能使气道阻力增高。

氙与氧化亚氮类似，具有向含气空腔扩散的趋势，但是作为惰性气体，在化学性质上与氧化亚氮又存在差别。与氮气和氧化亚氮向含气空腔扩散比较，氮气对压力无影响，氙会使压力略升高，而氧化亚氮则会使压力明显升高。

氙的溶解度低，所以在麻醉结束时如不吸入纯氧也可能导致弥散性缺氧，但可能性小于氧化亚氮。

氙的镇痛作用与等效剂量的氧化亚氮相似，对维库溴铵肌松效应恢复的影响较七氟烷轻，神经肌肉阻滞效应低于七氟烷。

由于氙目前不能人工合成，价格昂贵，临床上尚未推广应用。

参考文献

［1］MICHAEL A. GROPPER. 米勒麻醉学 [M]. 9 版 . 邓小明，黄宇光，李文志，译 . 北京：北京大学医学出版社，2021.

［2］邓小明，姚尚龙，于布为，等 . 现代麻醉学 [M]. 5 版 . 北京：人民卫生出版社，2020.

［3］张可贤，杨青 . 麻醉专科护士临床工作手册 [M]. 北京：人民卫生出版社，2021.

［4］邓小明，姚尚龙，李文志 .2023 麻醉学新进展 [M]. 北京：人民卫生出版社，2023.

［5］戴体俊，喻田 . 麻醉药理学 [M]. 北京：人民卫生出版社，2011.

（杜　丽　刘　丹）

第三节　麻醉性镇痛药

一、概述

麻醉性镇痛药又称中枢性镇痛药，是指作用于中枢神经系统能解除或减轻疼痛并改变对疼痛的情绪反应的药物。通常指阿片类药物及其人工合成药物，也包括对阿片受体具有激动、部分激动或激动—拮抗混合作用的合成药物。这类药物在临床麻醉中应用很广，是术前用药、麻醉辅助用药、复合全身麻醉的重要组成部分，还用于术后镇痛。由于麻醉性镇痛药可产生依赖性，必须按国家颁发的《麻醉药品管理条例》严加管理。

吗啡于 1833 年用于临床，但吗啡不是一个理想的镇痛药，大剂量应用有严重的不良反应。近年来，芬太尼族相继投入临床使用，显示出各自临床应用的优势。

（一）阿片受体

一般将阿片类受体按其激动后产生的效应分为 μ、κ、δ 和 σ 受体四型。

（二）麻醉性镇痛药的分类

按其与阿片受体的关系，将这类及其拮抗药分为三大类：阿片受体激动药、阿片受体激动—拮抗药、阿片受体拮抗药。

二、阿片受体激动药

阿片受体激动药是主要作用于 μ 受体的激动药，其代表药物是吗啡。此外有哌替啶和芬太尼及其衍生物。

（一）吗啡

1. 药理作用

吗啡肌内注射后吸收良好，作用持续约 4 小时。分布容积大（3.2 ～ 3.7L/kg），只有极小部分（静脉注射后不到 0.1%）透过血脑屏障而到达中枢神经系统。小儿的血脑屏障更易被透过，故小儿对吗啡的耐量小。吗啡可透过胎盘而到达胎儿。吗啡主要在肝经受生物转化，少量以原形从尿排出。吗啡的消除半衰期为 2～3 小时，老年人的清除率约减少 50%，故用量须适当减少。

（1）中枢神经系统：吗啡的主要作用是镇痛，既可抑制疼痛的感受，也可抑制对疼痛的反应。对身体和内脏的疼痛都有效；对持续性钝痛的效果优于间断性锐痛；疼痛出现前应用的效果较疼痛出现后应用更佳。①镇静作用：消除由疼痛引起的焦虑、紧张等情绪反应，环境安静时，患者易于入睡，此外产生欣快感。②缩瞳作用：瞳孔呈针尖样是吗啡急性中毒的特征性体征。抑制咳嗽，可引起恶心、呕吐，尤其是在用药后不卧床时更易发生。还可引起脊髓反射和肌张力增强。

在维持通气的情况下，吗啡本身使脑血流量减少，颅内压降低；但在呼吸抑制而 $PaCO_2$ 升高的情况下，脑血流量增加，颅内压增高。

（2）呼吸系统：吗啡有显著的呼吸抑制作用，表现为呼吸频率减慢，潮气量一般减少。大剂量可导致呼吸停止，这是吗啡急性中毒的主要致死原因。吗啡由于释放组胺和对平滑肌的直接作用而引起支气管痉挛，对支气管哮喘患者可激发哮喘发作。

（3）心血管系统：治疗剂量的吗啡对血容量正常者的心血管系统一般无明显影响。有时可使心率减慢，由于对血管平滑肌的直接作用和释放组胺的间接作用，可引起周围血管扩张而致血压下降，这在低血容量患者或用药后改为直立位时尤为显著。

（4）消化系统：吗啡增加胃肠道平滑肌和括约肌的张力，减弱消化道的推进性蠕动，从而引起便秘；增加胆道平滑肌张力，使奥狄括约肌收缩，导致胆道内压力增加。

（5）泌尿系统：吗啡可增加输尿管平滑肌张力，并使膀胱括约肌处于收缩状态，从而引起尿潴留。

（6）其他：吗啡可引起组胺释放而致皮肤血管扩张。引起肝糖原分解增加，导致血糖升高；体温可下降。

2. 临床应用

（1）麻醉前用药：使患者镇静，减少麻醉药用量，并使麻醉诱导平稳，成人剂量为 5～10mg，皮下或肌内注射，生物利用度可达 100%。休克患者由于循环障碍应经静脉给药，但需酌情减量。

（2）术后镇痛：随着对阿片受体研究的进展及对疼痛治疗的深入理解，临床上将吗啡以多种途径如经椎管、静脉、皮下以不同方式如分次给药、连续给药及术后患者的自控性镇痛（PCA）或癌痛的治疗中。患者自控镇痛（PCA）吗啡的"最小有效浓度"（MEC）为 20～40ng/mL。

（3）吗啡在临床上还常作为治疗急性左心衰竭所致急性肺水肿的综合措施之一，大剂量吗啡（1mg/kg）静脉输注曾用于复合全身麻醉以施行瓣膜替换术等心脏手术。近年来已被芬太尼及其衍生物取代。

（4）以下情况中不宜使用吗啡：①分娩止痛及哺乳期妇女，吗啡能通过胎盘进入胎儿体内以及对抗缩宫素对子宫的兴奋作用而延长产程，还可经乳汁分泌；②支气管哮喘；③上呼吸道梗阻及肺心病；④颅内高压如颅内占位病变或颅脑外伤等；⑤严重肝功能障碍；⑥新生儿和 1 岁以内婴儿。

3. 不良反应

（1）吗啡有显著的呼吸抑制作用，呼吸频率减慢，大剂量可导致呼吸停止。

（2）镇静作用：消除由疼痛引起的焦虑、紧张等情绪反应，患者易于入睡。

（3）抑制咳嗽，引起恶心、呕吐，还可引起脊髓反射和肌张力可增强。

（4）引起尿潴留、便秘、血糖升高、皮肤瘙痒、体温下降。

（5）吗啡可增加胆道平滑肌张力，使奥狄括约肌收缩，导致胆道内压力增加。

（6）吗啡由于释放组胺和对平滑肌的直接作用而引起支气管痉挛，对支气管哮喘患者可激发哮喘发作。

（7）有欣快感，易于产生耐受性和依赖性。

（二）芬太尼及其衍生物

芬太尼及其衍生物——舒芬太尼、阿芬太尼和瑞芬太尼都是合成的苯基哌啶类药物。

1. 药理作用

（1）芬太尼的镇痛强度为吗啡的 75～125 倍，作用时间约为 30 分钟。舒芬太尼的镇痛强度更大，为芬太尼的 5～10 倍，作用持续时间约为芬太尼的 2 倍。阿芬太尼的镇痛强度较芬太尼小，约为其 1/4，作用持续时间约为其 1/3。瑞芬太尼的效价与芬太尼相似，为阿芬太尼的 15～30 倍。

（2）芬太尼及其衍生物对呼吸都有抑制作用，主要表现为呼吸频率减慢。芬太尼静脉注射后 5～10 分钟呼吸频率减慢至最大程度，抑制程度与等效剂量的哌替啶相似，持续 10 分钟后逐渐恢复。剂量较大时潮气量也减少，甚至呼吸停止。舒芬太尼和阿芬太尼的呼吸抑制作用与等效剂量的芬太尼相似，只是前者持续时间更长。瑞芬太尼对呼吸的抑制程度与阿芬太尼相似，但停药后恢复更快。

（3）对心血管系统的影响很轻，不抑制心肌收缩力，一般不影响血压。芬太尼和舒芬太尼可引起心动过缓，此种作用可被阿托品对抗。小剂量芬太尼或舒芬太尼都可有效地减弱气管插管的高血压反应。也可引起恶心、呕吐，但都没有释放组胺的作用。

2. 临床应用

芬太尼、舒芬太尼和阿芬太尼主要用于临床麻醉，作为复合全身麻醉的组成部分。瑞芬太尼的消除半衰期仅为 9.5 分钟，更适于静脉滴注，但不能用于椎管内注射。其缺点是手术结束停止输注后没有镇痛效应，可在手术后改用镇痛剂量输注。

3. 不良反应

（1）快速静脉注射芬太尼或舒芬太尼可引起胸壁肌肉僵硬而影响通气，可用肌松药或阿片受体拮抗药处理。

（2）由于某种原因其药代动力学特点，芬太尼或舒芬太尼反复注射或大剂量注射后，可在用药后 3～4 小时出现延迟性呼吸抑制，应引起警惕。

（3）呛咳：芬太尼可诱发呛咳，其机制可能与引起支气管平滑肌收缩，兴奋相邻部位的肺部牵张感受器（RAR）有关。枸橼酸芬太尼中的枸橼酸可能触发外周组织中的初级神经元末梢释放速激肽，引起神经源性炎症反应，造成支气管收缩，引发呛咳。对于颅内压增加、开放性眼外伤、主动脉瘤、气胸和反应性气道疾病的患者，呛咳会导致血流动力学的剧烈波动，产生严重的心脑血管并发症，甚至危及生命。

（4）芬太尼及其衍生物都可产生依赖性，但较吗啡和哌替啶轻。

（5）恶心、呕吐及便秘：此反应是芬太尼作用于化学感受器催吐中枢及自主神经所致，治疗剂量芬太尼的不良反应较吗啡少。

4. 体内过程

芬太尼的脂溶性很高，故易于透过血—脑脊液屏障而进入脑，单次注射的作用时间短暂，与其再分布有关。如反复多次注射，则可产生蓄积作用，其作用持续时间延长。注射后 20～90 分钟血药浓度可出现第二个较低的峰值。除肌肉和脂肪组织外，胃壁和肺组织也是储存芬太尼的重要部位。静脉注射后 20 分钟，胃壁内含量约为脑内的 2 倍。储存于肺组织的芬太尼，肺通气灌注比例关系改善后，也被释放到循环中。尽管芬太尼单次注射的作用时间较吗啡和哌替啶短暂，其消除半衰期却较长。

舒芬太尼的亲脂性约为芬太尼的 2 倍，更易透过血脑屏障。

瑞芬太尼可被组织和血浆中特异性酯酶迅速水解，主要代谢物经肾排出。清除率不依赖于肝肾功能。不论静脉输注时间多长，其血药浓度减半的时间，始终在 4 分钟以内；而芬太尼、阿芬太尼和芬太尼则随输注时间延长而延长，输注后分别延长至 26.5 分钟、58.5 分钟和 33.9 分钟。

舒芬太尼可以抑制多个器官的细胞凋亡进而发挥器官的保护作用，在重要脏器的缺血再灌注损伤后，通过舒芬太尼的预处理及后处理可以很大地抑制细胞的凋亡，来降低对器官的损伤。因此，舒芬太尼在对器官的保护上有着很好的研究前景。

三、阿片受体激动—拮抗药

这一类药对阿片受体兼有激动和拮抗作用的药物。主要激动 κ 受体，对 σ 受体也有一定的激动作用，而对 μ 受体则有不同程度的拮抗作用。这类药物的特点有镇痛强度较小，呼吸抑制作用较轻，很少产生依赖性，可引起烦躁不安、心血管兴奋等不良反应。

（一）喷他佐辛

1. 药理作用

喷他佐辛镇痛强度为吗啡的 1/4～1/3，肌内注射后 20 分钟起效，持续约 3 小时。此药不产生欣快感，剂量较大时反可激动 σ 受体而产生焦虑、不安等症状。由于它兼有弱的拮抗效应，很少产生依赖性。

喷他佐辛呼吸抑制作用与等效吗啡相似，主要也是使呼吸频率减慢。

喷他佐辛可使血压升高，心率增快，血管阻力增高和心肌收缩力减弱，故禁用于急性心肌梗死时镇痛。

喷他佐辛对胃肠道的影响与吗啡相似，但较少引起恶心、呕吐，升高胆道内压力的作用较吗啡弱。没有缩瞳作用。

2. 临床应用

喷他佐辛主要用于镇痛，对大剂量喷他佐辛引起的呼吸抑制和其他中毒症状，不能用烯丙吗啡对抗，但可用纳洛酮对抗。

（二）丁丙诺啡

（1）丁丙诺啡为长效和强效镇痛药。除激动 κ 受体外，对 μ 受体也有部分激动效应。其镇痛强度约为吗啡的 30 倍。其作用持续时间长，至少维持 7 小时。由于对 μ 受体有很强的亲和力，可置换结合于 μ 受体的麻醉性镇痛药，从而产生拮抗作用。不引起烦躁、不安等不适感。

（2）呼吸抑制作用与吗啡相似，但出现较慢，纳洛酮对其呼吸抑制只有部分拮抗作用。对心血管的影响与吗啡相似，使心率减慢，血压轻度下降，对心排血量和外周血管阻力无明显影响。

（3）体内只有 1/3 在肝内经受生物转化，代谢物随尿和胆汁排出，消除半衰期约为3 小时。

（4）主要用于手术后镇痛。

四、阿片受体拮抗药——纳洛酮

（一）药理作用

（1）纳洛酮不仅可拮抗吗啡等纯粹的阿片受体激动药，而且可拮抗喷他佐辛等阿片受体激动—拮抗药，但对丁丙诺啡的拮抗作用较弱。静脉注射后作用持续时间为 2.5 ～3 小时。

（2）纳洛酮亲脂性很强，起效迅速，拮抗作用强。主要在肝内经受生物转化，消除半衰期为 30 ～ 78 分钟。由于在脑内的浓度下降迅速，药效维持时间短。

（3）应用纳洛酮拮抗大剂量麻醉性镇痛药后，由于痛觉突然恢复，可产生交感神经系统兴奋现象，表现为血压升高、心率增加、心律失常，甚至肺水肿和心室颤动。

（二）临床应用

纳洛酮是目前临床上应用最广的阿片受体拮抗药。

（1）拮抗麻醉性镇痛药急性中毒的呼吸抑制。

（2）在应用麻醉性镇痛实施复合全身麻醉的手术结束后，用以拮抗麻醉性镇痛药的残余作用。

（3）娩出的新生儿因受其母体中麻醉性镇痛药影响而呼吸抑制，可用此药拮抗。

（4）对疑为麻醉性镇痛药成瘾者，用此药可激发戒断症状，有诊断价值。

（5）最近有学者用纳洛酮解救急性酒精中毒，取得良好的效果。静脉注射 0.4 ～0.6mg 后数分钟即可使意识恢复。

由于该药作用持续时间短，用于解救麻醉性镇痛药急性中毒时，单次剂量拮抗虽能使自主呼吸恢复，一旦作用消失，患者可再度陷入昏睡和呼吸抑制。

参考文献

［1］张立，孙启泉，薛云丽 . 羟考酮纳洛酮缓释片治疗中重度疼痛的研究进展 [J]. 中国医药科学，2023，13（22）：30-34.

［2］张智辉，王超，姚卫桦，等 . 喷他佐辛对颅脑外科手术患者的麻醉效果及导尿管相关膀胱刺激征的影响 [J]. 中国现代医学杂志，2023，33（20）：96-100.

［3］杨远琪，许树旗，刘广生，等 . 三种阿片受体激动剂用于分娩镇痛的观察与评价 [J]. 麻醉安全与质控，2020，4（3）：153-157.

（罗江辉　徐义全）

第四节　静脉全身麻醉药

凡是通过静脉注射或静脉滴注给药，经血液循环作用于中枢神经系统而产生全身麻醉作用的药物，称为静脉全身麻醉药（简称静脉全麻药）。此类药物小剂量注射后可使患者镇静或睡眠，按临床常规剂量给予则意识消失。静脉全麻药主要用于全身麻醉诱导或维持，重症监护治疗病房（ICU）患者的镇静与催眠。临床常用的静脉全麻药除氯胺酮外，均缺乏或仅有轻微的镇痛作用，因而不能单一用来实施麻醉，更不能为手术创造操作条件。目前，临床上所用的静脉全麻药优、缺点不一，本节将从临床应用角度阐述各种药物，如临床实践中有针对性的合理搭配，则麻醉效果尚理想。

静脉全麻药与吸入全麻药比较，优、缺点并存。优点：①应用简便，不需要相关设备；②不刺激呼吸道，患者易于接受；③静脉麻醉药种类较多，可根据病情特点选择；④不污染环境；⑤麻醉诱导迅速、平稳，经过一次臂脑循环时间即可发挥麻醉效应。其主要缺点：①单独应用麻醉效能低，尤其是无镇痛作用（氯胺酮除外）；②可控性较差；③无肌肉松弛作用；④静脉注射浓度过高、速度过快，对呼吸与循环功能均可产生明显抑制；⑤长时间应用则有一定蓄积作用。因此，了解各种静脉全麻药的性能、特点及负面影响，临床应用有利于合理选择，取长补短。

一、依托咪酯

依托咪酯是一种强效、安全、短时效的非巴比妥类静脉全麻药。

（一）药理特性

1. 中枢神经系统

依托咪酯对中枢神经系统的影响可能也是作用于 γ–氨基丁酸（GABA）受体，抑制脑干网状激活系统。静脉注射后起效迅速，其作用强度约为硫喷妥钠的 12 倍。此药虽无镇痛作用，但能增强其他麻醉药的镇痛作用。

2. 循环系统

该药的突出优点是对心血管系统影响轻微，经常用于不适宜采用硫喷妥钠做麻醉诱导的气管内插管患者。此外，还可用于心功能不全与一般情况较差的患者。

3. 呼吸系统

依托咪酯对呼吸的影响较硫喷妥钠为轻，临床实践表明，静脉注射 0.3mg/kg，只要注射速度适宜，对呼吸的频率和幅度均无明显影响。但剂量过大，注射速度过快，或用此药前已用过阿片类药物与氟哌利多等，则可引起呼吸抑制。

4. 其他

依托咪酯具有减少脑耗氧量、降低脑血流量与降低颅内压的作用。依托咪酯不影响肝、肾功能，也不释放组胺。

（二）临床应用

依托咪酯主要用于不适宜用硫喷妥钠做全身麻醉诱导气管内插管的患者，临床上通常以 0.2～0.3mg/kg 静脉注射，年老体弱患者可减至 0.1mg/kg，与其他麻醉辅助药组合应用可完成气管内插管。

（三）注意事项

（1）麻醉诱导期间可出现震颤、阵挛、强直等肌肉不协调动作，预先注射芬太尼0.05～0.1mg，有助于减少不随意肌肉活动的发生。

（2）术后恶心、呕吐发生率较高，应予以观察处理。

（3）静脉注射部位可出现疼痛，有时存在一过性咳嗽或呃逆，一般不影响麻醉诱导。

（4）依托咪酯无镇痛作用，单纯用于气管内插管可引起心动过速、血压升高。

（5）依托咪酯长时间应用对肾上腺皮质功能有抑制作用，临床上一般不宜用于ICU患者的镇静与催眠。

二、氯胺酮

根据脑电图研究结果认为，氯胺酮对丘脑—新皮质系统有抑制作用。此外，阻滞脊髓网状结构束对痛觉的传入信号，而产生很强的镇痛作用，是目前临床上使用的静脉全麻药中唯一具有镇痛作用的药物。

（一）药理特性

1. 中枢神经系统

（1）静脉注射氯胺酮后意识逐渐消失，起效较硫喷妥钠慢，首先出现麻木、失重、悬空感，但有些患者表现为眼睛睁开凝视，眼球震颤，肌张力增加，有时出现不自主肌肉活动。

（2）喉反射不受抑制。氯胺酮可使脑血流量和脑耗氧量增加，颅内压随脑血流量增加而增高。

（3）苏醒过程中常出现精神运动性反应，表现为噩梦、幻觉、谵妄、恐怖感等，成人较小儿更易发生。

（4）地西泮（安定）、咪达唑仑等药物有助于减少这些不良反应。

2. 循环系统

氯胺酮对心血管系统有双重作用，既有直接抑制心肌作用，又能通过兴奋交感神经而间接地兴奋心血管系统的作用，一般情况下兴奋作用大于抑制作用。临床主要表现为心率增快、血压升高等。

3. 呼吸系统

临床剂量的氯胺酮，只要静脉注射缓慢，则对呼吸影响较小，即便有影响，也是一过性，且很快恢复。若静脉注射剂量大且速度过快，尤其是与麻醉性镇痛药复合应用时，则引起较显著的呼吸抑制，甚至呼吸暂停，对小儿和老年患者呼吸抑制更为明显。氯胺酮能使支气管平滑肌松弛，可拮抗组胺、乙酰胆碱和5-羟色胺的支气管收缩作用。因此，适用于支气管哮喘患者的麻醉。此药可使唾液和支气管分泌增加，采用氯胺酮麻醉前应使用抗胆碱药。氯胺酮不抑制咽喉反射，若咽喉稍给予刺激，则易引发咳嗽或呃逆，甚至出现喉痉挛（在小儿较多见）。

（二）临床应用

氯胺酮由于其独特的优点与缺点，在临床麻醉中是一种颇有争议的药物。作为成人麻醉诱导用药气管内插管一般不可取，但用于小儿有着其优越性，即全身麻醉诱导用药大多为静脉注射，小儿由于哭闹常致使四肢表浅静脉通路难以建立，若先行适量氯胺酮肌内注射，以达到基础麻醉，再给予静脉穿刺，则能保障静脉通路的开放，以利于静脉用药，进而实施较为理想的静脉复合全身麻醉诱导，达到顺利完成气管内插管。

1. 肌内注射

氯胺酮首次用量一般 3 ～ 6mg/kg，1 ～ 5 分钟内出现麻醉作用，待患儿安静后可建立静脉通路，以便进行静脉麻醉诱导。

2. 静脉注射

通常按 1 ～ 2mg/kg 缓慢注射，小儿气管内插管大多分别与咪达唑仑、地西泮或羟丁酸钠，以及肌松药搭配应用，往往使得气管内插管更为顺利。若保持自主呼吸插管，则避用肌松药。

（三）注意事项

（1）氯胺酮可使咽反射活跃，咽敏感性增高，尤其是单独应用时若咽腔受到刺激，或呼吸道分泌物增多，很易出现屏气，甚至喉痉挛，务必引起注意，故不应单纯应用氯胺酮进行气管内插管，并且不应远离手术室行肌内或静脉注射。

（2）饱食后或胃内压增高的急诊患儿，以及上呼吸道感染者禁用氯胺酮麻醉。

（3）眼内压与颅内压增高患者不宜使用氯胺酮麻醉。

（4）失代偿休克患者若应用氯胺酮可引起血压剧降，甚至导致循环意外抑制。

三、丙泊酚

丙泊酚起效快、作用时间短、易于调控，持续输注后无蓄积，且苏醒迅速，目前已广泛的用于临床麻醉与选择性患者的镇静。

（一）药理特性

1. 中枢神经系统

丙泊酚对中枢的作用主要是镇静、催眠与遗忘，随剂量增大而致意识消失。静脉注射 2mg/kg 起效迅速，一次用药后可持续 5 ～ 10 分钟，苏醒远较硫喷妥钠快，且苏醒质量好，醒后无宿醉感。丙泊酚具有降低脑血流量、脑代谢率和颅内压的作用。

2. 循环系统

丙泊酚对心血管的影响较等效的硫喷妥钠稍重，可使动脉压下降，总外周阻力降低，而心率无明显变化，心排血量稍下降。大剂量（2.51mg/kg）静脉注射可引起收缩压、舒张压与平均动脉压下降，尤其是对老年患者大剂量或常规剂量静脉注射过快，其心血管抑制严重。

3. 呼吸系统

此药对呼吸抑制作用较为明显，表现为潮气量减少，有时可出现呼吸暂停，其发生率与剂量过大及注射速度有关，同等剂量对心脏病患者的呼吸抑制较非心脏病患者明显。

（二）临床应用

1. 麻醉诱导

常用剂量为 1 ～ 2mg/kg，老年患者可减至 0.5mg/kg，起效时间为 30 ～ 60 秒，维持时间约 10 分钟，通常与其他麻醉镇痛药及肌松药联合使用，实施快速诱导以完成气管内插管。

2. 麻醉维持

一般与麻醉性镇痛药、肌松药搭配，协同维持全程手术麻醉，其维持剂量为每小时 4～8mg/kg。手术结束若继续保留气管内插管，可低浓度（每小时 2～3mg/kg）持续输注，以便抑制患者不耐插管反应。

3. 区域麻醉用于镇静

区域麻醉患者意识清醒，大多存在着焦虑不安，若以每小时 2～4mg/kg 持续泵入，既能达到强化麻醉质量，还可使患者处于镇静、睡眠状态。

（三）注意事项

（1）静脉注射丙泊酚后会出现血压下降和呼吸抑制或暂停，主要与剂量过大及注射速度过快有关。

（2）静脉注射后可出现注射部位疼痛，在给药前先注射2% 利多卡因溶液 2～3mL，则能减少疼痛刺激。

（3）禁用于曾有丙泊酚过敏史患者，以及孕妇与产科患者（人工流产者除外），一般不主张用于 2 岁以下小儿。

（4）丙泊酚若稀释应用，通常以 5% 葡萄糖注射液为宜，比例为 1∶5，稀释后 6 小时内用完，现今临床应用大多采取微量泵持续泵入。

四、咪达唑仑

咪达唑仑又称咪达唑仑，是目前临床上应用的唯一水溶性苯二氮䓬类药物，较传统的苯二氮䓬类药物地西泮具有刺激性小、作用时间短、效能强、苏醒快，且肌内注射效果满意。

（一）药理特性

1. 中枢神经系统

咪达唑仑具有苯二氮䓬类药物共有的抗焦虑、催眠、抗惊厥、顺行性遗忘和中枢性肌肉松弛作用（中枢性肌肉松弛作用对清醒患者气管内插管是一大优点），其强度为地西泮的 1.5～2 倍。此药本身无镇痛作用，但可增强其他静脉麻醉药的镇痛作用。咪达唑仑可使脑血流量与颅压轻度下降，对脑代谢一般无影响。

2. 循环系统

此药对正常人的心血管系统影响轻微，心率表现为轻度增快，外周血管阻力和平均动脉压轻微下降，但对心肌收缩力无影响。在麻醉诱导时，对于有较严重低血容量的患者，应用咪达唑仑血压降低较为明显，若复合使用阿片类药物血压下降严重。

3. 呼吸系统

咪达唑仑相对较少引起中枢性呼吸抑制，静脉注射麻醉诱导期间呼吸抑制发生率低于等效剂量的硫喷妥钠，但有随剂量递增的呼吸抑制作用，尤其是对于慢性阻塞性肺疾病的患者抑制显著。此药与阿片类药物联合使用，对呼吸抑制有协同作用。

（二）临床应用

（1）咪达唑仑静脉注射 0.1～0.2mg/kg 的诱导剂量，引起的意识消失不如硫喷妥钠显著，可能与其起效慢有关，诱导剂量一般不宜超过 0.3mg/kg。

（2）此药注入后多数患者在 2 分钟后产生睡眠，用于麻醉诱导时常与其他静脉药复合应用，咪达唑仑常与阿片类镇痛药搭配，利用药物间的互补性，可使麻醉诱导较为平稳。该药也可用于麻醉维持，能有效消除术中知晓。此外，通常用于 ICU 患者镇静、催眠效果满意。

（3）咪达唑仑具有抗焦虑、催眠、顺行性遗忘和中枢性肌肉松弛作用，此特点有利于保持自主呼吸静脉全身麻醉诱导下进行气管内插管。

（4）咪达唑仑是水溶性制剂，无注射性疼痛，更适用于小儿。

（三）注意事项

（1）咪达唑仑的毒性小，除随剂量递增出现呼吸抑制作用外，临床剂量一般无不良反应。

（2）此药能通过胎盘屏障，对剖宫产手术的使用时机有一定选择，应予以重视。

（3）咪达唑仑可被苯二氮䓬类药物的拮抗药氟马泽尼所逆转，当不慎用药过量抑制呼吸或意识不清时，可采用氟马泽尼拮抗。

五、苯二氮䓬类药物的拮抗药—氟马泽尼

（一）药理特性

氟马泽尼是通过竞争机制来抑制苯二氮䓬类药物与其受体结合，从而消除苯二氮䓬类药物所发挥的作用。主要用于逆转苯二氮䓬类药物对中枢神经的镇静与催眠，也能消除苯二氮䓬类药物呼吸抑制作用。静脉注射后立即起效，约 1 分钟产生最大效应，消除半衰期为 50 分钟，作用持续时间 90 ～ 120 分钟，主要由肾脏排泄。该药毒性小，对呼吸、循环功能基本无明显影响，少数患者可有恶心、呕吐症状。

（二）临床应用

（1）对应用苯二氮䓬类药物而影响患者术后清醒者，可采取氟马泽尼拮抗其残余作用。通常以静脉分次注射，每次 0.1 ～ 0.2mg，1 分钟后如不能唤醒患者，可再注射 0.1mg，总量一般不超过 1mg。

（2）对于药物中毒患者可用此药鉴别，若注射后有效，则基本证明苯二氮䓬类药物中毒，无效则排除。

（3）术中硬膜外阻滞效果不全患者，若给予苯二氮䓬类药物引起不安定者，也可使用氟马泽尼逆转。

（三）注意事项

用药后偶见短暂的头痛、眩晕等。

六、右美托咪定

右美托咪定为咪唑类衍生物，是美托咪定活性右旋立体异构体，是具有高度选择性的 α_2 肾上腺素受体激动药，在水中可溶性强。

该药具有广泛的首过效应，口服生物利用度很低，肌内或静脉注射生物利用度为 73%，透皮贴剂生物利用度为 88%。经皮下或肌内注射给药后快速吸收，达峰时间为 1 小时。

（一）药理作用

美托咪定具有镇静、催眠、镇痛作用，可用于术前与术中镇静，减少全麻药用量，对抗阿片类药物引起的肌肉强直，减轻气管插管及拔管的应激反应，减少全身麻醉恢复期的寒战、术后谵妄等不良反应。作为麻醉辅助药，右美托咪定可于麻醉诱导前 45 ～ 90 分钟肌内注射给药，剂量为 2.5 μg/kg，其镇静及抗焦虑效果与 0.08mg/kg 咪达唑仑相当，但插管应激反应更轻，吸入麻醉药用量更少。若肌内注射 2μg/kg 右美托咪定用于短小手术的镇静，可延长镇静时间，建议使用选择性 α_2 肾上腺素能受体拮抗剂阿替美唑 50μg/kg 拮抗其作用，拮抗后，其苏醒较等效镇静剂量的咪达唑仑快。若静脉使用右美托咪定作为麻醉辅助用药，其用药量为 0.2～2μg/kg，于手术前 15 分钟给药，可有效减轻低血压和心动过缓等心血管不良反应。右美托咪定可降低 MAC，减少吸入麻醉药的用量，降低芬太尼需要量近 60%，与 2μg/kg 芬太尼相比，右美托咪定更可有效减轻气管内插管的血流动力学反应。用于麻醉维持时，右美托咪定的负荷剂量为 1～2μg/kg（输注 10 分钟），维持剂量为每小时 0.4～0.8μg/kg，此法可使异氟烷的用量减少 90%。但若使用右美托咪定为主要麻醉药物维持麻醉，此时的血药浓度（麻醉浓度）可引起明显的低血压和心动过缓，因此建议只作为麻醉辅助用药。右美托咪定减少围手术期麻醉用药量，可明显改善麻醉苏醒过程，减少术后恶心，并有效防止术后寒战。

美托咪定可提高全身麻醉苏醒期复苏质量。

1. 术后谵妄

术后谵妄发生率报道不一，一般为 10%～50%，其中心胸外科术后发生的风险较高；在监护病房的老年患者谵妄发生率高达 80% 以上。术前存在的抑郁症、认知功能障碍、高龄，使用阿托品、镇静催眠药物如苯二氮䓬类药物等均为术后谵妄的危险因素。目前，尚无有效治疗术后谵妄的方法，右美托咪定在预防与治疗术后谵妄中的作用值得进一步研究。研究认为，右美托咪定与 GABA 受体无相关性，通过减少去甲肾上腺素的释放，可延缓术后谵妄的发生发展。常用的负荷剂量为 0.5～1μg/kg，维持剂量为每小时 0.1～1μg/kg，有报道使用的最大剂量为每小时 2.5μg/kg，可根据患者的年龄、血流动力学情况及术后谵妄的严重程度调整用药量。

2. 术后恶心呕吐

术后恶心呕吐（PONV）是影响患者手术麻醉后的复苏、舒适度和早期康复的主要因素之一，其发生率在住院和非住院患者群中变化很大，有些研究发现恶心的发生率是 22%～38%，呕吐的发生率是 12%～26%。在术中和术后应用阿片类药物镇痛是必需的，但术中、术后阿片类镇痛药物的使用会大大增加发生 PONV 的危险性。右美托咪定可以明显降低术中术后阿片类镇痛药物的用量，这应该是其能降低 PONV 发生率的主要因素之一。

3. 全身麻醉苏醒期躁动

在对儿童用七氟醚时，全身麻醉苏醒期躁动是一个常见的不良反应。七氟烷虽然由于麻醉诱导迅速、吸入诱导时耐受性好、肝毒性低、血流动力学稳定和全身麻醉苏醒快而在儿科麻醉时被广泛应用，但全身麻醉苏醒躁动是一个常见现象，有时可高达 80%。而右美托咪定不仅能抑制中枢及外周交感神经系统活性，还可减少苏醒期躁动和呛咳。

4. 寒战

寒战是术后常见的并发症，可能会增加眼内压、颅内压，加重伤口的疼痛，增加氧耗，甚至可能引起心血管意外事件。而研究发现，围手术期给予 1μg/kg 的右美托咪定可明显降低术后寒战的发生率。

（二）禁忌证

对右美托咪定过敏者禁用。老年人、低血容量者、应用血管扩张剂或负性肌力药物者，高血压、心律失常等心血管疾病者，以及糖尿病、肝肾功能障碍者慎用。目前，尚不清楚右美托咪定是否能够通过胎盘或对人类胚胎是否具有致畸作用，在哺乳期应用对婴儿的影响也未达成共识，因此孕妇、哺乳期妇女慎用。

（三）不良反应

机体对右美托咪定的耐受性良好，不良反应少且轻。

常见心血管不良反应包括低血压和心动过缓。使用右美托咪定镇静的患者中约 30% 出现低血压，部分患者出现心动过缓，一般无须处理，必要时应补充血容量，可使用抗胆碱能药物如格隆溴铵与阿托品治疗。利用不能透过血脑屏障的 α_2 肾上腺素能受体拮抗剂 L-659-066 可逆转右美托咪定引起的低血压，对心率无影响；利用能透过血脑屏障的选择性 α_2 肾上腺素能受体拮抗剂阿替美唑可逆转右美托咪定引起的心动过缓。

中枢神经系统不良反应包括疲倦、头痛、烦躁、头晕等。胃肠道不良反应包括恶心、口干。右美托咪定无明显呼吸抑制作用。

参考文献

［1］唐朝颖，韩丁，谢思远，等 . 小剂量艾司氯胺酮对儿童耳鼻喉手术全凭静脉麻醉的影响 [J]. 中国医刊，2024，59（5）：545-548.
［2］黄静翔，曹阳，彭伟龙，等 . 依托咪酯与环泊酚在全麻诱导期对老年高血压患者心室—动脉耦合的影响 [J]. 中国临床新医学，2024，17（4）：442-447.

（罗江辉　徐义全）

第五节　麻醉辅助用药

现今临床麻醉中无一种麻醉药能解决所有麻醉问题，而许多非麻醉药则能与麻醉药搭配解决临床麻醉中的实际问题，达到麻醉药与非麻醉药的互补性，优化麻醉质量，提高麻醉安全。

一、肌肉松弛药

肌肉松弛药简称肌松药，其临床应用改变了依赖深度麻醉以求得肌肉松弛的问题，减少或避免了深度麻醉所致患者的不良反应，使麻醉操作与麻醉管理较为便利和具有可控性，也在呼吸治疗与呼吸支持方面发挥其特有的作用。此外，临床上实施气管内插管并非必须应用肌松药，但肌松药所致的全身肌肉松弛作用可提供理想的气管内插管条件。

肌松药虽并非麻醉药，但能解决有些全身麻醉药无肌松作用或肌松较差的缺陷，能降低或避免深度全身麻醉所致患者生理功能的干扰或抑制，创造优良的手术操作条件。但应用时必须熟悉各种肌肉松弛药的特性，只有在合理、正确的使用下才能发挥其理想作用。

（一）肌松药的作用机制

目前临床上应用的肌松药种类较多，但根据其不同作用机制，可分为去极化肌松药与非去极化肌松药两大类，去极化肌松药有着与乙酰胆碱相似的作用，而非去极化肌松药则阻断了乙酰胆碱的作用。目前，用于临床的去极化肌松药主要是琥珀胆碱，而广泛应用的与新研制的肌松药均为非去极化肌松药。

1. 竞争性阻滞

去极化肌松药与非去极化肌松药的作用部位均在神经—肌肉接头后膜，作用机制主要是竞争性阻滞。去极化肌松药与非去极化肌松药均与乙酰胆碱竞争受体上 α 蛋白亚基的乙酰胆碱结合部位，所不同的是阻滞方式存在差异。受体上两个乙酰胆碱结合部位只要有一个或两个均被非去极化肌松药结合后，受体构型则不会改变，离子通道不开放，就不能产生去极化，从而阻滞了神经—肌肉兴奋传递。去极化肌松药是受体的激动药，与受体结合后可发生受体构型改变，使离子通道开放而去极化，但终板的持续去极化阻滞了正常的神经—肌肉兴奋传递。

2. 非竞争性阻滞

肌松药的作用机制除与乙酰胆碱竞争受体外，还可能通过其他非竞争机制作用于受体，改变受体的功能，其中包括离子通道阻滞和脱敏感阻滞。离子通道阻滞是由于药物阻塞离子通道，影响离子流通，使终板膜不能正常去极化，从而减弱或阻滞了神经—肌肉兴奋性传递。

（二）肌松药的阻滞特点

1. 去极化肌松药

去极化类肌松药的阻滞特点：①首次静脉注射后一般先出现短暂的肌纤维成束状震颤收缩（肌肉发达者尤为显著），然后出现肌肉松弛；②对强直刺激或四个成串刺激肌颤搐不出现衰减；③强直刺激后对单刺激反应不出现肌颤搐易化；④其肌肉松弛被非去极化肌松药减弱或拮抗，并能被抗胆碱酯酶药增强。

长时间反复间断静脉注射或持续静脉输注去极化肌松药维持肌肉松弛，其阻滞性质逐渐由原来纯粹的去极化阻滞（Ⅰ相阻滞）可发展成带有非去极化阻滞特点的Ⅱ相阻滞。

Ⅱ相阻滞的特点：①对强直刺激或四个成串刺激出现衰减；②对强直刺激后的单刺激出现肌颤搐易化；③多数患者肌张力恢复延迟；④当去极化肌松药（琥珀胆碱）的血药浓度下降时，可试用抗胆碱酯酶药拮抗。

2. 非去极化肌松药

非去极化肌松药阻滞的特点：①静脉注射后在出现肌肉松弛前无肌纤维成束性收缩；②对强直刺激和四个成串刺激肌颤搐出现衰减；③对强直刺激后的单刺激肌颤搐出现易化；④其肌肉松弛能被抗胆碱酯酶药所拮抗。

非去极化肌松药根据其时效又分为短时效、中时效与长时效三类。

（三）临床常用肌松药

目前国内临床上常用的去极化肌松药是琥珀胆碱。而非去极化肌松药种类较多，如泮库溴铵、哌库溴铵、维库溴铵与阿曲库铵等，以及近几年开始用于临床的罗库溴铵。

1. 琥珀胆碱

（1）药理特性。

1）琥珀胆碱属于去极化类超短时效肌松药，用药后能与神经—肌肉接头后膜受体结合，产生与乙酰胆碱效应相似但更持久的去极化作用，致使全身骨骼肌松弛。

2）静脉首次注射后，很快出现短暂的肌纤维成束颤动，30秒后肌肉开始松弛，约1分钟时全身肌肉完全松弛，不同个体药效维持5～10分钟。

3）静脉注射后能迅速被血浆假性胆碱酯酶水解，其中间代谢产物琥珀胆碱有弱的肌肉松弛作用，其强度约为琥珀胆碱的2%，但其时效较琥珀胆碱长。此外，体内血浆假性胆碱酯酶活性降低时可延长琥珀胆碱的时效，尤其是该酶存在质的异常时。

4）琥珀胆碱进入血液后约90%被血浆假性胆碱酯酶水解，约有10%以原形经肾脏随尿排出。

5）用药量过大与用药时间过长，可能出现快速耐药性或Ⅱ相阻滞（脱敏感阻滞）。

6）抗胆碱酯酶药不能拮抗琥珀胆碱的肌松作用，相反却抑制血浆胆碱酯酶活性而加强和延长其作用。

（2）临床应用。

1）琥珀胆碱作用迅速，全身麻醉诱导后，待患者意识消失，静脉注射0.5～1.5mg/kg，在30～60秒内即起效，持续时间短，5～10分钟；若静脉注射1mg/kg，一般可维持呼吸暂停4～7分钟。通常气管内插管操作一般在3分钟内可完成，这非常适用于全身麻醉诱导实施气管内插管，故琥珀胆碱单次静脉注射主要用于全身麻醉快速诱导后气管内插管。

2）儿童对琥珀胆碱较成人相对不敏感，气管内插管用量可增至1.5mg/kg。此外，在紧急情况下琥珀胆碱还可气管内或舌下给药（如严重喉痉挛时）。

（3）注意事项。

1）Ⅱ相阻滞：琥珀胆碱静脉输注可能出现Ⅱ相阻滞，但其发生一般与用量大、持续时间长、用药方式，以及相互搭配药物等因素有关。

2）心血管不良反应：琥珀胆碱可兴奋自主神经系统的胆碱受体，故能产生心律失常，包括窦性、结性或室性心律失常，尤其是易产生窦性心动过缓，常见于琥珀胆碱首次用量5分钟后再次追加用药时。若气管内插管前未用阿托品，以及交感神经紧张性相对较高的儿童更易发生。

3）高钾血症：琥珀胆碱静脉注射2分钟后，可出现血钾升高，其升高血钾约为0.5mmol/L，持续10～15分钟。若存在血钾升高的患者，静脉注射琥珀胆碱后可引起血钾急剧增多，甚至导致严重心律失常或心脏停搏。因此，大面积烧伤、软组织挤压损伤、多发性骨折、截瘫、严重腹腔感染，以及脊髓或神经损伤等患者，静脉注射琥珀胆碱后可能引起严重高钾血症，而致严重心律失常。

4）眼内压增高：静脉注射后1分钟眼压开始升高，2～4分钟达高峰，5～10分钟后逐渐下降，对青光眼或眼穿透性外伤患者应禁用。

5）颅内压增高：琥珀胆碱升高颅内压的时间并不长，用药数分钟后颅内压即开始回降，对颅内压已升高所致颅内顺应性差的患者，琥珀胆碱升高颅内压的幅度较大且持续时间也较长。

6）胃压升高：琥珀胆碱静脉注射后，由于腹壁肌肉成束性收缩，部分患者胃内压有不同程度升高，尤其是对饱胃患者有可能引起胃内容物反流与误吸。

7）术后肌肉疼痛：使用琥珀胆碱诱导的患者，约有20%术后出现肌肉疼痛，琥珀胆碱的去极化作用，以及肌纤维成束收缩可能是产生术后疼痛的因素，若预先静脉注射小剂量非去极化肌松药或地西泮，有助于减轻或避免术后肌肉疼痛。

8）恶性高热：是一种遗传性疾病，许多因素均可导致其发生，琥珀胆碱也是诱发因素之一。若此类患者应用琥珀胆碱后，出现下颌不松、肌肉僵硬、心律失常、酸中毒、高热、肌球蛋白尿与肾衰竭等，则可能诱发恶性高热，常因病情严重而引起死亡。

2. 泮库溴铵

（1）药理特性。

1）泮库溴铵是人工合成的双季铵甾类长时效非去极化肌松药。在临床剂量范围内无神经节阻滞作用，也不释放组胺，所以不引起低血压。但此药有轻度抗迷走神经作用和促进儿茶酚胺释放作用。

2）应用抗胆碱酯酶类药可逆转，若在泮库溴铵时效降低时逆转更为显著。

3）静脉注射后1分钟开始起效，约3分钟时肌肉可完全松弛，作用持续时间约50分钟。

（2）临床应用。

1）全身麻醉诱导静脉注射泮库溴铵 0.08 ～ 0.1mg/kg，3分钟后可以顺利进行气管内插管。

2）较大剂量应用，如静脉注射 0.12 ～ 0.2mg/kg，一般在90秒后即可进行气管内插管，但心率也随之显著增快。

（3）注意事项。

1）静脉注射后可引起心动过速，血压升高，若大剂量应用更为明显，故对伴有心血管疾病者，尤其是心率快、血压高患者应慎用。

2）重症肌无力患者禁用，高位截瘫者或长期卧床等患者用药应减量。

3. 哌库溴铵

（1）药理特性。

1）哌库溴铵是一种长时效甾类非去极化肌松药，竞争性作用于运动终板胆碱受体，强度为泮库溴铵的 1 ～ 1.5 倍，其长时效作用取决于剂量的递增及个体敏感性。

2）临床应用剂量无心血管不良反应，也不释放组胺。其消除主要经肾脏，以原形通过尿液排泄，少量随胆汁排出，在体内几乎不代谢，消除半衰期约为100分钟，肾功能不全患者可明显延长其半衰期。

3）对于老年患者，哌库溴铵的起效时间推迟约50%，但药效持续时间没有区别。

（2）临床应用：①哌库溴铵主要用于手术时间较长的全身麻醉患者；②全身麻醉诱导气管内插管剂量一般为 0.08 ～ 0.1mg/kg。

（3）注意事项：重症肌无力和对哌库溴铵及溴化物过敏者禁忌。

4. 维库溴铵

（1）药理特性。

1）维库溴铵是一中时效单季铵甾类非去极化肌松药，它与泮库溴铵结构有些相似，但即使静脉注射较大剂量的维库溴铵也不释放组胺。

2）由于维库溴铵对自主神经系统无明显作用，当应用拟胆碱药、β 受体阻滞剂或钙通道阻滞剂时容易引起心动过缓。

3）维库溴铵主要经胆汁排泄，肾脏排泄相对低。

（2）临床应用。

1）维库溴铵在溶液中不稳定，因而被制成冻干粉剂，使用时每支加 2mL 生理盐水或注射用水溶解。

2）用于气管内插管剂量为 0.08～0.12mg/kg，3 分钟后即可进行气管内插管。

（3）注意事项。

1）维库溴铵用于肝功能受损或肝硬化患者，其作用时间延长，因而应注意或慎用。

2）曾对维库溴铵或溴化物过敏者禁忌。

5. 罗库溴铵

（1）药理特性。

1）罗库溴铵是临床上起效较快的中时效甾类非去极化肌松药，药液性质稳定，其作用强度是维库溴铵的 15%～20%，起效时间虽稍不如琥珀胆碱，但较其他非去极化肌松药都迅速。

2）罗库溴铵是目前非去极化肌松药中起效最快的肌松药，不释放组胺。罗库溴铵的药代动力学与维库溴铵相似，主要通过肝胆系统消除，其次是肾脏排泄。肾功能不全并不影响其时效与药代动力学，而肝功能障碍患者，罗库溴铵清除率可下降，并能延长其时效。

（2）临床应用。

1）全身麻醉诱导时，静脉注射罗库溴铵 0.6mg/kg，一般所有手术患者均能在 1 分钟达到气管内插管条件，但插管条件的优良率明显低于琥珀胆碱。

2）若静脉注射增加到 0.9mg/kg，能显著缩短全麻诱导至气管内插管的时间，且肌松插管优良率接近于琥珀胆碱 1mg/kg。

3）适合于门诊全身麻醉手术。

（3）注意事项。

1）罗库溴铵抗迷走神经作用介于维库溴铵与潘库溴铵之间，为达到快速地插管条件，若静脉注射罗库溴铵增加至 0.9mg/kg，虽气管内插管时间可提高至 1 分钟时进行，但也使心率相对增快，对伴有心血管疾病者应注意。

2）对患脊髓灰质炎与重症肌无力的患者慎用。

3）禁用于对罗库溴铵或溴化物有过敏反应者。

6. 阿曲库铵

（1）药理特性。

1）阿曲库铵为中时效非去极化肌松药，其优点是在体内消除，不依赖肝、肾功能代谢及排泄，而是通过非特异性酯酶水解与 Hofmann 自行降解消除。阿曲库铵快速大剂量静脉注射时，有可能引起低血压和心动过速，甚至出现支气管痉挛。临床应用剂量发生低血压或支气管痉挛者较少，但快速注射（少于 30 秒）可能导致低血压。

2）全身麻醉诱导时，静脉注射阿曲库铵 0.3～0.6mg/kg，起效时间一般在 2 分钟后，增加剂量可缩短起效时间和延长其时效。

3）阿曲库铵维持作用时间为 15～30 分钟，并能被抗胆碱酯酶药拮抗。

（2）临床应用。

1）静脉注射 0.3 ～ 0.6mg/kg 阿曲库铵辅助全身麻醉诱导，约 3 分钟时全身肌肉松弛，此时可顺利进行气管内插管操作。

2）阿曲库铵通过非特异性酯酶水解与 Hofmann 降解消除，故可用于肝、肾功能不全手术患者的全身麻醉气管内插管与维持，以及需呼吸机支持治疗的插管患者。

（3）注意事项。

1）阿曲库铵有促使组胺释放作用。因此，对支气管哮喘患者禁用。

2）大剂量应用有可能引起低血压、心动过速，甚至支气管痉挛，应予以注意。

（四）肌松药作用的消退与拮抗

通常为防止和避免肌松药的残余作用，增加乙酰胆碱的浓度或延长乙酰胆碱的作用时间，临床上一般采用抗胆碱酯酶药来抑制乙酰胆碱酯酶对乙酰胆碱的分解，增加神经—肌肉接头处乙酰胆碱的浓度，以促使神经—肌肉兴奋传递恢复正常。去极化肌松药至今仍缺乏有效和满意的拮抗药，故通常临床谈及拮抗药主要针对非去极化肌松药而言。

新斯的明是抗胆碱酯酶药，主要作用是抑制胆碱酯酶，使乙酰胆碱分解减少，增加乙酰胆碱在神经—肌肉接头处的释放，促使肌力恢复。新斯的明静脉注射后 5 ～ 10 分钟发挥作用，且大部分与胆碱酯酶结合，小部分被肝脏破坏，经肾脏排出。临床上常用于拮抗非去极化肌松药和治疗重症肌无力患者。

1. 新斯的明拮抗非去极化肌松药的应用

通常拮抗非去极化肌松药时先静脉注射阿托品 0.01 ～ 0.02mg/kg，当心率 > 100 次 /分钟时，再静脉注射新斯的明 0.02 ～ 0.04mg/kg。一般情况下拮抗肌松药的残余作用，其用量取决于肌肉松弛程度，肌松药残余作用较深者需要量也较大，若较大剂量拮抗效果仍不明显，应考虑可能存在其他影响抗胆碱酯酶药作用的因素，如再增加药量不仅不能取得拮抗效果，还可出现不良反应。

2. 拮抗肌松药时注意事项

（1）电解质紊乱和酸碱失衡可影响抗胆碱酯酶药的作用，如呼吸性酸中毒可增强非去极化肌松药的阻滞作用，当出现代谢性碱中毒、低钾血症及高镁血症时，肌松药残余作用同样难以被抗胆碱酯酶药所逆转。

（2）低温时致使机体外周血管收缩，影响肌松药在体内再分布，且肌松药难以从神经—肌肉接头处释出，抗胆碱酯酶药也不易进入神经—肌肉接头。

3. 注意事项

新斯的明有毒蕈碱样作用，可导致心动过缓、传导变慢、支气管平滑肌和胃肠道平滑肌收缩，唾液分泌增多等，严重者甚至引起心脏停搏。因此，拮抗非去极化肌松药时需与抗胆碱药阿托品合用。用于支气管哮喘、慢性阻塞性肺疾病和心肌缺血患者，务必十分谨慎。重症肌无力患者防止用药过量，避免出现胆碱危象。胃肠道和泌尿系统梗阻患者禁用。

二、麻醉与手术期间其他用药

需要外科手术的患者常合并不同程度的器官功能障碍和内环境的紊乱，而麻醉与手术期间应激状态则会加重病情。为提高麻醉质量，保障患者安全，麻醉与手术期间经常应用非麻醉类药物调整患者的生理功能、预防和抑制各种不良反射，使患者平稳地度过围手术期。

围手术期患者本身病情，以及麻醉与手术期间相关器官功能、内环境状况可随时发生变化，需经常使用相关药物来平衡或拮抗，治疗与处理患者的各种异常症状。因此，麻醉医师还必须熟悉和掌握其他各种相关药物的作用特点及临床应用，目的是维持患者生命体征的稳定性，以提高临床麻醉质量。

（一）抗胆碱药

抗胆碱药具有抑制迷走神经反射，减少呼吸道腺体分泌，预防或降低术中不良神经反射。常用的抗胆碱药物包括阿托品和东莨菪碱。

1. 阿托品

（1）药理特性：阿托品是临床上最为常用的抗胆碱药，尤其是麻醉与手术期间，阿托品具有以下作用。

1）能解除平滑肌痉挛、散瞳、改善微循环。

2）抑制腺体分泌，减少呼吸道分泌物，但可使基础代谢率增高和体温上升及心率增快。

3）作用于心脏窦房结 M 受体而增快心率，但老人和新生儿心率增快不显著。

4）具有兴奋呼吸中枢的作用，故可拮抗部分吗啡所致的呼吸抑制。

5）可预防和减轻手术牵拉所致的迷走神经反射。

（2）临床应用。

1）麻醉前用药：可抑制涎腺与消化道及呼吸道分泌。

2）抗心律失常：常用于治疗迷走神经过度兴奋所致的窦性心动过缓。

3）拮抗新斯的明引起的心率减慢等，两药搭配使用时，一般阿托品 1mg 与新斯的明 2mg。

（3）注意事项。

1）甲状腺功能亢进、高热、心肌梗死以及心率显著增快者慎用。

2）麻醉与手术期间患者出现心动过缓，静脉注射阿托品后有时心率更加缓慢，然后方可增快。

3）青光眼、幽门梗阻及前列腺肥大患者禁用。

2. 东莨菪碱

（1）药理特性：东莨菪碱作用与阿托品相似，但对心率影响较弱，而抑制腺体分泌作用较强，并具有一定的中枢性镇静作用，主要用于不适合采用阿托品的患者。

（2）临床应用：东莨菪碱常作为术前用药使用。需要说明的是，术前用药可根据患者具体情况与手术要求来决定，不必作为常规。

（3）注意事项：东莨菪碱用于老年患者和小儿可能出现躁动及谵妄等不良反应，应予以注意。

（二）肾上腺素受体激动药

肾上腺素受体激动药按照对受体的不同选择性可分为 α 受体激动药，α、β 受体激动药与 β 受体激动药三类。

1. 肾上腺素

（1）药理特性：肾上腺素能激动 α 及 β 受体，具有兴奋心脏、升高血压、松弛支气管平滑肌等作用。主要用于抢救心搏骤停及过敏性休克。

（2）临床应用。

1）心搏骤停患者静脉注射每次 1mg，复苏无效时，可大剂量应用，即每次 5mg。

2）过敏性休克者可皮下注射或肌内注射，初始剂量为 0.5mg，随后根据病情还可静脉注射 0.025 ~ 0.05mg。

3）支气管哮喘患者可皮下、肌内注射或喷雾吸入均有效。

（3）注意事项：临床应用须严格控制剂量，老年患者、器质性心脏病、高血压、冠状动脉病变、糖尿病、甲状腺功能亢进等患者慎用或禁用。

2. 去甲肾上腺素

（1）药理特性：去甲肾上腺素主要激动 α 受体，对 β 受体激动作用很弱，具有很强的血管收缩作用。临床上主要利用它的升压作用，静脉滴注用于各种休克（但出血性休克禁用），以提升血压，保障重要器官的血液供应。

（2）临床应用：使用前应稀释，输注速率为 1 ~ 5μg/min，根据病情调整用量。也可将去甲肾上腺素 1mg 加入生理盐水或 5% 葡萄糖注射液 500mL 内静脉滴注，根据情况掌握滴注速度。

（3）注意事项。

1）抢救患者期间长时间持续使用本品或其他血管收缩药，重要器官功能如心、肾等可因毛细血管灌注不良而受影响，甚至导致不可逆性休克，须注意。

2）高血压、动脉粥样硬化、无尿患者忌用。

3. 多巴胺

（1）药理特性：多巴胺能兴奋 α 受体及 β 受体，对 β₂ 受体作用微弱。该药可用于各种类型休克，包括中毒性休克、心源性休克、出血性休克、中枢性休克，尤其是对伴有肾功能不全、心排血量减少、周围血管阻力增高而已补足血容量的患者更为适宜。

（2）临床应用：输注剂量为每分钟 0.5 ~ 2μg/kg 兴奋多巴胺受体，使肾脏血管扩张，肾血流量与肾小球滤过率增加。输注剂量为每分钟 2 ~ 10μg/kg 兴奋 β₁ 受体，使心肌收缩力增强、心排血量增多。另外，还可稀释后静脉缓慢推注（如每次 50 ~ 80μg）。

（3）注意事项。

1）大剂量应用可使呼吸加快、心律失常，停药后即迅速消失，过量应用可致快速型心律失常。

2）使用前应补充血容量与纠正酸中毒。

4. 多巴酚丁胺

（1）药理特性：多巴酚丁胺能够兴奋 β₁ 受体，其作用为增强心肌收缩力，增加心排血量，但对心率的影响小于异丙肾上腺素，较少引起心动过速。主要用于器质性心脏病的心肌收缩力下降引起的心力衰竭，改善左心室功能的作用优于多巴胺。

（2）临床应用：多巴酚丁胺的半衰期短，故需连续静脉输注，用量为每分钟 2 ~ 20μg/kg。

（3）注意事项。

1）不良反应有恶心、头痛、胸痛、气短、心悸等。

2）梗阻性肥厚型心肌病不宜使用该药，以免加重梗阻。

5. 异丙肾上腺素

（1）药理特性：异丙肾上腺素为 β 受体激动药，对 β_1 和 β_2 受体均有强大的激动作用，对 α 受体几乎无作用。对心脏具有正性肌力与变时性作用，使心肌收缩力增强，心率加快，传导加速，心排血量和心肌钙氧量增加。用于血管平滑肌 β_2 受体，使骨骼肌血管明显舒张，肾、肠系膜血管及冠脉也不同程度舒张，血管总外周阻力降低，其心血管作用导致收缩压升高，舒张压降低，脉压变大。作用于支气管平滑肌 β_2 受体，可使支气管平滑肌松弛。

（2）临床应用：主要用于二、三度房室传导阻滞，或对阿托品治疗无效者。一般将异丙肾上腺素 0.5 ～ 1mg 加入 5% 葡萄糖注射液 300 ～ 500mL 内缓慢静脉滴注。使用微量泵控制给药规范、准确。雾化吸入可用于支气管哮喘患者。

（3）注意事项：常见的不良反应有心悸、不安、头昏。冠心病、心肌梗死、甲状腺功能亢进及嗜铬细胞瘤患者禁忌使用。

6. 麻黄碱

（1）药理特性：麻黄碱与肾上腺素作用相似，对 α 和 β 受体均有激动作用。

1）能使心肌收缩力增强，心排血量增加，从而使血压升高、心率增快。

2）麻黄碱易透过血脑屏障，具有较强的中枢神经兴奋作用。

3）可舒张支气管平滑肌，但较异丙肾上腺素弱，有预防支气管哮喘发作的作用。

（2）临床应用

1）局部用药有收缩血管作用，可借以收缩鼻腔黏膜血管，减少鼻腔插管过程中的出血。

2）可用于椎管内麻醉、吸入全身麻醉及静脉全身麻醉期间所致的低血压，根据血压下降的程度每次缓慢静脉注射 10 ～ 30mg。

（3）注意事项：可出现精神兴奋、失眠、不安等。禁忌同肾上腺素。

7. 去氧肾上腺素

（1）药理特性：去氧肾上腺素（又称苯肾上腺素）是 α 受体激动药，主要通过收缩外周静脉血管升高血压，容量血管收缩可暂时增加静脉回流，提高心排血量，但由于压力感受器兴奋引起反射性心动过缓，会使心排血量的增加受到限制。

（2）临床应用：临床上主要利用其反射性减慢心率的作用制止室上性心动过速，尤其是术中患者出现心率快、血压低。

（3）注意事项：甲状腺功能亢进、高血压、心动缓慢、动脉粥样硬化、器质性心脏病及糖尿病者慎用。

（三）肾上腺素受体阻滞剂

1. 酚妥拉明

（1）药理特性：酚妥拉明是 α 肾上腺素阻滞剂，对阻力血管的作用大于容量血管，故可引起外周血管阻力下降，血压降低。该药对心脏具有兴奋作用，可使心肌收缩力增强、心率增快、心排血量明显增加。酚妥拉明主要用于围手术期高血压的控制，尤其是嗜铬细胞瘤手术中的探查、瘤体分离时高血压的处理。

（2）临床应用：通常将其稀释为 1mg/mL，必要时静脉注射 1 ～ 2mg，也可将 10 ～ 20mg 稀释至 100mL 液体中静脉滴注。

（3）注意事项：应用剂量过大或血容量明显不足时可出现严重低血压。

2. 艾司洛尔

（1）药理特性：艾司洛尔是超短效 β 受体阻滞剂，在体内起效迅速，作用持续时间短暂，能明显降低心率，但心肌抑制作用轻微，血压降低不显著。

（2）临床应用：主要用于室上性心动过速，每次静脉注射 0.1 ～ 0.3mg/kg，必要时以每分钟 50 ～ 300μg/kg 静脉滴注。

（3）注意事项：明显心动过缓、严重房室传导阻滞、心源性休克、失代偿充血性心力衰竭患者禁用，勿与碳酸氢钠等碱性溶液配伍。

（四）血管扩张药

1. 硝普钠

（1）药理特性：硝普钠是强效、速效、直接松弛血管平滑肌的药物，静脉滴注 30 ～ 60 秒起效，停药后 2 ～ 5 分钟效应消失，效果确实且容易控制。硝普钠对动、静脉血管平滑肌均有作用，可同时扩张阻力血管和容量血管，从而降低心脏的前、后负荷，但以扩张小动脉，优先降低后负荷为主。

（2）临床应用：硝普钠溶液必须新鲜配制，使用时一定要严格避光，一次配制溶液的滴注时间不宜超过 12 小时。用法与用量：硝普钠应以 5% 葡萄糖注射液 500mL 稀释（硝普钠 50mg），溶液中禁止加入其他药物，根据病情与实际情况调整滴速。微量泵静脉输注为每分钟 0.6 ～ 3μg/kg。

（3）注意事项：硝普钠的主要缺点易产生快速耐药和高血压反跳。原因是硝普钠在降压的同时也刺激肾素释放，使血管紧张素 II 增多，从而使全身血管收缩、血压升高。如发生快速耐药性而加大剂量，可导致硝普钠过量而产生氰化物中毒的危险。

2. 硝酸甘油

（1）药理特性：硝酸甘油的基本作用是松弛血管平滑肌，能拮抗去甲肾上腺素、血管紧张素等缩血管作用。硝酸甘油扩张全身动脉和静脉，但扩张小静脉的作用强于扩张小动脉，故优先降低前负荷。硝酸甘油对增加心率的作用较硝普钠明显，但它对血浆肾素的影响，增加肺内分流和颅内压的作用均与硝普钠相似。硝酸甘油有利于治疗体外循环前的高血压、肺动脉高压、心肌缺血和左室衰竭等，但对体外循环中和术后高血压的疗效可能较差，因为它易被聚氯乙烯的体外循环管道和输液管道所吸附，吸附量与接触的表面积成正比，故输注时应用聚丙烯专用输液管道。

（2）临床应用：静脉滴注硝酸甘油 1 ～ 3 分钟起效，停药后 5 ～ 10 分钟消退。硝酸甘油除静脉注射外，舌下含化易经口腔黏膜吸收，其生物利用度为 80%，而口服时仅 8%。

1）控制性降压：降压效果不如硝普钠，通常将硝酸甘油稀释为 0.01% 的溶液静脉滴注，或配制成 0.1% 的溶液以微量泵输注，两者输注方法均以观察血压降低程度调节速率。

2）治疗心绞痛：硝酸甘油可用于各种类型的心绞痛患者，用药后一般可中止发作，也可作为预防性用药。对于急性心肌梗死患者既可降低心肌氧耗，又能减少其梗死面积，但用药量不宜过大，否则因血压降低显著而反射性引起心率增快，造成心肌钙氧量增加。

（3）注意事项：许多不良反应可继发于其血管扩张作用，故脑出血、颅内压增高、青光眼等患者应慎用。反复应用该药可出现耐受。大剂量应用可能引起高铁血红蛋白症。

参考文献

［1］晋维林，费建平，赵赢，等．琥珀胆碱对气管插管后高位颈内静脉血氧饱和度的影响 [J]. 中国药物与临床，2021，21（19）：3228-3231.

［2］刘斌，李忠全，汤士亚，等．氟哌利多的药效学特点及其主要不良反应 [J]. 武警医学，2020，31（10）：916-920.

（罗江辉　温利丽　刘　君）

第三篇　围手术期麻醉前访视、监测与操作

第六章 麻醉前访视

第一节 头颈部肿瘤手术患者麻醉前访视

通常择期手术的麻醉前访视在术前一日完成，急诊手术者可在麻醉前进行术前访视，这是保障围手术期医疗安全至关重要的环节。术前访视应做到简单明了，但又不能遗漏重要的病史信息，通过详细的术前评估可以综合评估病情、判断麻醉及手术风险、获得麻醉前知情同意、完善优化术前治疗方案、制订完善的麻醉方案及应急预案指导术中麻醉管理，确保围手术期安全。

头颈部肿瘤患者的麻醉前访视除了常规采集病史，评估呼吸循环系统功能及全身情况外，有其特殊的关注内容和评估要点。

一、麻醉前访视的内容

1. 获得病史信息、完善术前准备、评估麻醉风险

麻醉前访视是患者进入手术室的最后一道关卡，麻醉医师应在访视时全面了解病史信息、手术方式，查看术前检验、检查有无异常结果及医疗文书是否齐全。对于病情特殊的患者，完善必要的术前检查，如肺功能检查、动态心电图（Holter）、心脏彩超、心肌酶谱、动态血压监测等。

麻醉前访视应详细了解患者的一般情况、精神状态，交代术前禁食禁饮时间，结合病史综合分析评估手术及麻醉风险，制订合适的麻醉方案及风险预案。

麻醉风险分级目前全球公认的是美国麻醉医师学会制订的患者体格情况分级（ASA分级），2020年美国麻醉医师协会修订了ASA分级标准，共分为6级。ASA分级与并发症和全因病死率之间存在着明显而强烈的关系。研究表明，术后30日的全因病死率、发病率、住院费用和住院时间随着ASA分级的增加而逐渐增加，ASA分级从Ⅰ级到Ⅴ级，病死率逐渐增加，ASA分级为Ⅴ级的患者围术期病死率高达70%。

Ⅰ级：正常的健康患者，包括但不局限于健康、不吸烟、不或少量饮酒者。

Ⅱ级：有轻微系统性疾病的患者，轻微疾病不伴有实质性功能限制，包括但不局限于吸烟未戒烟、社交中饮酒、妊娠、肥胖（BMI为 $30 \sim 40 kg/m^2$）、病情控制良好的糖尿病或高血压、轻度肺部疾病者。

Ⅲ级：有严重系统性疾病的患者，有实质性功能限制，有一种或多种中到重度疾病，包括但不局限于控制不佳的糖尿病或高血压、COPD、重度肥胖（BMI $\geqslant 40 kg/m^2$）、活动性肝炎、酒精依赖或嗜酒、起搏器植入、射血分数中度降低、终末期肾病、进行定期透析、心肌梗死、脑血管意外（CVA）、短暂性脑缺血发作（TIA）、冠脉疾病（CAD）/支架（超过3个月）者。

Ⅳ级：危及生命的严重系统性疾病，包括但不局限于心肌梗死、CVA、TIA、CAD或支架（小于3个月）、新发心肌缺血或严重瓣膜功能不全、重度射血分数下降、脓毒血症、DIC、急性呼吸窘迫综合征（ARDS）、尿毒症（未进行定期透析）者。

Ⅴ级：濒死、不接受手术就会死亡的患者，包括但不局限于腹部/胸部动脉瘤破裂、严重创伤、严重的颅内出血、严重的心肌损伤、多器官功能障碍合并肠缺血者。

Ⅵ级：已宣告脑死亡并将要进行器官摘除的患者。

"E"：急症手术；急诊状态，延迟手术会对生命和身体造成严重威胁。

2. 解答相关疑问、完善心理准备

麻醉前访视中重要一项内容是解释麻醉及手术相关疑问，缓解患者对麻醉和手术的焦虑和恐惧。大量临床研究证明，术前就围手术期可能发生的事件对患者进行详细的解释以及医务人员友善的态度能显著降低患者及其家属的焦虑，有利于配合麻醉方案的实施，维持患者术中生命体征的平稳。

3. 达成共识、获得知情同意

麻醉医师有责任向患者及其家属提供有关麻醉和围手术期的相关信息，如麻醉实施的步骤、可能存在的风险因素等，帮助其正确理解麻醉相关风险，在知情和同意的情况下签署麻醉知情同意书。

二、重要器官功能的评估

（一）心血管系统的评估

我国居民常见的慢性心血管系统疾病包括高血压、缺血性心脏病、心律失常等。

1. 高血压

高血压作为我国最常见的心血管疾病，是威胁中老年人群健康的主要疾病之一。未被控制的高血压可显著增加围手术期出血风险，诱发或加重心肌缺血，增加脑卒中及肾衰竭等风险，影响患者预后，延长住院时间，增加额外的医疗开支。

高血压患者术前评估时，应了详细解高血压的程度、年限，靶器官受累情况，降压药物的使用及血压控制情况。

术前收缩压低于180mmHg，舒张压低于110mmHg，且无严重的靶器官损害的高血压患者，可接受择期手术。3级及以上的高血压患者，接受择期手术前应先控制血压。未经治疗的严重高血压患者（收缩压高于180mmHg，舒张压高于110mmHg），建议推迟择期手术，急症手术除外。

ACEI和ARB可能引起围手术期低血压，如患者平时血压控制良好，手术当日可暂停服用。对于服用利血平类复方制剂的高血压患者，术前是否停药仍有争议，但结合现有文献和指南，建议以利血平为主的复方降压药应在手术当日停用，术中加强血压管理。

2. 缺血性心脏病

对于缺血性心脏病的患者，术前访视时应关注患者是否有胸痛、胸闷、心悸、晕厥、黑矇等症状；胸痛和胸闷等症状的诱发因素以及缓解方式；以前是否发生过心肌梗死以及治疗方法；有无术前冠脉再通的指征；目前是否正在接受抗血小板治疗；是否需行冠状动脉CTA或冠状动脉造影检查，了解病变冠脉的狭窄部位和严重程度。

需要注意的是，对于急性ST段抬高型心肌梗死的患者和非ST段抬高型急性冠脉综合征及确诊的不稳定性的心绞痛患者，术前需完善冠脉造影检查。如果患者术前合并高血压、糖尿病及心电图（ECG）提示 ST 段改变并且拟接受中高危手术，尤其是曾经有胸痛、胸闷、心前区不适者，均建议术前完善冠脉 CTA 检查。若患者正处于双抗治疗期间，拟行非心脏手术时，则需要麻醉医师、心内科医师和外科医师根据支架内血栓形成的风险级别、手术类型及距离冠脉介入治疗术后的时间等因素共同抉择。

3. 心律失常

心律失常一般是指心脏的搏动或者电活动的节律异常。严重的心律失常可引起血流动力学剧烈波动，影响重要组织器官的血供。心律失常对麻醉和手术耐受性的影响决定于其发生的频率、性质以及是否对血流动力学产生影响。

麻醉前访视的关注点包括：心律失常的类型和严重程度；既往的治疗方法和治疗效果；是否合并有胸闷、心悸、晕厥、黑矇等症状，是否影响血流动力学。若有明显临床症状、血流动力学剧烈波动、频发室性期前收缩者，术前应完善术前的动态心电图和超声心动图（UCG）检查，请心内科会诊，积极进行内科治疗。

抗心律失常药和 β 受体阻滞剂应服用至术晨，但服用华法林的心房颤动患者，术前应停药至少 5 日，停药 2 日后，采用低分子量肝素进行桥接。

心电图提示严重窦性心动过缓（心率＜ 40 次 / 分）、可疑病态窦房结综合征、二度房室传导阻滞伴血流动力学障碍、二度 Ⅱ 型房室传导阻滞、三度房室传导阻滞、完全性左束支传导阻滞合并一度房室传导阻滞、双支传导阻滞及三分支传导阻滞的患者，术前应该安装临时起搏器。如果患者已经安装永久起搏器，术前麻醉访视时应对起搏器的类型、参数和术中可能的电磁干扰等相关问题进行详细了解。

此外，常见的心血管疾病还包括心力衰竭和心脏瓣膜病变。

心力衰竭是指心脏结构和（或）功能异常导致心室充盈（舒张功能）和（或）射血能力（收缩功能）受损。心力衰竭的发生说明患者心脏疾患到了失代偿的程度，围手术期严重心血管事件的发生率及病死率都显著升高。典型的心力衰竭症状包括夜间阵发性呼吸困难、肺水肿、外周水肿，闻及双肺湿啰音、第三心音，X 线显示肺血管再分布等。术前可通过代谢当量（MET）来评估运动耐量，从而预测心脏病患者接受头颈部肿瘤手术时的耐受力及危险程度。如果患者的运动耐量＜ 4MET 则手术和麻醉耐受力差，手术危险性大；运动耐量＞ 4MET，则临床危险性较小。

心脏瓣膜病变主要由风湿性心脏病导致，多数累及左心瓣膜，其中以二尖瓣的受累频率最高。瓣膜的中重度异常将导致有效心排血量降低，影响重要器官灌注。术前可通 UCG 直观显示瓣膜狭窄面积或反流程度，并评估肺动脉压力和心脏功能。接受过机械瓣膜置换者需要长期服用华法林、氯吡格雷等抗凝药物，应考虑其对凝血功能的影响，评估手术出血和血栓形成的风险，必要时改用短效抗凝药物如低分子量肝素等。

（二）呼吸系统的评估

麻醉前的呼吸功能评估可以通过运动耐量、血氧饱和度、肺功能检查和血气分析等指标进行综合判断。术前戒烟 2 ～ 4 周，可以降低气道高反应性和围手术期肺部并发症风险，优化呼吸功能，有利于术中氧和的维持、术后呼吸系统相关并发症的控制及术后的整体转归。拟行头颈部肿瘤的患者应重点关注术前是否合并哮喘、严重的慢性阻塞性肺疾病（COPD）及睡眠呼吸暂停综合征（OSAS）等疾病。

1. 哮喘

在围手术期，由于环境变化、精神紧张、寒冷刺激、血管穿刺、气管插管、气管拔管以及术后疼痛等因素均可能诱发哮喘的急性发作。对于哮喘没有得到有效控制的患者（双肺明显哮鸣音）或频繁发作的头颈部肿瘤患者，在外科情况允许的条件下，应首先接受内科治疗，改善肺功能指标后再行择期手术。对于长期使用吸入性药物控制症状的哮喘患者，可将常用的药物带入手术室备用。

术前访视时需关注患者近期是否曾因哮喘大发作住院；哮喘发作时使用何种药物，对药物的反应性如何；是否长期使用激素；目前肺部听诊是否存在哮鸣音；是否合并肺部感染或心血管病变等方面。

2. 慢性阻塞性肺疾病

COPD 患者行头颈部肿瘤手术前，应积极控制肺部炎症，改善呼吸和循环功能，对于近期有急性发作的患者建议推迟择期手术。肺功能是判断气道阻塞和气流受限程度的主要客观指标，对明确诊断 COPD 和评估严重程度、掌握疾病的进展情况、综合评估围手术期风险、判断疾病预后和对治疗的反应等都有重要意义。中、重度通气功能障碍的患者，根据手术部位优先选择对呼吸循环干扰轻微的麻醉方式，如周围神经阻滞或椎管内麻醉。支气管扩张药和激素等可用至术晨。

3. 阻塞性睡眠呼吸暂停综合征

OSAS 头颈肿瘤患者大多肥胖，颈粗短，属于困难气道高风险群体。术前应通过体型以及头面部观察，气道评估指标（如甲颏距离，头后仰程度，是否合并小下颌，下颌骨有无后移或上颌骨是否前凸等），来判断是否存在面罩通气困难或气管插管困难。此外，该类患者由于长期慢性缺氧，可能合并其他的系统疾病，应重视全身状况（如高血压、冠心病、糖尿病）的综合评估。

（三）内分泌系统的评估

常见的内分泌系统疾病有糖尿病、甲状腺功能亢进症（简称甲亢）、嗜铬细胞瘤等，各自都有其独特的病理生理表现和麻醉处理特殊性。

糖尿病患者术前访视时应了解当前用药方案和血糖控制情况，术前空腹血糖应控制在 7.77mmol/L 以内，餐后 2 小时血糖应低于 11.1mmol/L。

甲亢患者术前访视时应了解目前的甲状腺功能水平，控制不佳的甲亢患者有发生围手术期甲亢危象的可能，引起血流动力学剧烈波动，病死率高。此外，甲状腺的巨大肿块可能压迫气管，使气管移位，甚至软化气管软骨环，胸内甲状腺肿块还可能压迫气管和上腔静脉，应结合体检、是否存在气道症状以及气管影像进行气道综合评估。

嗜铬细胞瘤的患者由于血液中长期高水平的儿茶酚胺，导致血管收缩血压升高，血容量相对不足，术前准备十分重。术前充分的扩容和药物治疗有利于维持围手术期血流动力学的稳定，避免循环剧烈波动。可通过以下主要指标评估术前准备是否充分：①头痛、冷汗和心悸"三联征"的发作是否显著减少；②高血压和心动过速是否得到有效控制；③直立性低血压症状是否减轻；④体重是否增长；⑤血细胞比容（HCT）是否降低；⑥是否出现鼻塞症状。

（四）其他脏器功能的评估

1. 肝功能

蛋白异常和肝功能异常会影响药代动力学，从而导致麻醉药物起效时间和作用时间的变化。

2. 肾功能

肾功能异常也会导致药物代谢特点的变化，应根据肾功能的损害程度选择用药和剂量，同时应注意电解质平衡和液体管理。

3. 神经系统

神经系统功能障碍和有相关病史的患者围手术期发生心血管意外和认知功能障碍的风险显著增加。术前应仔细记录神经系统障碍情况，麻醉恢复后进行比较。

三、头颈部肿瘤手术患者的气道评估

头颈部肿瘤患者由于肿瘤的生长部位、结构，气管插管通路等特殊性，属于困难气道的高发人群。术前应结合影像学资料和常规评估指标进行详尽的气道评估，以指导制订合适的气管插管方案，减少不可预见性困难气道的发生。

（一）常规气道评估

1. 张口度

张口度正常应大于三指宽（约 6cm），小于两指则无法置入常规成人喉镜片。

2. 张口可见度

张口可见度的评估通常遵循改良的 Mallampati 分级（图 6–1）。口咽部肿瘤、腮腺肿瘤、颌下腺肿瘤、颞下颌关节疾病及头面部放疗史的手术患者可能存在张口度受限。

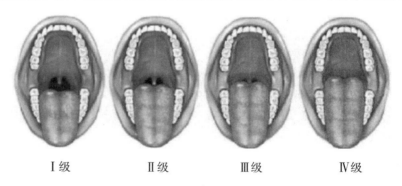

Ⅰ级　　　　Ⅱ级　　　　Ⅲ级　　　　Ⅳ级

图 6–1　改良 Mallampati 分级

注　Ⅰ级：可看见软腭、咽腔、腭垂、咽腭弓；Ⅱ级：可看见软腭、咽腔、腭垂；Ⅲ级：仅能看见软腭、腭垂基底部；Ⅳ级：看不见软腭。

3. 甲颏距离

甲颏距离正常为三指宽（约 6cm），甲颏距离小于 6cm 时（如小下颌，声门高的患者）很可能出现声门暴露困难。

4. 颈部活动度

正常的颈部后仰应该大于 30°。后仰受限将影响声门的暴露，通常见于既往颈部外伤和手术史、颈部瘢痕形成、颈椎强直、颈椎失稳、头颈部和上段食管癌放疗史的患者。

5. 下颌前移活动度

下颌前移受限时将影响声门暴露。

6. 牙齿

牙齿松动、缺失也可增加插管难度。

7. 咬上唇试验

咬上唇试验是评估颞颌关节移动度的改良评估方法，阴性者颞颌关节移动受限，存在喉镜暴露困难可能。

8. 鼻腔的评估

对于拟行经鼻气管插管的患者，鼻腔的评估非常重要，麻醉前应详细了解鼻部手术史，是否存在鼻中隔、鼻外伤、鼻腔堵塞等异常。

（二）特殊气道评估

对于巨大甲状腺肿瘤、颌下腺肿瘤、气道肿物、胸内甲状腺肿瘤、鼻咽部肿瘤、口咽部肿瘤、上颌骨肿瘤、喉部肿瘤等，术前尤其应仔细解读影像学资料，了解肿瘤部位，评估气道压迫及狭窄部位和程度，同时还应询问最舒适的入睡体位，以便在诱导前或必要时采取该体位，减小气道压迫。此外，该部位的巨大肿瘤常压迫上腔静脉等大血管，术前详细阅片，了解有无上腔静脉综合征等病史还有助于防止诱导期血流动力学的剧烈波动。

参考文献

［1］中国心胸血管麻醉学会非心脏手术麻醉分会. 心脏病患者非心脏手术围麻醉期中国专家临床管理共识（2020）[J]. 麻醉安全与质控，2021，5（2）：63-77.

［2］中国心胸血管麻醉学会. 围手术期高血压管理专家共识 [J]. 临床麻醉学杂志，2016，32（3）：295-297.

［3］中华医学会麻醉学分会老年人麻醉学组. 慢性阻塞性肺疾病患者非肺部手术麻醉及围手术期管理专家共识 [J]. 中华医学杂志，2017，97（40）：3128-3139.

［4］邓小明，于布为. 现代麻醉学 [M]. 5 版. 北京：人民卫生出版社，2020.

（王怀明）

第二节　手术室术前访视

手术作为临床上重要的疾病治疗手段，能够有效挽救患者生命健康，但同时也是导致患者产生生理、心理应激反应的重要应激源。术前患者会呈现焦虑、抑郁、紧张等负面情绪，负面情绪会影响神经功能，使人体痛阈值显著降低，造成术后疼痛敏感度增高、耐受度降低，严重影响术后恢复速度。近年来，术前访视作为手术室整体护理的重要环节，逐渐受到手术室医护人员的重视。

患者对手术室的环境、手术的方式及手术前的准备工作都是未知的，因此在手术前仍会产生强烈的心理恐惧感，从而影响手术的顺利进行和术后的康复。这时手术室护士走进病房与手术患者进行面对面的交流，建立友好、信赖的关系，可以缓解患者的恐惧心理，增强患者对手术的信心。

一、术前访视的定义

术前访视是指手术前一日由手术室护士通过观察、交谈、查阅医疗、护理文书等信息收集患者生理、心理、社会文化等方面的资料，为患者提供合适的有针对性的个性化护理服务。

二、术前访视的目的

通过术前访视手术室护士可以掌握手术患者的基本情况，制订相应的护理计划。手术患者非常需要有一名了解、参与手术全过程，熟悉并信任的护士守候在身旁，并获得关心和照顾。因此，巡回护士术前访视手术患者十分重要。手术前一日，手术室护士到病房访视患者，阅读病历，通过与患者及其家属的沟通交流和对患者的观察，了解患者的一般情况、精神情感、感觉状况、运动神经状况、排泄情况、呼吸、循环、体温、皮肤、水电解质平衡状况等。

三、患者身体的准备

1. 皮肤准备

择期手术前，如果存在伤口部位以外的感染，应尽可能待此感染治愈后再行择期手术。

2. 其他术前准备

尽可能缩短术前住院时间，但须允许对患者进行足够的术前准备，指导患者在择期手术前至少 30 日戒烟。

四、患者及其家属心理方面的准备

任何手术对患者来讲都是较强的一种紧张刺激，患者意识到了这种紧张刺激，就会通过交感神经系统的作用，使肾上腺素和去甲肾上腺素的分泌增加，引起血压升高、心率加快，有的患者临上手术台时还可出现四肢发凉、发抖、意识狭窄，对手术环境和器械等异常敏感，甚至出现病理心理活动。术前指导和心理护理的目的是减轻患者对手术的焦虑情绪，使患者在身心俱佳的状态下接受手术。

1. 建立良好的护患关系

缓解患者及其家属焦虑的最好方法是建立良好的医患关系，使患者在正视自己疾病的基础上树立战胜疾病的信心。

2. 了解病情和手术治疗计划

可以减轻焦虑和担忧。通过与医师进行沟通，了解病情的详细信息以及手术的过程和预期结果，可以帮助患者更好地准备和理解整个治疗过程。同时，也可以让患者更有信心并且更合作地配合治疗。

五、术前宣教

（1）术前健康教育：健康教育时通过信息传播和行为干预，帮助患者掌握相关手术知识，树立治疗疾病的信心，自愿采纳有利于健康的行为和生活方式的教育活动与过程。

（2）宣教方法：宣传方式多样，可采取学习班形式，或针对术前、术中、术后等各种各类手术的知识讲座。

（3）介绍手术及麻醉的注意事项，使手术患者对手术有初步认识；解答患者的疑虑，缓解患者术前紧张、焦虑和恐惧的心理，增强患者对手术的信心，为手术顺利进行打下良好的基础。

六、术前访视时间

一般在手术前一日下午至手术日晚上 20：00 前，不影响患者晚休的情况下，时长 10 ～ 20 分钟。

术前访视的主要内容：手术室护士接到手术通知单后，通过查阅病历了解患者的一般资料和临床资料、诊断、拟订手术名称、麻醉方式、现病史、既往史、家族史、药敏史、实验检查结果等，并在术前一日下午去病房访视患者。

（1）护士了解到患者的一般情况后，到病房向患者进行自我介绍并说明来意，询问患者有无活动义齿及隐形眼镜、女性患者是否在月经期、重要脏器功能状态、有无感染、营养状态、身高、体重、生活史、生活习惯、社会背景、接受手术的态度和程度等，向患者讲解从进入手术室到离开手术室的大致过程，与患者面对面交谈，解除患者的焦虑和不安。

（2）术前饮食方面要注意的事项：手术前一日晚上请患者务必好好休息，注意保暖，术前禁食禁水时间一般为 6 ～ 8 小时，但根据不同的食物和水的不同种类具体会有不同时间的区别。目前，提倡禁饮时间延后至术前 2 小时，之前可口服清饮料，包括清水、功能饮料，不包括含乙醇类饮品；牛奶等乳制品的胃排空时间与固体食物相当，需要按照固体食物的禁食时间；易消化的淀粉类固体食物如面包、面条、馒头、米饭等需在手术前至少 6 小时不能进食；不易消化的固体，油炸、脂肪及肉类食物则需要更长的禁食时间，必须在手术前至少 8 小时不能进食。

（3）术前准备工作。

1）为了手术及患者的安全，手术前一日请将所有的首饰、活动义齿取下交家属妥善保管，如有无法摘除的首饰请联系病房护士，并告知手术室护士。

2）请穿患者服，不穿内衣内裤，不戴胸罩，反穿上衣。女士如果是长头发，请扎在侧面，这样平躺会舒服。请不要戴眼镜（包括隐形眼镜）、有高度近视请告知手术室护士。

3）根据目前临床研究，术前洗澡是预防手术部位感染很好的方法。术前洗澡可以使皮肤尽可能干净，减少手术切口的细菌含量。因此，在手术前一日晚上，请您尽量洗澡，更换干净的病号服，避免受凉感冒。请修剪指甲，女士不要化妆及涂抹指甲油。进入手术室后，麻醉医师需要监测您的血氧饱和度，如果涂上厚厚的指甲油，血氧饱和度测不出来，将会影响病情观察。

4）患者体内有金属植入物者如金属义齿、支架、心脏起搏器等不能取出的物品请及时告知手术室护士。

5）手术前一日晚上，一定要休息好，如果有失眠、焦虑等症状一定要告知病房护士及医师，给予对症处理。

七、手术当日的注意事项

（1）排空小便，由病房护士护送到手术等候区，手术室护士会详细核查，询问姓名、查看腕带、手术标识等。

（2）如果患者有特殊情况，如发热、感冒、咳嗽或来月经以及正在服用一些药物请告诉手术室护士，一定不要隐瞒。

（3）手术间内各种手术仪器、监护器会发出声响，请不要紧张，医护人员会一直陪在患者身边。

（4）术前、术中以及术后，如果出现头晕、心悸、恶心、口周麻木等，请立即告知医护人员，我们会给予对症处理。进入手术间后，手术室护士会为你解开后背的上衣扣子，预防手术时间过长造成压力性损伤。患者需要躺在手术床上，因为手术床比较窄，患者在手术床上请不要随意翻动，以免坠床。我们也会使用约束带对患者进行约束，请不要紧张，这是为了防止患者坠床。

（5）请家属到家属等候区等候，不要随意离开，术中有各种情况医护人员会第一时间与家属沟通。

（6）手术医师、麻醉医师、手术室护士会在麻醉开始前、手术开始前、手术结束离开手术间前进行三方核查，确认患者的姓名、住院号、手术方式等信息。

（7）在手术开始前，麻醉医师会选取合适的麻醉方式，巡回护士摆放合适的体位。摆放体位时会使用各种体位垫来保护您身体的受压部位以防止压力性损伤的发生，摆放体位的过程中若有任何不适可以提出来尽量满足您的需求。摆放体位时可能会用约束带进行保护性约束，请不要紧张。

（8）手术过程中医护人员随时关注患者的生命体征、出入量、静脉通道以及皮肤状况等。

（9）术毕离开手术间后，患者被送进麻醉复苏室，在这里有专职的医护人员密切观察患者的病情，直到麻醉恢复后才送回病房。

八、访视结束

回到手术室后，巡回护士根据所获得的患者访视资料，与本次负责手术的护士共同讨论，制订相应的护理措施，更好地配合手术顺利进行。

对于拟行口腔癌手术游离皮瓣手术患者，需要注意留置针输注位置，避免对皮瓣供区血管的损伤，从而影响手术。

因此，术前访视向病患传递的不仅仅是一份心与心的交流，更是传递手术室优质护理服务的理念。

参考文献

［1］顾康利. 手术室护士对手术病人的心理护理干预 [J]. 当代临床医刊，2020，33（1）：63，56.

［2］仇艳苗，李敬敬，邢书生，等. 非暴力沟通在手术室护患沟通中的应用 [J]. 国际护理学杂志，2020，39（22）：4195-4197.

［3］张淑珍，欧阳惠娴，黄明福，等. 手术室术前访视缓解手术病人心理压力和紧张情绪的效果分析 [J]. 循证护理，2022，8（3）：409-412.

（雷　迪）

第七章　围手术期监测与操作

第一节　手术安全核查制度

医疗质量安全是医院管理的核心要素，也是实现高质量发展的前提基础。手术是指医疗机构及其医务人员使用手术器械在人体局部进行操作，以获取或去除病变组织、修复损伤、移植组织或器官、植入医疗器械、缓解病痛、改善机体功能或形态等为目的的诊断或者治疗措施。手术治疗应尽量避免对患者造成不必要的损害，实施过程中要求确保"正确的患者、正确的麻醉、正确的手术部位、正确的手术方式"，手术安全核查是保障这4个基本要求的必要手段。因此，医疗机构必须建立手术安全核查制度并认真组织落实，在系统层面有效降低手术差错发生概率，保障医疗质量与患者安全。

一、三方核查定义

手术三方核查是指由具有执行资格的手术医师、麻醉医师和手术室护士三方，分别在麻醉实施前、手术开始前、患者离开手术室前，同时对患者身份和手术部位等内容进行核查，核查过程包括确认患者的身份信息、手术部位、手术内容以及麻醉方式等。严格防止手术患者、手术部位及手术程序发生错误。

1. 基本要求

（1）医疗机构应当建立手术安全核查制度和标准化流程。

（2）手术安全核查过程和内容按国家有关规定执行。

（3）手术安全核查表应当纳入病历。

国家有关规定中对手术安全核查过程和内容的最主要要点。

根据国家有关规定，医疗机构执行手术安全核查至少应包括以下内容：①所有手术患者均应佩戴标示有患者身份识别信息的标识，并按照本机构的要求，做好手术标记；②确认正确的麻醉、正确的患者、正确的手术部位和正确的手术方式；③确认用药和输血；④确认手术用物。

建立手术部位识别标示制度与工作流程：医疗机构具备手术部位识别标示相关制度与流程，是手术安全核查的标志性内容。

对涉及有双侧、多重结构（手指、脚趾、病灶部位）、多平面部位（脊柱）的手术时，对手术侧或部位有规范统一的标记。建议对所有住院手术都实施手术标记，医疗机构应对手术的标记方法、标记颜色、标记实施者及患者参与有统一明确的规定。

医疗管理部门应定期、不定期地对手术患者在送达术前准备室或手术室前是否完成手术标记进行监督与管理，提出持续改进的措施并加以落实。

2. 医疗机构执行手术安全核查

医疗机构执行手术安全核查表应注意以下关键内容。

（1）明确手术团队中的术者、麻醉医师、手术室护士三方核查人员的职责，确保在手术过程中不遗漏手术安全核查表任何一个安全步骤。应明确各环节三方核查人员中负责发起安全核查的协调人，由其按照安全核查表项目逐一提问，三方人员逐一口头回答各自相关内容，并同时对照患者手环及病历，共同确认。我院手术安全核查常规由麻醉医师主持；局部麻醉下手术，手术安全核查由手术医师主持。

（2）明确手术安全核查表三个时段的具体执行内容，明确各核查信息项目"为什么做"及"如何做"。①麻醉实施前，安全核查的关键内容是确认手术患者身份、手术部位、术式名称以及相关的术前准备是否完成；②切开皮肤前，安全核查的关键内容是确保三方核查人员在各自专业角度关键问题上的再次沟通、风险预警及相应准备；③患者离开手术室前，安全核查的关键内容是确保准确的手术物品清点及标本处置、术后注意事项等。

（3）其他需要注意的问题：①手术安全核查强调口头确认手术安全核查表的所有项目，应避免把核查表仅当作书面文件使用，不得流于形式；②避免核查内容不完整或核查人员缺席，手术团队各成员应高度负责，按照制度要求就手术安全问题进行认真问答、充分沟通，避免简单或草率；③要注意预防性抗菌药物给药时间等信息的核查，应按照相关文件的要求执行，尽量减少手术部位感染的风险。

世界卫生组织（WHO）在推荐使用手术安全核查表时建议："各地可根据自身情况对手术安全核查表进行适当修订，但是原则和精髓应当予以保留。"各医疗机构在修订手术安全核查表时，须坚持手术安全核查项目只增不减、规范要求就高不就低的原则，制订适用于本机构的具体手术安全核查表范本。但同时应强调，医疗机构在实现手术安全核查表本土化的过程中，要注意避免使核查表内容过于复杂而难于操作。

3. 将手术安全核查表纳入病历

手术安全核查表作为对手术安全核查工作的客观记录，住院患者"手术安全核查表"应归入病历中保管，非住院患者"手术安全核查表"由麻醉手术科、介入诊疗科或消化内镜室负责保存 1 年。

二、手术安全核查制度适用范围

适用于各级各类手术，包括但不限于以下几种情况。

1. 常规手术

对于常规手术，如阑尾切除、择期剖宫产、甲状腺手术等，手术安全核查制度同样适用。尽管这些手术在日常实践中比较常见，但每一例手术仍然需要严格的手术安全核查，以确保手术过程的顺利进行和患者的安全。

2. 复杂手术

对于复杂手术，如心脏手术、神经外科手术、器官移植等，手术安全核查制度更是必不可少。这类手术往往具有较高的风险和复杂性，需要医疗团队更加严密的协作和核查，以确保手术的成功和患者的安全。

3. 紧急手术

在紧急情况下进行的手术，如创伤手术、急腹症手术等，手术安全核查制度同样适用。虽然时间紧迫，但在手术开始之前仍需进行必要的核查和确认，以最大程度地减少手术风险和提高成功率。

4. 微创手术

微创手术，如腹腔镜手术、关节镜手术等，虽然操作相对较小，但仍然需要严格的手术安全核查。在这类手术中，医疗团队需要确保器械和影像设备的准备和操作正确，以确保手术的成功和患者的安全。

无论手术类型如何，手术安全核查制度都是保障手术安全和提高手术质量的重要环节。它通过多方确认和核查，减少了手术中可能出现的错误和意外，保障了患者的安全和权益。因此，无论是什么级别、类型的手术，都应该严格执行手术安全核查制度。

其他有创操作可以参照执行。

三、手术患者佩戴标示

患者均应佩戴标示有身份识别信息的标识，包括但不限于带有患者姓名、出生日期、医院标识等信息的手术患者腕带或贴纸，以便在手术前进行核查和确认。手术患者腕带或贴纸是手术室核查患者身份的重要工具之一。在手术前，医务人员会仔细核对患者手术标识上的信息，确保与患者本人的身份信息一致。这有助于防止患者身份混淆和手术错误，保障手术的安全性和准确性。

此外，标示有患者身份识别信息的标识也有助于医务人员在手术过程中对患者进行正确的识别和确认，以确保手术在正确的患者身上进行，并避免患者身份混淆导致的意外事件发生。

因此，佩戴患者身份标识对于手术安全核查是至关重要的一环，医疗机构应当严格执行这一要求，确保手术患者的安全和手术质量。

四、手术安全核查主持

由手术医师或麻醉医师主持，在手术前，手术医师会与手术室护士、麻醉师等相关人员一起进行手术安全核查，并逐项填写"手术安全核查表"。

在核查过程中，三方共同执行，并对核查表中的各项内容逐项进行确认和记录。这些内容通常包括但不限于患者身份、手术部位、手术项目、特殊情况、手术用品准备情况等。通过共同执行手术安全核查，可以确保多方参与、多方确认，减少人为失误的可能性，提高手术的安全性和质量。

在手术安全核查过程中，医务人员需要密切合作，认真核对每一项内容，确保手术前的准备工作充分和准确。

五、实施手术安全核查的内容及流程

（1）麻醉实施前：三方按"手术安全核查表"依次核对患者身份（姓名、性别、年龄、病案案号）、手术方式、知情同意情况、手术部位与标识、麻醉安全检查、皮肤是否完整、术野皮肤准备、静脉通道建立情况、患者过敏史、抗菌药物皮试结果、术前备血情况、假体、体内植入物、影像学资料等内容。

（2）手术开始前：三方共同核查患者身份（姓名、性别、年龄）、手术方式、手术部位与标识，并确认风险预警等内容。手术物品准备情况的核查由手术室护士执行并向手术医师和麻醉医师报告。

（3）患者离开手术室前：三方共同核查患者身份（姓名、性别、年龄）、实际手术

方式，术中用药、输血的核查，清点手术用物，确认手术标本，检查皮肤完整性、动静脉通路、引流管，确认患者去向等内容。

（4）三方确认后分别在"手术安全核查表"上签名。

六、手术安全核查要点

手术安全核查必须按照上述步骤依次进行，上一步核查无误后方可进行下一步操作，不得提前填写表格。这种按序进行的方式可以确保手术安全核查的全面性和准确性，避免遗漏或错误。

提前填写表格可能导致核查过程中出现不一致或遗漏重要信息的情况，增加手术风险。因此，医疗团队必须在实际操作中依次执行核查步骤，并在每一步核查完毕后填写相应的表格，以记录核查过程和结果。

这种严格按序进行核查的做法是为了确保手术安全和手术质量，医疗机构通常会在手术安全核查的相关规定和程序中明确要求医疗团队严格遵守这一原则。

七、术中用药、输血的核查

由麻醉医师或手术医师根据情况需要下达医嘱并做好相应记录，由手术室护士与麻醉医师共同核查。通常情况下，术中用药和输血的核查由麻醉医师或手术医师下达医嘱，并做好相应记录，由手术室护士与麻醉医师共同核查。在术中用药和输血的核查过程中，通常包括以下6个步骤。

（1）医嘱下达与记录：麻醉医师或手术医师根据患者的情况需要下达用药或输血的医嘱，并在患者的医疗记录中做好相应的记录。

（2）核查药品或输血品种：手术室护士与麻醉医师共同核查所使用的药品或输血的品种，确保与医嘱一致，并检查药品或输血的标签、有效期等信息。

（3）核查患者身份：医疗团队核查患者的身份，确保用药或输血对象正确。

（4）核查用药或输血过程：在给予药物或输血过程中，医疗团队需要。

（5）密切监测患者的反应，并及时调整用药或输血的速率和剂量。

（6）记录用药或输血过程：手术室护士在术中记录用药或输血的过程，包括给药时间、剂量、反应情况等，以便术后审查和追溯。

八、"手术安全核查表"的保管

对于住院患者，"手术安全核查表"通常应该归入其病历中进行保管。这样可以确保手术安全核查表与患者的其他医疗记录一起保存，并且方便术后的回顾和审查。

而对于非住院患者，由于他们没有病历在医院中长期保管，所以手术室通常会负责保存其手术安全核查表，并且保存时间一般为1年。这种做法有助于在术后一段时间内仍然能够追溯手术过程中的安全核查情况，以备可能的审查或其他需要。

这些规定通常是医院内部根据相关法规和规章制订的，旨在确保医疗记录的安全、完整性和可追溯性，以保障患者的权益和医疗质量。

九、手术安全核查制度的责任人

手术科室、麻醉科与手术室的负责人是本科室实施手术安全核查制度的第一责任人。这些负责人在医疗机构内扮演着关键角色，他们有责任确保手术安全核查制度得到有效实施并得到全体医务人员的遵守。

作为第一责任人，他们通常负责以下职责。

1. 制订制度和规范

负责人需要制订相关的手术安全核查制度、规范和流程，并确保这些制度符合法规要求和最佳实践。

2. 培训与教育

负责人需要组织和开展医务人员的培训与教育工作，确保所有参与手术的人员都了解并掌握手术安全核查的要求和程序。

3. 监督和检查

负责人需要对手术安全核查的执行情况进行监督和检查，确保核查过程符合规定，并及时发现和纠正问题。

4. 跟踪和评估

负责人需要跟踪手术安全核查的实施情况，并进行定期评估，发现问题并及时改进制度和流程。

5. 倡导和推广

负责人需要积极倡导手术安全核查的重要性，并推广最佳实践，促进医务人员的参与和配合。

通过这些措施，手术科室、麻醉科和手术室的负责人可以确保手术安全核查制度的有效实施，最大限度地保障患者的安全和手术质量。

十、手术安全核查制度实施情况的监督与管理

医务处、护理部等医疗机构职能科室应加强对本院手术安全核查制度实施情况的监督与管理，提出持续改进的措施并加以落实。他们通常会承担以下责任。

1. 监督与评估

医务处、护理部等职能科室负责监督手术安全核查制度的执行情况，包括核查流程的遵守情况、记录的完整性等，并进行定期评估。

2. 提出改进措施

基于对手术安全核查制度执行情况的监督与评估，医务处、护理部等科室应提出持续改进的措施，针对存在的问题提出相应的改进方案。

3. 协调资源支持

医务处、护理部等科室负责协调和提供必要的资源支持，包括人力、物力等，以确保手术安全核查制度的有效实施。

4. 培训与教育

进行相关培训与教育，帮助医务人员了解手术安全核查制度的重要性，并掌握正确的执行方法。

5. 推动落实改进措施

通过医务处、护理部等职能科室的监督与管理，可以促进手术安全核查制度的不断改进和提高，进而保障患者的手术安全和医疗质量。

总而言之，严格执行手术安全核查制度对于医疗机构和患者的安全都至关重要，以上措施的执行，可以确保手术安全核查制度得到有效实施，最大限度地降低手术风险，保障患者的安全和医疗质量。

参考文献

［1］柳瑾.手术安全核查制度实施体会[J].中国实用神经疾病杂志，2011，14（13）：90-91.

［2］张捷，王辉，王微.手术安全核查制度的规范化管理[C].中华护理学会第16届全国手术室护理学术交流会议论文集，2012：1664-1666.

［3］张芬.手术安全核查制度在手术室安全管理的作用[J].齐齐哈尔医学院学报，2015（7）：1051-1053.

［4］张优珍，孟根.手术安全核查制度的实施与监管[J].卫生职业教育，2012，30（18）：132-133.

［5］潘晓燕，吴静，李弛.提升医护人员执行手术安全核查制度的有效性[J].国际护理学杂志，2011，30（11）：1733-1735.

（汪玲艳）

第二节　手术体位与静脉穿刺置管

一、手术体位

手术体位是指患者在手术中的身体姿势和位置，手术体位的选择和正确使用对于手术的成功和患者的安全至关重要。手术体位安置是患者实施手术的必要前提，也是手术室护理的核心技术之一，临床上标准手术体位安置需要手术室护士、手术医师和麻醉医师三方协同进行，要求满足手术野显露、患者气道安全、体位安全舒适等需求，预防和减少体位并发症的发生。

标准手术体位包括仰卧位、侧卧位、俯卧位，其他手术体位均在此基础上演变而来。头颈口腔手术常规采用仰卧位。

（一）手术体位：仰卧位

仰卧位也称平卧位，是种自然的休息姿势患者仰卧，头下置枕，双上肢置于身体两侧或自然伸开，双下肢自然伸直。可分为头颈后仰位、头高足低仰卧位、头低足高仰卧位、人字分腿仰卧位等，头颈手术主要采用头（颈）后仰卧位。

1.方法

方法一：肩下置肩垫（平肩峰），按照需要抬高肩部。颈下置颈垫，使头后仰，保持头颈中立位，充分显露手术部位。

方法二：头部置头枕，先将手术床调节至头高脚低位，再按需降低头板形成拉伸。

2.适用范围

口腔、颈前入路等手术。

3.注意事项

（1）防止颈部过伸，引起甲状腺手术体位综合征。

（2）注意保护眼睛。

（3）有颈椎病的患者，应在患者能承受的限度之内摆放体位。

（4）甲状腺手术部位较为特殊，使得手术后体位综合征的发病风险较高，因此通过正确摆放手术体位来确保手术的顺利进行并预防术后并发症具有重要意义。

（二）手术体位安置原则

（1）保持人体正常的生理弯曲及生理轴线，维持各肢体、关节的生理功能体位，防止过度牵拉、扭曲及血管神经损伤，使患者处于功能位。

（2）保持患者呼吸通畅、循环稳定。

（3）各种衬垫物和支撑物的放置位置和支撑点，着力点和固定点要满足手术和患者的双重需求，注意分散压力，防止局部长时间受压，保护患者皮肤完整性，使患者处于功能位。

（4）保护患者隐私。

（5）安置体位并妥善固定患者后应逐一检查，避免患者身体与金属接触造成电烧伤和挤压伤，保证患者皮肤的完整性。正确约束患者时，约束带须松紧适宜，以固定后能容纳一指为宜，保持体位稳定，防止术中移位、坠床。

（6）全身麻醉后对眼睛实施保护措施，避免术中角膜干燥及损伤。

（三）手术体位对机体的影响

1. 对呼吸系统的影响

重力作用引起器官组织移位和体液再分布，导致胸腔和肺容量的变化，以及外来压力包括体位架，手术操作的挤压，体位安置不当等可造成肺通气不足、呼吸功能受损、上呼吸道梗阻、窒息。

2. 对心血管系统的影响

重力作用可引起组织器官之间和组织器官内的血液分布发生改变，机体需要通过一系列复杂调节机制维持血流动力学稳定，以保证中枢神经系统适宜的灌注血流量。在麻醉状态下，这种保护性的反射作用减弱或消失从而导致中枢神经功能减弱易造成身体损伤。此外，麻醉后血管扩张，血管运动中枢功能减弱，坐位、头高足低位、截石位改为平卧位以及产妇仰卧位时压迫腹主动脉，均可导致有效循环血量减少而引起低血压。截石位双腿抬高，回心血量增加，可诱发急性肺水肿。

3. 对神经系统的影响

全身麻醉后，由于患者全身肌肉松弛，脊柱和各大小关节均处于无支撑无保护状态。体位不当，过度牵拉、压迫还可导致周围神经如臂丛神经、桡神经、尺神经、腓总神经、腘神经的损伤，损伤后患者表现为不同程度的功能障碍，损伤侧的肢体不明原因疼痛，局部感觉障碍和运动异常。

（四）体位安置对患者手术诊疗的临床意义

现代麻醉学认为，患者处于麻醉状态时，全部或部分知觉已丧失，肌肉松弛，保护性反射作用大部分已经消失或减弱，基本失去了自主调节能力，加上重力的影响，改变体位对呼吸、循环所产生的生理功能变化会更加显著，如果麻醉平面过高，呼吸管理不到位，则易出现自主呼吸抑制，这时二氧化碳潴留与缺氧将比较严重，还有可能会出现低血压、心动过速及神经损伤或麻痹等并发症。与此同时，还会引起器官组织血流分布的改变、器官组织的移位、肺部气体交换的变化、皮肤完整性的改变等。如果医护人员不能正确地进行体位摆放及保护，可能会给患者带来不必要的损伤。

正确的手术体位是手术进行的必要条件，为患者安置各种手术体位时，要充分运用力学原理，体位固定松紧适度（约束带固定一指为宜），既要便于手术者操作，又要考虑到患者解剖和生理的耐受程度。不同手术体位身体的负重点和支点都会发生变化，相应组织承受的压力、剪切力和摩擦力也会随之发生变化。

手术体位选择和操作是手术的重要环节，是手术的关键。正确选择和操作手术体位可以提高手术质量和效率，降低手术风险，提高患者的手术满意度和康复效果。

二、静脉穿刺置管术

静脉治疗是将各种药物（包括血液制品），通过静脉注入血液循环的治疗方法，包括静脉注射、静脉输液和静脉输血。

静脉输液技术是手术室护理操作中常用的一项治疗方法，建立顺畅的静脉通路是维持术中患者各项生命体征平稳，保证手术安全的前提。此项看似简单的操作，其实各个环节涉及的问题较多，存在着较多的护理风险，并且关系到患者的生命安全。在进行静脉输液时，应严格遵循无菌操作原则和规范操作程序，正确使用相关用具，准确执行医嘱，并注重导管的维护和管理。建立安全、合理、有效的静脉通道，及时处理输液故障，是手术室护士必须掌握的基本技能。以下是关于手术患者术中输液操作及静脉通路管理的具体要求。

1. 术前准备

（1）患者进入手术室后，协助其平卧于手术床上，双手外展小于90°，水平置于托板上。

（2）安全核查（对患者进行两种及以上方式的身份识别，询问过敏史）和安置心电监护。

（3）向患者说明静脉输液的目的及注意事项，进行心理护理，消除其紧张情绪。

（4）宜选用一次性安全型注射和输液装置，一人一用一灭菌，应遵循无菌技术操作原则，操作前后应执行 WS/T313 规定，不应以戴手套取代手卫生。

（5）评估患者的年龄、病情、过敏史、静脉治疗方案、药物性质等，选择合适的输注途径和静脉治疗工具。

2. 选择穿刺部位

（1）评估患者的年龄、病情、过敏史、药物性质等，选择合适的输注途径和静脉治疗工具。

（2）评估穿刺部位皮肤情况和静脉条件，一般手术选择粗直、弹性好、无静脉炎且易于固定的上肢静脉穿刺，因其成功率高、痛苦小、方便麻醉用药。如两侧上肢无法穿刺时，则选择下肢大血管穿刺。

（3）静脉穿刺的上肢应尽量与缠有血压袖带的上肢分开，侧卧位手术应选择健侧上肢输液。一般手术建立 1 条静脉通道（18G）即可，遇大手术或大出血的手术需备 2 ～ 3 条静脉通道（16G），以保证麻醉用药和输液、输血的需求。

3. 静脉穿刺技术

（1）头颈手术常规左上肢穿刺，动作要轻、柔、快、准，以减少患者痛苦，增强患者对手术的信心以及对手术室人员的信赖。穿刺成功后，用无菌透明敷贴将套管针固定，并在敷贴上注明穿刺时间。

（2）严格遵循无菌操作原则。

（3）熟练掌握穿刺技术，避免反复穿刺，减少微粒成分带入和皮下探测血管的次数。

4. 静脉通路管理

（1）术前禁食、禁饮，加上手术创伤性失血、失液，在术前 30 ～ 60 分钟内快速输液 500mL，以防术中血压急剧下降。术中应密切观察输液瓶内液面情况，及时更换。

（2）对急性失血及术中大量出血的患者，应有专人管理静脉通路，防止气体栓塞，尽管空气栓塞在临床工作中发生概率较低，但造成空气栓塞的原因与护士的操作有着密不可分的关联，输液导管内的空气未排净，导管连接不紧造成漏气，术中加压输液时无人看护至液体输完未及时更换等均是发生空气栓塞的直接原因。防脱管、防开裂、防滴空是避免发生空气栓塞的简单又有效的方法。

（3）术中体位摆放及术毕搬运转运患者时，应妥善固定静脉通路，防止穿刺针移位。术毕与病房护士交接，保证输液畅通及穿刺部位无红肿、疼痛。

（4）确保患者安全和手术顺利进行。

5. 注意事项

（1）宜选择上肢静脉作为穿刺部位，避开静脉瓣、关节部位以及有瘢痕、炎症、硬结等处的静脉。

（2）成年人不宜选择下肢静脉进行穿刺。

（3）应告知患者穿刺部位出现肿胀、疼痛等异常不适时，及时告知医务人员。

（4）应根据药物及病情调节滴速。

（5）输液过程中，应定时巡视，观察患者有无输液反应，穿刺部位有无红、肿、热、痛、渗出等表现。

（6）输入刺激性、腐蚀性药物时，注意观察回血情况，确保导管在静脉管腔内。

参考文献

［1］马君红 . 甲状腺手术体位的研究及护理 [J]. 科学养生，2020，6（8）：16.

［2］柴艳红，贾丽娟，张红梅，等 . 侧卧位手术体位摆放研究进展 [J]. 护理研究，2014，27（9）：3336-3338.

［3］郑志勤 . 手术体位不当所致并发症的原因及预防措施 [J]. 中国现代药物应用，2013，21（5）：182-183.

［4］王晓芒 . 预见性护理对于输液患者疼痛效果观察 [J]. 中国卫生业，2012，35（12）：48.

（李　兴）

第三节 机器人辅助甲状腺及口腔肿瘤手术护理特点

一、机器人辅助经腋入路甲状腺手术护理配合

（一）适应证

1. 良性甲状腺疾病

①符合手术指征的直径≤5cm 的甲状腺腺瘤和结节性甲状腺肿或伴囊性病变；②Ⅰ～Ⅱ度肿大的原发性或继发性甲状腺功能亢进。

2. 甲状腺癌

①肿瘤直径≤2cm；②无气管、食管和神经等邻近器官侵犯；③无颈部淋巴结广泛转移且肿大淋巴结无融合固定；④上纵隔无淋巴结肿大；⑤患者知情同意且有强烈的美容意愿。

3. 甲状腺旁腺功能亢进

术前定位甲状旁腺位于颈部，且能耐受手术、无胸廓畸形的原发性、继发性甲状旁腺功能亢进的患者。

（二）禁忌证

（1）颈部手术或颈部放疗史，拒绝实施机器人甲状腺手术患者，妊娠期或哺乳期妇女。

（2）颈部短平、胸廓畸形等患者。

（3）胸骨后甲状腺肿。

（4）良性甲状腺肿块直径＞5cm。

（5）分化型甲状腺癌：肿瘤伴甲状腺外侵犯累及周围器官，广泛颈部淋巴结转移或肿大淋巴结融合固定，转移的淋巴结囊性变，转移淋巴结直径＞2cm，甲状腺癌伴远处转移，甲状腺背侧肿瘤突出甲状腺被膜外。

（6）原发性、继发性甲状旁腺功能亢进患者，术前定位甲状旁腺于颈部以外的部位。

（7）伴有严重凝血功能障碍、心肺功能障碍，不能耐受全身麻醉手术患者。

（三）麻醉方式

气管插管麻醉。

（四）手术体位

单侧腋窝乳晕入路（UAA）：患者手术体位采取垫肩仰卧位，头偏向健侧约45°，患侧上肢自然外展90°～180°，显露患侧腋窝及患侧乳晕手术切口位置。

（五）手术切口

以腋窝自然第二皱褶切口，在直视下完成切皮和逐层分离至胸大肌外侧缘上端，置入悬吊拉钩显露手术操作腔隙（图7-1）。

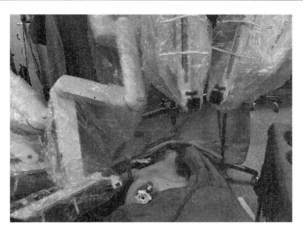

图 7-1　手术切口

（六）用物准备

1. 敷料

基础包、手术衣、剖胸单、桌布。

2. 器械

甲状腺器械、甲状腺腔镜、腔镜甲状腺拉钩。

3. 一次性用物

胸双纱、纱球、纱条、吸引气管 3 个、三升袋、20 号刀片、头颈套针、2-0、3-0 幕丝线、无菌手套、导尿包、切口保护膜、穿刺针、50mL 注射器。

一次性耗材：一次性穿刺器、消融电极、可吸收缝线、止血材料、高负压引流瓶、超声刀。

4. 机器人用物

机器人手术器械：机器人 30° 镜、机器人双极线、穿刺器、金属套管、闭孔器、套管密封件、中心立柱套、机械臂无菌套 4 套。

专用手术器械臂器械：MARYLAND 双极镊、CADIERE 抓钳。

（七）手术配合（表 7-1）

表 7-1　机器人辅助经腋入路甲状腺手术配合

手术步骤	洗手配合	巡回配合
术前访视	同巡回	术前访视患者，并提前一日与手术医师沟通手术所需用物及手术器械，特别关注达芬奇手术机器人器械，了解手术体位及分布机器人的机位，与手术医师、麻醉医师和洗手护士共同制订相应手术护理计划

手术步骤	洗手配合	巡回配合
机器人设备及用物准备	协助巡护护士准备机器人设备	1. 检查蓝色光缆，取下每根蓝色系统光缆的保护帽，检查连接器和系统插座是否有碎屑，并链接到影像处理平台 Core（系统集成组件）后面的接口，另一端分别连接到医师操控台 2. 根据手术部位，将机器人挪至术区宽敞位置 3. 开启影像处理平台、能量平台、摄像系统 4. 腔镜手术耗材准备：一次性穿刺器、结扎夹、可吸收缝线等
术前准备	准备敷料器械等，提前 15 分钟洗手，整理无菌台用物，并逐一清点用物	核对患者信息，建立静脉通道，首选健侧上肢穿刺，三方核查后，协助麻醉，协助摆放手术体位，保护皮肤，暴露手术野，备好清点记录单、安全核查表，和洗手护士共同清点手术物品，准备消毒液、灭菌注射用水。遵医嘱使用抗生素，安置尿管
套无菌保护罩	与巡回护士配合，为机器人套无菌保护罩（要点：严格执行无菌技术；先为机器人立柱套上保护罩，再套机械臂；注意从左到右或从右到左单向套无菌保护罩；注意无菌保护罩上的磁铁与立柱和机械臂上的磁铁连接紧密） 套好无菌保护罩后，解锁小臂关节与大臂关节，将机械臂抬高并收拢	协助洗手护士铺置立柱无菌套、机械臂无菌套
皮肤消毒	铺好无菌台，按要求递消毒钳、消毒用纱球消毒腹部切口，递无菌治疗巾，并组装好腔镜器械与台下巡回老师清点用物数目	清点数目
连接吸引器及影像系统	配合台下巡回护士接好各种管路管道以及导线	连接吸引器、能量器械、摄像头线、光纤线等设备，注意连接镜头后使光源处于关闭状态

续表

手术步骤	洗手配合	巡回配合
操作空间建立 自腋窝切口向甲状腺术区游离皮瓣，下至锁骨上，上至甲状软骨，内侧至同侧胸锁乳突肌内侧缘，乳晕切口沿拟订通道至甲状腺术区并与术区操作空间汇合，腋窝内置入拉钩，继续沿胸锁乳突肌胸骨头与锁骨头间隙分离，将胸骨头牵开继续游离胸锁乳突肌胸骨头及同侧颈前肌群，拉钩将自腋窝至甲状腺床皮瓣、同侧胸锁乳突肌胸骨头及同侧颈前肌群悬吊开，建立操作空间，显露患侧甲状腺后，乳晕切口置入加长8mm 穿刺器，腋窝切口分别置入8mm 镜头穿刺器、其中乳晕处连接 3 号臂机器人专用直径 8mm 分离钳，腋窝 2 个 8mm、穿刺器分别连接机器人专用双极电凝单孔长抓钳或机器人专用无创单孔心包抓钳和超声刀，三者呈三角形放置，完成机器人入位对接	1. 三方安全核查 2. 碘伏纱球消毒皮肤 3. 递皮刀、齿镊切开皮肤，建立操作空间 4. 递腔镜甲状腺拉钩牵引	配合医师安装甲状腺腔镜拉钩的基座
机器人智能对接引导	注意机械臂的高度及周围环境，避免污染无菌机械臂及无菌台，控患者与器械之间的安全距离，协助巡回护士及外科医师移动激光标志对准镜孔	在床旁系统屏幕上选择解剖结构，再选择患者手术车的位置，长按智能对接引导推动患者手术车，握住控制舵把手、按下驱动启用开关并缓慢推动患者手术车至手术台，监控患者与器械之间的安全距离移动激光标志至距离初始内镜穿刺孔 5cm 范围以内。这个操作使 da Vinci 吊杆（Boom）中心位于初始内镜穿刺孔上方
协助医师进行目标自动定位	协助医师入位初始内镜臂，将内镜指向目标解剖区域，执行目标自动定位	医师入位初始内镜臂，将内镜指向目标解剖区域，执行目标自动定位
协助医师执行手动机械臂调整	协助医师对齐内镜臂，调节初始内镜臂上的活动关节（FLEX），使用激光标志作定位引导。使内镜臂后部与激光标志平行。 对接入位其余的机械臂，将其余的机械臂与相应的穿刺孔对接。（注意：在对接过程中需要解锁小臂关节）	

手术步骤	洗手配合	巡回配合
协助医师执行手动机械臂调整	协助医师调节各机械臂上的活动关节（FLEX）使其与初始内镜臂至少保持一拳的距离，调节患者安全距离，如果是距离患者或其他无菌障碍物不到一拳的距离，则应调节每一个机械臂与患者之间的安全距离。（注意：调整穿刺器的进气孔，避免压伤患者皮肤）	
协助医师安装机器人器械	协助医师在直视下安装各机械臂的器械，注意，安装完毕后，将器械的前端放入目标解剖区域视野内	
1. 甲状腺腺叶切除：3 号臂分离钳牵开胸锁乳突肌锁骨头，暴露视野，1 号臂抓钳将腺叶向气管前牵开，超声刀凝切甲状腺中静脉后，游离甲状腺外侧面，将甲状腺上极向下牵拉，采用上极脱帽技术处理上极，超声刀处理上极血管，注意保护上甲状旁腺和喉上神经。1 号臂将下极向上牵拉后，紧靠甲状腺腺体处理甲状腺下极血管，注意保护下甲状旁腺。将腺叶向气管前牵拉后，3 号臂分离钳腺叶后方分离寻找喉返神经后予以保护，超声刀完整切除腺体至气管前，切除腺叶及峡部，注意完整切除锥状叶 2. 用标本袋取出标本后送术中冰冻病理检查 3. 清扫气管前及喉前脂肪淋巴组织：抓钳提起气管前组织，识别血管并切断，清扫气管前脂肪淋巴组织。钳夹提起锥状叶及喉前脂肪组织，超声刀清扫喉前锥状叶及淋巴脂肪组织 4. 解剖喉返神经、清扫气管食管沟脂肪淋巴组织：抓钳提起并分离患侧颈总动脉前组织，直视下分离钳解剖喉返神经，清扫气管食管沟脂肪淋巴组织。其中右侧注意清扫喉返神经背侧淋巴脂肪组织	1. 缝制纱条 2. 配合手术 3. 用手套制作标本袋	配合台上准备用物

续表

手术步骤	洗手配合	巡回配合
5. 冲洗：蒸馏水反复冲洗创面，最后检查操作空间确认无出血，确认纱布卷或纱布条无遗留撤出镜头臂，创面放置负压引流管自腋窝切口	1. 准备三升袋，连接吸引器进行冲洗 2. 放置止血材料，安置引流管 3. 准备清点用物	准备 37℃的灭菌蒸馏水和手术台上用物。清点用物
6. 撤出各臂器械、镜头臂及穿刺器。逐层关闭切口，间断缝合皮下，可吸收线皮内缝合皮肤后，无菌纱布包扎伤口	协助医师依次取下机械臂上的器械及镜头，取消机械臂与穿刺器的对接，抬高各机械臂，协助巡回护士将床旁系统推离	操作屏幕上长按 SterileStow，收回机械臂，并撤离出患者手术区域
三方核查后离室	收拾用物，固定标本	三方核查后护送患者离室并登记机器人使用记录，器械使用编号，拔出蓝色光缆，将保护盖盖好，关闭机器人系统（不能拔出电源）

二、机器人辅助口咽部肿瘤手术护理特点

口腔咽喉肿瘤是头颈部常见的恶性肿瘤，临床常规采取手术切除肿瘤、放疗、化疗或放化疗联合治疗。经口入路机器人手术（TORS）现已成为其标准治疗术式之一，相较常规开放性手术，此手术较少涉及气管切开，手术精准、微创、术中出血少，患者术后康复快。但咽喉是人类的呼吸通道、生命要塞，任何负性因素将导致患者大出血及窒息发生，因此需建立与实施标准化护理流程，以提高患者围手术期安全，促进术后康复。

口腔颌面部解剖结构复杂，毗邻许多重要器官、血管和神经，常涉及表情、语言、咀嚼、吞咽及呼吸等重要功能，在手术过程中易出现血管、神经损伤，甚至灾难性的大出血乃至休克死亡；口腔颌面部担负重要的美观功能，因此需以较小的创伤完成精准的手术操作，这一特点与达芬奇手术机器人的优势完美结合，其以优越的美观满意度、可滤除手部震颤、提供高清的手术术野、较高的美观满意度等优势，经口入路机器人手术因无须行气管切开，为避免术后窒息，术前评估尤为重要。麻醉医师、手术护士、责任护士做好术前评估。

（1）评估患者的年龄、病情、疾病类型、手术方式、麻醉类型及麻醉用药、病史、气道类型（喉镜检查时声门的视质量、咽部结构分级即 ASA 评分），测量体质量、身高和体重指数（BMI）。

（2）排除影响面罩通气密闭性的情况，如下颌退缩、无牙短颈、小下颌、巨舌、甲颏距离过短、张口困难、颈部活动度受限、颞颌关节活动度受限等与咽腔内部结构比例失调及生理特征异常的有关因素。

（3）预测和判断患者有无困难气道，是否会出现困难面罩给氧（DMV）。询问有无吸烟史、习惯性鼾史及阿司匹林不耐受三联征（气道高反应），了解患者有无肺部疾患、类风湿关节炎、肢端肥大、帕金森病、阿尔茨海默病、脑卒中等病史。

麻醉师根据患者病史、术前检查判断确定麻醉方式、麻醉药物选择，并做好跟踪观

察及管理。手术医师做好术中可能的手术方式改变及根据身体评估判断术中风险。护理人员根据患者病史、术中麻醉方式、麻醉用药、手术方式，制订围手术期护理安全方案。

三、术前准备

（1）嘱患者严格戒烟至少 1 天。

（2）控制收缩压不高于 150/90mmHg。

（3）控制血糖，对于糖尿病患者术前维持糖化血红蛋白 < 7%。

（4）术前禁食 6 小时、禁饮 2 小时。

（5）术前 30 分钟根据医嘱置入胃管和尿管。

（6）术前一晚男性患者剃除胡须。

（7）完成术前健康宣教。

四、术后护理

1. 体位护理

机器人手术为头面部手术，虽创伤小，但机体仍然会出现不同程度的应激代谢等延迟患者伤口愈合，导致患者舒适度降低。因此，患者麻醉清醒后拔除气管插管返回病房，护理人员应判断患者是否清醒、麻醉药是否消退、是否有并发症；通过评估和麻醉师进行交接并给以适当体位。术后麻醉清醒给予渐进性体位抬高：1 ～ 2 小时头部抬高 20°，2 ～ 4 小时头部抬高 30°，4 小时后头部抬高到 45° 以上，每 2 小时翻身 1 次并逐步抬高床头，防止术后腰酸背痛、尿潴留、头面部水肿的发生。

2. 气道护理

咽喉是人体的呼吸通道，任何原因导致的气道堵塞都将引发患者生命垂危。虽然大部分机器人手术患者避免了气管切开，但麻醉术后同开放手术一样，患者可能出现舌后坠、咽喉肿胀、伤口出血后误吸等造成气道梗阻，患者出现面色发绀，甚至出现呼吸困难、缺氧、窒息死亡。因此，气道护理尤为重要。

（1）病房管理：根据患者气道条件及困难气道的评估因素完善应急流程；准备足够完好的抢救用品及急救设备和药品，包括吸痰器、血氧饱和度仪、心电监护仪、呼吸机、除颤仪、各类型号的简易呼吸气囊、麻醉咽喉镜、鼻咽、口咽通气道管、喉罩、一次性吸痰管、止血材料、灯源、气管切开包、口咽通气管、鼻咽通气管、喉罩、麻醉喉镜、可视喉镜等；病房、手术室环境安静、温度、湿度适宜。

（2）术后气道通畅是手术患者恢复的关键，责任护士应定时进行患者的气道情况观察，术后给氧、心电监护、床边备好气道管理用物；24 小时内每 15 分钟观察 1 次氧饱和度、吸氧状态、患者面色及脉搏、血压等变化情况，并做好记录。24 小时后每小时、每班观察并记录。

3. 伤口护理

（1）机器人口腔咽喉的手术伤口和开放性手术伤口相同，手术完毕后需彻底进行术腔止血。

（2）术后可使用压舌板查看口腔，放置压舌板时力度不能过大，放置不能过深而触碰伤口。

（3）指导患者吐出口腔分泌物，观察分泌物的颜色，若为少许渗血，指导患者采用生理盐水漱口。如出血渐渐性增加，需立刻通知医师及时紧急压迫止血处理。

　　经口入路机器人手术且因其独特的手术优势，避免了常规手术的气管切开，但咽喉是人类的呼吸通道、生命要塞，任何负性因素将导致患者大出血及窒息发生，因此需规范落实术前评估策略，提供个性化术后的伤口出血、吞咽困难、误吸及窒息的观察和护理，同时，在体位管理、口腔护理、饮食营养管理、疼痛等跨学科管理方面需安全有效的实施。

参考文献

［1］何丽，曾玉，喻晓芬，等.机器人手术护理配合中国专家共识（2024版）[J].机器人外科学杂志（中英文），2024，5（2）：288-298.
［2］于文俊，席庆.达芬奇机器人在口腔颌面外科中的应用[J].中华老年口腔医学杂志，2021，19（6）：360-364.
［3］徐洁，刘会，黄妹林.经胸前乳晕入路达芬奇机器人辅助下甲状腺或甲状旁腺手术的围术期护理体会[J].中国微创外科杂志，2024，24（3）：235-240.

（徐小利）

第四节　中心静脉穿刺测压

　　危重以及大手术患者在治疗期间风险较大，患者在治疗期间很容易因为细胞代谢紊乱、组织灌注不足、有效血容量不足等增加患者手术风险，甚至危及患者生命安全，对此，危重以及大手术患者在治疗期间需要建立有效的静脉通路，保证患者治疗期间急救药物、营养液、血液等相关物质的输送，从而维持患者各项生理指标趋于稳定，降低患者治疗风险。

　　经皮穿刺中心静脉插管在临床逐渐得到应用，穿刺过程中的主要路径为锁骨下静脉、颈内静脉等，穿刺后将导管插入并到达上腔静脉区域，对于严重失血、严重脱水、血容量不足、心力衰竭、重症休克以及大手术患者均有较好的应用价值。通过中心静脉穿刺插管和测压，为患者建立有效的静脉通路，依靠中心静脉穿刺可为患者提供多方面的治疗与护理，如中心静脉压的监测、静脉补液以及给药、换血、静脉输入高营养物质等。上述不同应用均有助于维持患者各项指标的稳定性，进而为患者手术治疗提供依据。

一、适应证

　　中心静脉穿刺插管测压常用于脱水、失血和血容量不足、各类重症休克、心力衰竭和低心排血量综合征、体外循环心内直视手术等心脏大血管手术和其他重危患者。其用途包括：①监测中心静脉压（CVP）；②静脉输液、给药；③静脉高营养疗法；④抽取静脉血、放血或换血；⑤插入肺动脉导管及经静脉放置起搏导管；⑥经静脉抽吸空气及急诊血液透析。

二、穿刺插管方法

中心静脉导管插入上、下腔静脉与右房交界处，常用的方法是采用经皮穿刺技术，将特制的导管通过颈内静脉、锁骨下静脉或股静脉插入至上述部位。

1. 颈内静脉

（1）解剖特点：颈内静脉从颅底颈静脉孔内穿出，颈内静脉、颈动脉与迷走神经包裹在颈动脉鞘内，与颈内和颈总动脉伴行，先位于颈内动脉后侧，然后在颈内与颈总动脉的外侧下行，最后在锁骨下静脉汇合处，颈内静脉在颈总动脉的外侧稍偏前方。颈内静脉上段在胸锁乳突肌胸骨头内侧，中段在胸锁乳突肌两个头的后方，下端位于胸锁乳突肌胸骨头与锁骨头构成的颈动脉三角内。该静脉末端后方是锁骨下动脉、膈神经、迷走神经和胸膜顶，在该处颈内静脉和锁骨下静脉汇合，汇合后右侧进入右头臂静脉，左侧进入左头臂静脉。右胸膜圆顶较左侧低，右侧颈内静脉的穿刺点到乳头的连线，几乎与颈内静脉的走向平行，容易穿刺，更不会穿破胸导管，所以右颈内静脉是常选择的途径。

（2）穿刺途径：临床上常用中间径路。在胸锁乳突肌三角顶点穿刺进针，必要时使患者抬头，则三角容易显露清楚，胖和颈部粗短患者不易准确定位，可先摸到胸骨上切迹，然后沿锁骨外移确定锁骨头，在三角顶点定位时，左手示指可触及颈动脉，以便进针时可以避开。

（3）操作技术：具体如下。

1）平卧、去枕、头后仰，头转向穿刺对侧，必要时肩后垫高。助手将患者轻度头低位，使颈内静脉扩张。在血容量过多或者呼吸困难的患者，这一步可以省略。

2）良好的无菌技术。消毒铺巾后，再次确定解剖标志，尤其是颈动脉走向。颈内静脉位于胸锁乳突肌的胸骨头和锁骨头之间的三角形沟内，多数情况下位于颈动脉的前外侧。很多患者的三角形沟内可以直接看到颈总动脉的搏动，从而确定静脉穿刺点。如果患者清醒，穿刺点用1%利多卡因局部麻醉。

3）以胸锁乳突肌三角顶点环状软骨水平定位，此点部位较高，且偏离颈动脉，较为安全。左手指轻轻放在颈动脉搏动处外侧，右手持针，进针方向与胸锁乳突肌锁骨头内侧缘平行穿刺，与皮肤呈30°，针尖指向同侧乳头。可以先用细针探测颈内静脉的位置，以增加穿刺的安全性。在进针处呈小扇形探查。只要颈动脉搏动仍可触及，那么用探针在其外侧寻找静脉是很安全的。如果几次都未触及静脉，那么将针拔出，重新确定解剖位置，使穿刺点靠近颈动脉外侧数毫米，注意针尖方向一定不能偏向中间或左侧，否则会增加误伤颈动脉的风险。细针探到颈内静脉后，左手固定局部皮肤，右手轻轻退针。然后用带注射器的中心静脉穿刺针沿相同方向进针，注意进针部位和深度。进针时颈内静脉可能被压瘪，从而同时穿透静脉的前后壁。因此，穿刺针稍微超过预计深度后，就应该缓慢边回抽边后退。退针时，突然有暗红的静脉血进入针筒，标志穿刺针进入静脉。轻轻回抽血流通畅，以确定其位于颈内静脉内。

4）旋转取下注射器，从18G穿刺针内插入导引钢丝，导引钢丝的头端为J形或柔软可弯曲的直形，置入时不应遇到阻力，有阻力时应调整穿刺针位置，包括角度、斜面方向和深浅等，或再接上注射器回抽血液直至通畅为止，然后插入导引钢丝后退出穿刺针，压迫穿刺点，同时擦净钢丝上的血迹。穿刺过程应持续进行心电监测，导引钢丝置入过深触及右房或右室壁易引发心律失常。

5）将导管套在导引钢丝外面，导管尖端接近穿刺点，导引钢丝必须伸出导管尾端，用手拿住，右手将导管与钢丝一起部分插入，待导管进入颈内静脉后，边退钢丝，边插导管。恰当的置管深度是使其头端位于上腔静脉内与右心房连接处的上方，经右颈内静脉置管的深度一般为 12～13cm。置管成功后，导管通过螺旋接头与监测管道或输液管道连接，并缝针固定。用灭菌纱布或透明敷贴包扎。穿刺部位不应使用抗菌药膏，因为这可能会增加多重耐药菌和念珠菌属在导管处定植的风险。

（4）优点：①技术熟练穿刺易成功，在重危患者静脉可快速输血、补液和给药，导管位于中心循环，药物起效快，并可测量 CVP；②并发症少，相对较安全，出现血肿可以做局部压迫，穿破胸膜机会少；③一侧失败可经对侧再穿刺；④可经导管鞘插入漂浮导管。

（5）缺点：颈内静脉插管后颈部活动受限，固定不方便。

2. 锁骨下静脉

锁骨下静脉是中心静脉穿刺的重要部位。尤其适用于紧急容量治疗、需要长期经静脉治疗或透析，而不是短时间内用于监测。

（1）解剖特点：锁骨下静脉是腋静脉的延续，成人长 3～4cm，直径 1～2cm，起于第 1 肋骨外侧缘，于前斜角肌的前方，跨过第 1 肋骨，前斜角肌厚 1.0～1.5cm，将锁骨下静脉与位于该肌后侧的锁骨下动脉分开。静脉在锁骨下内 1/3 及第 1 肋骨上行走，在前斜角肌内缘与胸锁关节后方，与颈内静脉汇合，右侧形成右头臂静脉，左侧形成左头臂静脉。左侧较粗的胸导管及右侧较细的淋巴管在靠近颈内静脉的交界处进入锁骨下静脉上缘，右侧头臂静脉在胸骨柄的右缘下行，与跨越胸骨柄后侧的左头臂静脉汇合。

（2）操作技术：具体如下。

1）患者轻度头低位，双臂内收，头稍偏向对侧。在两肩胛骨之间放置一个小卷，以完全显露锁骨下区域。常规消毒铺巾，穿刺点用 1% 利多卡因局部麻醉。

2）在锁骨中、内 1/3 段交界处下方 1cm 处定点，右手持针，保持注射器和穿刺针与额面平行，左手示指放在胸骨上切迹处定向，穿刺针指向内侧稍上方，紧贴在锁骨后，对准胸骨上切迹进针，进针深度一般为 3～5cm。

3）如果第一次没有探到，将针退出，调整针方向，略偏向头侧，使针紧贴锁骨背侧面继续穿刺，避免增加穿刺针向下的成角。穿刺针进入静脉后，即可抽到回血，旋转针头，斜面朝向尾侧，以便导管顺利地转弯，通过头臂静脉进入上腔静脉，其他操作步骤与颈内静脉穿刺插管相同。

4）锁骨下静脉的位置较深，用 18G 套管针行锁骨下穿刺时很容易打折，从而影响对静脉穿刺成功的判断以及导引钢丝的置入。深静脉穿刺针比 18G 套管针更便于穿刺和置入导引钢丝。如果 3 次穿刺失败后，不宜再多次穿刺。锁骨下静脉穿刺点并发症特别是气胸和误及锁骨下动脉，与穿刺的次数有直接关系。应尽量避免双侧锁骨下静脉穿刺，因为可能会发生严重并发症包括双侧气胸、误伤锁骨下动脉后难以及时发现和压迫止血。与颈内静脉穿刺相比，锁骨下静脉穿刺的安全性更大程度上有赖于操作者的经验。操作者越有经验，并发症的发生率越低，气胸的发生率低于 2%，而误及动脉的概率低于 5%。

（3）优点：相对颈内静脉和股静脉其感染率较低，头颈部活动受限的患者容易操作，舒适度增加，特别适用于需要长期留置导管者。

（4）缺点：并发症较多，易穿破胸膜，出血和血肿不易压迫止血。

3. 颈外静脉

颈外静脉收集面部和耳周围静脉血流，在颈根部回流到锁骨下静脉，容易穿刺插管，成功率可达 85% ～ 95%。

（1）操作技术：具体如下。

1）穿刺时患者取头低位，手指压迫颈根部可使颈外静脉明显充盈。

2）多数情况下，最好应用 18G 套管针直接穿刺，轻轻牵拉皮肤，针与皮肤呈 30°角，在明显看到静脉处进针，轻轻抽到血后，置入套管。

3）也可用钢丝导引，J 形头导引钢丝比直头导引钢丝更容易经过锁骨下成功进入中心静脉。有时导丝并不如预期那样进入上腔静脉，而是偏向外侧进入锁骨下静脉，此时将同侧肩膀外展 90° 有助于导丝顺利进入中心静脉。此外，还可以采用以下方法，将患者手臂内收，由助手向骶尾侧轻轻牵拉肩膀，使颈外静脉走行变直，以便于导丝置入。然后沿导引钢丝置入中心静脉导管。

（2）优点：颈外静脉位置表浅，因此几乎没有误及动脉和气胸的风险，双侧均可作为中心静脉穿刺的安全部位。对出血性疾病患者也是较好的选择途径，若皮下出血比较容易控制。

（3）缺点：颈外静脉走行弯曲度较大，常需要反复调整导引钢丝的方向使其进入上腔静脉。在颈部静脉暴露困难、难以穿刺和不能成功置管的情况，会妨碍颈外静脉用于 CVP 监测。

4. 股静脉

股静脉是下肢最大静脉，位于腹股沟韧带下股动脉内侧，外侧为股神经。在无法行颈静脉和锁骨下静脉穿刺的情况下，如烧伤、外伤或者手术区域位于头颈部、上胸部等，可行股静脉穿刺。

（1）操作技术：具体如下。

1）穿刺点在腹股沟韧带下方 2 ～ 3cm，股动脉搏动的内侧 1cm，针与皮肤呈 45°角，如臀部垫高，则穿刺针与皮肤呈 30° 角。

2）低位股静脉穿刺：腹股沟韧带下 10cm 左右，针尖对向股动脉搏动内侧穿刺，便于消毒隔离和固定，注药护理方便，值得推荐使用。

3）股静脉置管既可在心电监护或荧光镜引导下将长的导管（40 ～ 70cm）置入下腔静脉接近心房的位置，也可将一根较短的导管（15 ～ 20cm）置入到髂总静脉。

（2）优点：即使是股动脉搏动微弱或摸不到的情况下也易穿刺成功，迅速建立输液径路。股静脉穿刺可以避免很多中心静脉穿刺常见的并发症特别是气胸，但是会有股动脉损伤，甚至更罕见的股神经损伤的风险。

（3）缺点：易发生感染，下肢静脉血栓形成的发生率也高，不宜用于长时间置管或高营养治疗。还可能有血管损伤，从而引起腹腔内或腹膜后血肿。另外，股静脉置管会影响患者恢复期下床活动。

5. 腋静脉

大面积严重烧伤的患者，其腋下区域常可幸免，既可用于动脉压监测也可用于静脉压监测。触及腋动脉，在其内侧旁开 1cm，将长 20cm 的标准导管置入腋静脉以监测上腔静脉压力。

6. 其他外周静脉

经外周静脉置入中心静脉导管（PICC）已经普遍替代经中心静脉置管，用于需要长期静脉内治疗的患者。PICC 的静脉通路通常选择肘前静脉，其中贵要静脉更为多见，因其走向较直，置管成功率高于头静脉。多数情况下留置 PICC 是为了长期药物治疗（如化疗或胃肠外营养），使用的是非常柔软的抗凝硅胶导管。少数情况下也可以采用长 40cm 的聚乙烯标准导管，从外周置入中心静脉位置，短期内用于输注血管活性药物或监测 CVP 和 PAP。

应注意的是如果将这种长导管从肘前静脉置入，当患者手臂外展时导管尖端可能会进入心脏，从而增加心脏穿孔或心律失常的风险。此外，如果已经置入了 PICC，再要放置另一条中心静脉导管时应该加以注意，因为可能会有割断 PICC 的风险。PICC 的优点包括可在局麻下床边操作，静脉置管相关并发症的发生率极低。

三、中心静脉导管和穿刺位置的选择

1. 中心静脉导管的选择

中心静脉导管的长度、型号、材料和管腔数目有所不同。根据置管的目的和预计放置时间的长短，选择不同的导管。选择的关键在于既要满足需求又要减少并发症。7F-20cm 的多腔导管既可监测 CVP，同时又可用于输注药物和液体，因此临床上应用最为普遍。此外，必须注意的是经外周静脉置入短而粗的静脉导管，更有利于快速补液。因为中心静脉导管尽管有多个管腔，实际上每个管腔的管径较细，而且管道较长，会显著影响补液速度。根据产品说明，7F-20cm 标准中心静脉导管 16G 管腔的最大流速仅为 16G-3cm 外周静脉导管最大流速的 1/4。

管腔较大的导管鞘常可替代多管腔的中心静脉导管，以进行中心静脉置管。这种导管鞘有一个 T 形侧路，可用于输注多种药物。另外，还可通过尾部的止血阀置入单腔导管，以持续监测 CVP。使用这种管径较大的导管鞘并不会避免并发症的发生，但是有利于快速置入起搏导线或肺动脉导管（PAC）。

2. 穿刺位置的选择

选择安全有效的静脉穿刺位置，需要考虑置管目的（用于压力监测还是用于给药或补液）、患者的病情、临床情况、操作者的技术和经验。如果患者严重凝血障碍，那么最好选择容易区分动静脉，并容易压迫止血的部位，此时选择颈内或颈外静脉要优于锁骨下静脉。如果患者有严重肺气肿或者并发气胸会导致严重后果，那么选择颈内静脉要优于锁骨下静脉，因为后者并发气胸的概率较大。如果紧急情况下需要经静脉置入心内起搏器，应首选右颈内静脉，因其更接近右心房。颈部外伤的患者，需要硬颈托制动，应该选择股静脉或锁骨下静脉进行置管，如果已经放置了胸腔引流管，那么后者更安全。临床医师要了解不同穿刺部位置入导管的深度，以保证导管尖端到达上腔静脉。与右侧颈内静脉相比，左侧颈内或颈外静脉的置管深度要增加 3～5cm。操作者本身的经验和技术水平是影响选择中心静脉置管最安全部位的重要因素，尤其是在紧急情

况下。

自 20 世纪 60 年代后期，右侧颈内静脉经皮穿刺应用于临床以来，麻醉医师广泛应用此项技术行中心静脉置管。其原因包括颈内静脉的解剖位置固定、变异少、容易确认、体表标识明显、离上腔静脉距离短。颈内静脉置管适用于绝大多数的外科手术，而且穿刺成功可达 90% 以上。

四、超声定位下行中心静脉置管

超声引导中心静脉穿刺置管有多种方法，可以利用多普勒效应将流动的红细胞反射的超声波转化为放大的声学信号从而定位动脉和静脉，也可以利用二维超声图像对血管进行定位后再行常规穿刺置。另外，利用超声技术实时引导穿刺过程，这种方法正在替代单次超声成像方法。

实时二维超声引导下行颈内静脉穿刺常使用 7.5 ～ 10MHz 的超声探头，穿刺过程中需要用无菌保护套进行防护。操作者左手持超声探头探寻要穿刺的血管，在二维超声图像中动静脉呈两个黑色的环状结构，静脉可以通解剖定位和可被压瘪的特性来确定。二维超声图像中可见到动脉搏动。超声引导静脉穿刺时，可以在横切面观（短轴）也可以在纵切面观（长轴）下进行穿刺。总的来说，横切面容易识别，可以同时确定动脉和静脉，而纵切面则可以全程显示穿刺针尖的位置，从而减少穿透静脉的后壁。当颈内静脉的图像位于屏幕的正中，可以直视下用 18G 穿刺针进行穿刺，然后按照标准流程完成穿刺过程。但是在置入中心静脉导管前，应该利用超声的纵切图像确定导引钢丝确实位于中心静脉内。

锁骨下血管超声成像较困难，常受患者体型和探头规格的影响。使用超声引导锁骨下静脉穿刺置管时，探头应放置在锁骨中外 1/3 交界处的锁骨下肌沟，在腋动脉和静脉穿出锁骨和第 1 肋骨所形成的骨管部位，可以看到其超声图像。动脉特性是不易被压瘪，血管径不会随呼吸而发生改变。横切面和纵切面图像均可获得，用于指导静脉穿刺。另外，在小儿患者进行常规的锁骨下穿刺径路时，可以将超声探头放置锁骨上以获得锁骨下静脉的纵切面图像。

五、中心静脉压的监测

用一直径 0.8 ～ 1.0cm 的玻璃管和刻有厘米水柱的标尺一起固定在盐水架上，接上三通开关，连接管内充满液体，排除空气泡，一端与输液器相连，另一端接中心静脉穿刺导管，标尺零点对准腋中线右心房水平，阻断输液器一端，即可测 CVP，这种测量 CVP 装置可自行制作，操作简易，结果准确可靠。有条件的单位也可用心血管系统监护仪，通过换能器、放大器和显示仪，显示和记录数据、波形。

六、并发症

中心静脉穿刺和导管留置过程中有时会出现一些并发症，主要包括机械性损伤、血栓形成和感染等。中心静脉穿刺的并发症与操作者的熟练程度有很大关系。训练有素、经验丰富的临床医师操作过程中，很少发生严重并发症，但是常见感染，这可能会导致发病率和病死率明显上升。

1. 机械性并发症

中心静脉置管的机械并发症主要包括血管损伤、心律失常、血气胸、神经损伤、心脏穿孔等，其中最为常见的是意外穿刺动脉。

（1）出血和血肿：颈内静脉穿刺时，穿刺点和进针方向偏内侧时易穿破颈动脉，进针太深可能穿破颈横动脉、椎动脉或锁骨下动脉，在颈部可形成血肿，凝血机制不好或肝素化后的患者更易发生，如两侧穿刺形成血肿可压迫气管，造成呼吸困难，故应尽量避免穿破颈动脉等。

穿刺时可摸到颈动脉，并向内推开，穿刺针在其外侧进针，且不能太深，一旦发生血肿，应做局部压迫，不要急于再穿刺。锁骨下动脉穿破可形成纵隔血肿、血胸或心脏压塞等，所以需按解剖关系准确定位，穿刺针与额状面的角度不可太大，力求避免损伤动脉。

（2）心律失常：此为常见并发症，主要原因为钢丝或导管刺激引起。应避免钢丝或导管插入过深，并防止体位变化所致导管移动，操作过程应持续监测 ECG，发生心律失常时可将导管退出 1～2cm。

（3）血气胸：主要发生在锁骨下静脉穿刺时，国外文献报道气胸发生率为 1% 左右，国内也有报道。因胸膜圆顶突起超过第 1 肋水平以上 1cm，该处与锁骨下静脉和颈内静脉交界处相距仅 5mm，穿刺过深及穿刺针与皮肤角太大较易损伤胸膜。所以操作时要倍加小心，有怀疑时听两侧呼吸音，早期发现，并及时应用胸腔引流和输血补液等措施，以免危及生命。

为了减少气胸和血胸发生，应注意以下事项：①没有经验者必须在有经验的上级医师的指导行下锁骨下静脉穿刺；② COPD、肺大疱或机械通气使用较高 PEEP 的患者穿刺过程应注意避免进针过深；③在穿刺过程中应吸氧，如发生呼吸困难，必须停止操作，并检查原因。

（4）神经和淋巴管损伤：中心静脉穿刺置管也能造成神经损伤，包括臂丛神经、膈神经、颈交感干、喉返神经和迷走神经等。此外，也可能导致慢性疼痛综合征。损伤胸导管可并发乳糜胸。

（5）血管和心脏穿孔：中心静脉置管并发症中最致命的是急性心脏压塞，其原因包括心包内上腔静脉、右心房或右心室穿孔导致心包积血，或静脉补液误入心包内。导管造成心脏穿孔从而引起急性心脏压塞时，起病急骤，发展迅速。因此，放置中心静脉导管的患者出现严重低血压时，应该高度怀疑是否出现心脏压塞。该并发症的临床表现一般出现较迟（穿刺后 1～5 日），这说明与穿刺操作本身相比，中心静脉导管的留置使用与该并发症的发生更有关系。

心脏穿孔的原因可能为：①导管太硬而插入过深；②穿刺导管被针尖切割而损坏，边缘锐利；③心脏收缩时，心脏壁与导管摩擦；④心脏原有病变，心腔壁薄脆。

心脏穿孔的预防方法包括：①导管顶端位于上腔静脉与右心房交界处，不宜太深；②妥善固定导管，尽量不使其移位；③导管不可太硬，用硅化聚乙烯导管者未见并发心脏穿孔。

2. 栓塞性并发症

除了血栓引起的栓塞，导管、导引钢丝或气泡也可引起栓塞性并发症。这种情况的发生总是与器材使用不当，因此必须对相关的医师和护士进行正确的教育与培训。

（1）血栓形成和栓塞：与导管相关的血栓并发症发生率与导管置入的位置相关，股静脉明显高于锁骨下静脉。中心静脉导管置入右心房则更易引起血栓，这可能与导管对心内膜的机械刺激有关。血栓形成与长期置管和高营养疗法有关，应注意液体持续滴注和定期用肝素生理盐水冲洗。

（2）气栓：中心静脉在吸气时可能形成负压，穿刺过程中更换输液器、导管或接头脱开时，尤其是头高半卧位时，容易发生气栓。预防方法是穿刺和更换输液器时应取头低位，避免深呼吸和咳嗽，导管接头脱开应立即接上或暂时堵住，穿刺置管时应尽可能不使中心静脉与空气相通。

3. 感染性并发症

感染是中心静脉穿刺置管后较晚期最常见的主要并发症，包括局部感染和血源性感染，特别是后者会明显增加住院费用和病死率。

防止感染的首要条件是严格执行无菌操作。如需长时间放置中心静脉导管，最好选择锁骨下静脉，因为颈内静脉或股静脉部位发生感染的风险较高。双腔导管由于其功能较多，有时临床上必须使用双腔导管，但是它比单腔导管发生感染的风险更大。导管可由硅酮、聚四氟乙烯树脂、聚氯乙烯、聚丙烯等不同材料制成。而且，相同材料由于制作工艺的不同，导管表面会有差别，从而影响细菌在导管表面的黏附情况。有肝素涂层的中心静脉导管可以减少与导管相关的血栓和感染的发生。另外，导管的制作过程中在其表面涂以抗微生物的药物如氯己定和磺胺嘧啶银或米诺环素和利福平，可减少细菌定植率以及血源性感染的发生。中心静脉导管放置时间越短越好，并每日加强护理，一般1～2周应更换导管，如有发热必须拔除。

参考文献

［1］MICHAEL A. GROPPER. 米勒麻醉学 [M]. 9 版 . 邓小明，黄宇光，李文志，译 . 北京：北京大学医学出版社，2021.

［2］JOHN F. BUTTER WORTH. 摩根麻醉学 [M]. 6 版 . 王天龙，刘进，熊利泽，译 . 北京：北京大学医学出版社，2020.

［3］卫军，张鹰 . 超声引导下右颈内静脉穿刺中心静脉置管术临床研究 [J]. 齐齐哈尔医学院学报，2014，35（16）：2490–2491.

（张彦圆　舒进军　李　兴）

第五节　有创动脉血压监测

有创动脉血压的监测在重症医学科已经得到广泛应用，在应用过程中要准确把握好有创动脉血压监测的适应证、操作方法及如何解读有创动脉血压波形等。但是在应用过程中也不可避免地碰到各种各样的影响因素，干扰有创动脉血压的监测，如管路的连接、压力传感器的位置、测压管的长度及材质等。因此，在日常的临床工作中应该准确分析有创血压的数值，从而为危重症患者的诊治提供可靠的数据支持。

血管内流动的液体对于单位面积血管壁的侧压力就构成了血压。动脉血压测量的

"金标准"是将动脉穿刺管直接插入周围动脉内，然后通过测压换能装置直接进行血压的测量，即有创血压监测（IBPM）。有创动脉血压的监测具有准确性、连续性、可靠性以及能够直接反映收缩压、舒张压及平均动脉压的瞬时变化，对危重患者病情的评估、抢救及治疗提供可靠的数据支持，具有十分重要的意义。

一、适应证

（1）各类危重患者、循环功能不全、体外循环下心内直视手术、大血管外科、颅内手术及可能有大出血的手术等患者。

（2）严重低血压、休克和其他血流动力学不稳定患者，以及用间接法测压有困难或脉压狭窄难以测出者。

（3）严重高血压、严重创伤、心肌梗死、心力衰竭、多脏器衰竭患者。

（4）术中血流动力学波动大，需用血管活性药物调控的患者。

（5）术中需进行血液稀释、控制性降压的患者。

（6）需反复采取动脉血样的患者。

（7）呼吸、心搏停止后复苏的患者。

（8）通过动脉压力波形提供诊断信息。

（9）根据收缩压变异度评价容量治疗的反应。

二、禁忌证

（1）Allen 试验阳性者禁行同侧桡动脉穿刺。

（2）局部皮肤感染者应更换测压部位。

（3）血管疾患的患者。

（4）凝血功能障碍的患者慎用。

（5）手术操作涉及的部位。

三、动脉插管部位

插管部位动脉内径够大、可扪及搏动均可供插管，具体选用何处动脉应根据患者实际情况，如体位、局部动脉通畅情况以及预计留管的时间等综合考虑。桡动脉（最常用左侧）部位表浅，侧支循环丰富，常为首选，此外股动脉、肱动脉、足背动脉和腋动脉均可采用。

四、动脉穿刺插管法

1. 桡动脉穿刺插管术

（1）掌弓侧支循环评估：腕部桡动脉位于桡侧屈肌腱和桡骨下端之间的纵沟内。桡动脉构成掌深弓，尺动脉构成掌浅弓。两弓之间存在侧支循环，掌浅弓的血流 88% 来自尺动脉。桡动脉穿刺前常用 Allen 试验法判断来自尺动脉掌浅弓的血流是否足够。具体方法如下。

1）抬高前壁，术者用双手拇指分别摸到桡动脉和尺动脉搏动。

2）嘱患者做 3 次握拳和松拳动作，压迫阻断桡动脉和尺动脉血流，直至手部变苍白。

3）放平前壁，只解除尺动脉压迫，观察手部转红的时间。正常为 < 7 秒；0 ~ 7 秒表示掌弓侧支循环良好；8 ~ 15 秒属可疑；> 15 秒属掌弓侧支循环不良，禁忌选用桡动脉穿刺插管。

4）改良 Allen 试验：利用监护仪屏幕上显示的 SpO_2 脉搏波和数字来判断。举高穿刺手，双手同时按压尺动脉和桡动脉显示平线和数字消失。放低手，松开尺动脉，屏幕出现波形和数字，即为正常，表明尺动脉供血良好；如不显示即为异常。适用于昏迷患者和不合作者。

（2）工具。

1）聚四氟乙烯套管针，成人用 20G，小儿用 22G。

2）固定用前臂的短夹板及垫高腕部用的垫子（或纱布卷）。

3）冲洗装置，包括接压力换能器、三通开关、延伸连接管及输液器和加压袋等。用每毫升含肝素 2～4U 的生理盐水冲洗，以便保持测压系统通畅。

4）电子测压系统。

（3）操作方法。

1）常选用左手，固定手和前壁，腕下放垫子，背曲或抬高 60°。腕部桡动脉在桡侧屈肌腱和桡骨下端之间纵沟中，桡骨茎突上下均可摸到搏动。

2）术者左手中指摸及桡动脉搏动，示指在其远端轻轻牵拉，穿刺点在搏动最明显处的远端约 0.5cm。

3）常规消毒、铺巾，必要时用局部麻醉药做皮丘。

4）直接穿刺法：右手持穿刺针以 30°～40°，对准动脉缓慢进针。当发现针芯有回血时，再向前推进 1～2mm，固定针芯而向前推送外套管，后撤出针芯，这时套管尾部应向外喷血，说明穿刺成功。

5）穿透法：进针点、进针方向和角度同上。当见有回血时再向前推进 0.5cm 左右，后撤针芯，将套管缓慢后退当出现喷血时停止退针，并立即将套管向前推进，送入无阻力并且喷血说明穿刺成功。

6）排尽测压管道通路的空气，边冲边接上连接管，装上压力换能器（调整好零点）和监测仪，加压袋压力保持 40.0kPa（300mmHg）。

7）用粘贴纸固定以防滑出，除去腕下垫子，用肝素盐水冲洗一次，即可测压。肝素生理盐水持续冲洗，保持导管通畅，覆盖敷料。

2. 足背动脉穿刺插管术

（1）患者两腿自然伸直放平，暴露一侧足背部，消毒穿刺部位后，术者用左手中示指触摸患者足背动脉搏动最明显处，右手持穿刺针与皮肤呈 15°～30° 角缓慢刺入，深度一般 1cm 左右，若有动脉血喷出，将外套管向前推进拔出针芯，即穿刺成功。

（2）有 3%～12% 的患者足背动脉缺如，且常是双侧性的，而且老年人动脉粥样硬化可进一步影响足部侧支循环，因此老年人不主张做足背动脉常规穿刺。

3. 股动脉穿刺插管术

（1）患者仰卧，下肢伸直，略向外展，充分暴露穿刺部位，垫高臀部，穿刺点为腹股沟韧带中点下 2cm，常规消毒皮肤后，操作者左手中、示指稍用力按压并固定股动脉搏动最明显部位，右手持穿刺针以 30°～45° 角进针，若有动脉血喷出，将外套管向前推进拔出针芯，即穿刺成功。

（2）股动脉较粗大，成功率较高，但进针点必须在腹股沟韧带以下，以免误伤髂动脉引起腹膜后血肿，穿刺接近会阴部，潜在感染的机会较大；除小儿或四肢严重烧伤外，目前应用已减少。

4. 肱动脉穿刺插管术

（1）患者平卧，一侧上肢手臂伸直并略外展，掌心向上，肘关节下垫一软枕并固定，操作者于肘部皮肤皱褶稍上方内侧 1/4，搏动最明显处，呈 45° 角进针，如有动脉血喷出，将外套管向前推进拔出针芯，即穿刺成功。

（2）肱动脉较粗，其插管测压比其他外周动脉能更准确地反映收缩压。肘部侧支循环丰富，肱动脉闭塞很少引起末梢血管缺血。清醒患者难以保持肘关节不动，肱动脉内膜更易被导管损伤。

五、测压时需注意的问题

（1）有创测压较无创测压高 0.67 ～ 2.67kPa（5 ～ 20mmHg），股动脉较桡动脉收缩压高 1.33 ～ 2.67kPa（10 ～ 20mmHg），舒张压低 2.0 ～ 2.67kPa（15 ～ 20mmHg）。

（2）必须预先标定零点。自动定标的检测仪，将换能器接通大气，使压力基线定位于零点即可。

（3）压力换能器应与心脏平齐。弹簧表测压时应使塑料连接管内肝素液面与心脏在同一水平。

六、异常动脉压波形

（1）圆钝波波幅中等度降低，上升和下降支缓慢，顶峰圆钝，重搏切迹不明显，见于心肌收缩功能低下或容量不足。

（2）不规则波波幅大小不等，期前收缩波的压力低平，见于心律失常患者。

（3）高尖波波幅高耸，上升支陡，重搏切迹不明显，舒张压低，脉压宽，见于高血压及主动脉瓣关闭不全。主动脉瓣狭窄者，下降支缓慢及坡度较大，舒张压偏高。

（4）低平波的上升和下降支缓慢，波幅低平，严重低血压，见于休克和低心排综合征。

七、并发症

1. 血栓形成与动脉栓塞

（1）原因：①置管时间较长；②导管过粗或质量差；③穿刺技术不熟练或血肿形成；④严重休克和低心排综合征；⑤间歇冲洗，而非持续冲洗。

（2）动脉栓塞防治方法。

1）Allen 试验阳性或并存动脉病变者，避免用桡动脉穿刺插管。

2）严格无菌操作。

3）穿刺动作轻柔稳准，避免反复穿刺造成血管壁损伤，必要时行直视下桡动脉穿刺置管。选择适当的穿刺针，切勿太粗及反复使用。

4）排尽空气。

5）发现血块应及时抽出，严禁注入。

6）测压肢体末梢循环不良时，应及时更换测压部位。

7）导管妥加固定，避免移动。

8）定时用肝素盐水冲洗。

9）密切观察穿刺远端手指的颜色与温度，当发现有缺血征象如肤色苍白、发凉及有疼痛感等异常变化，应及时拔管。必要时可手术取血栓，以挽救肢体。

2. 动脉空气栓塞

导管或血栓导致的动脉闭塞可引起局部缺血。防治方法：换能器圆盖和管道必须充满肝素盐水，排尽空气，应选用袋装盐水，外围用气袋加压冲洗装置。

3. 渗血、出血、血肿和假性动脉瘤

常见的原因：多次试穿，预先存在凝血系统疾病，管路连接不紧密。防治方法：穿刺失败及拔管后要有效地压迫止血，尤其是对应用抗凝药的患者压迫止血应在 5 分钟以上。必要时局部用绷带加压包扎，30 分钟后观察无出血可予以解除。

4. 局部或全身感染

穿刺动脉进行插管，如果不注意创口的清洁护理，有可能引入细菌或其他致病体感染。防治方法：动脉置管期间严格无菌操作和局部消毒，置管时间最长 1 周，如需继续应更换测压部位。

5. 神经损伤

常见的有腕部损伤正中神经和腋部损伤远侧的臂丛神经。常见的原因：血管纤维鞘内的血肿压迫和穿刺过程中的机械性损伤所致；桡动脉穿刺期间，过度伸展腕部也可以损伤正中神经。防治方法：需选择合适动脉部位，妥善固定导管并定期检查。

6. 动脉导管接头突然断开

会引起相应的大量失血，如果接头断开是隐秘的，没被及时发现可以导致休克。可以通过下列方法来预防：①使用 Luer-Lock 连接方法；②将动脉导管连接到监护仪上，并设置一个报警界限；③避免把动脉导管的连接接头隐秘放置在手术的缚布之下。

八、直接动脉压测定影响因素

1. 动脉留置针的位置不当或堵塞

动脉波形的收缩压明显下降，平均动脉压变化较小，波形变得平坦。如管腔完全堵塞，波形消失。

2. 压力传递和转换系统

坚硬的管壁、最小体积的预充液体、尽可能少的三通连接和尽可能短的动脉延长管均可提高测定的准确性。

3. 传感器和仪器故障

重新调整零点，判断传感器和仪器工作状态。

九、超声引导下动脉穿刺

传统动脉穿刺方法多采用盲法，操作者需要触及明确的动脉搏动，根据自己的经验和手感来实施，对操作者的临床经验要求较高，对于肥胖、严重低血压、严重心律失常、动脉解剖变异等患者，存在一定困难；穿刺失败可能造成局部血肿及血管痉挛，进一步增加难度；此外动脉穿刺最常见的困难是针芯内有动脉血回出，而置管却无法顺利进行。超声引导下动脉穿刺不依赖于解剖定位和动脉搏动，减少穿刺并发症的发生，减少进针次数，避免对周围血管、组织的损伤，可以判断动脉血回出而不能置管的原因。

1. 平面内穿刺

（1）穿刺部位消毒后，探头包裹无菌套，超声长轴切面（探头与桡动脉走行）结合彩色多普勒血流确定桡动脉位置，测量皮肤至桡动脉距离以及桡动脉直径。

（2）20G 套管针与皮肤呈 30°～ 45° 在超声图像中找到完整进针声影后向桡动脉进

针，针尖声影和桡动脉血管重叠后针尾有持续回血，放平套管针旋转置入套管。

2. 平面外穿刺

（1）穿刺部位消毒后，探头包裹无菌套，超声短轴切面（探头与桡动脉垂直）结合彩色多普勒血流确定桡动脉位置，并移动探头将动脉定位于探头中点。

（2）20G 套管针与皮肤呈 30°～45° 在探头中点处，调整针尖位于桡动脉横切面上方后进针，直至针尾出现持续回血后放平套管针尝试置入套管。

参考文献

[1] 王霞，董环. 两种型号静脉留置针在有创动脉血压监测中的应用效果 [J]. 临床医药实践，2023，32（5）：382-384.

[2] 李发俊，李爱仙，朱文亚，等. 有创动脉血压监测对心肺复苏术有效性的质量评价 [J]. 现代医学与健康研究电子杂志，2022，6（20）：132-135.

[3] 黄玉菁，叶璐娟. 改良式桡动脉固定装置对经桡动脉行有创动脉血压监测患者的影响 [J]. 医疗装备，2020，33（19）：143-144.

（刘　丹）

第六节　血气分析

血气分析是通过对人体血液及呼出气的酸碱度（pH）、二氧化碳分压、氧分压进行定量测定来分析和评价人体血液酸碱平衡状态和输氧情况的一项临床常用的检查方法，不仅是反映肺换气功能的重要指标，而且能较准确地反映酸碱紊乱的情况。

动脉血气分析是评估患者呼吸和酸碱平衡状态的关键指标之一，尤其是对于危重症患者而言更是至关重要，它提供了有关氧合、通气和酸碱平衡的直接信息，对于指导临床治疗和评估患者病情变化具有重要意义。

一、基本原理

1. 监测原理

微量动脉血或混合静脉血注入血气分析仪，被测血液在管路系统的抽吸下，被抽进样品室内的测量毛细管中测量。毛细管管壁上开有 4 个孔，pH、pH 参比、氧分压和二氧化碳分压。4 支电极感测头紧紧将这 4 个孔堵严，其中，pH 和 pH 参比电极共同组成对 pH 的测量系统，被测量的血液吸入测量毛细管后，管路系统停止抽吸；这样，血液中 pH、二氧化碳分压和氧分压同时被 4 支电极所感测，电极将它们转换成各自的电信号，这些电信号经过放大模数转换后被送至计算机统计，计算机处理后将测量值和计算值显示出来并打印出测量结果。

2. 常见的自动血气分析仪

血气分析仪包括 4 个主要部分：①气体混合器，能够产生特定分压的 O_2、CO_2 的标准气体；②测量设备，包括阀、管、泵及加热装置，以保证在控制条件下传递样本；

③冲洗设备，包括传输管与维护液，以使每次测量后设备能冲洗干净；④电极与监测的其他部分，如进行校准、诊断试验、打印结果等。

现代的血气分析仪在预设置程序下可自动进行校正，再将标准校正液与被测标本液比较并做出完善的诊断检查和校正。持续使用中，应十分注意电极系统的功能，其功能正常与否，可通过校正值与计算值间的差异来判断。

目前常用的自动血气分析仪有 AVL 系列血气分析仪、NOVA 系列血气分析仪、ABL系列血气分析仪、GEM Premier 3000 血气分析仪和便携式的血气分析仪如美国 i-STAT血气分析仪等。

3. 血样采集

血样为动脉血或混合静脉血，采集时大多选择体表较易扪及或较暴露部位动脉进行穿刺，或从动脉留置套管采动脉血或经肺动脉导管采取混合静脉血。采血用的注射器必须用肝素液进行抗凝处理，目的是：①防止在分析和传递过程中的血液凝结；②在注射管壁形成液体腹，以防止大气和血样的气体交换；③填充无效腔，通常 0.05～0.1mg/mL是必需的，多余的肝素应排出，否则会影响二氧化碳分压，甚至影响氧分压的测量。因气泡会导致氧分压的升高和二氧化碳分压的下降，所以采得血样后应及时排出其中可能存在的气泡，并加塞封闭，以避免空气进入而影响测定的结果。使用塑料注射器采集的血样应立即进行监测分析，如暂不送检，应换用玻璃注射器，并置于 0～4℃冰箱保存，以减少因血细胞代谢而造成的影响。

规范化的采血流程和管理标准可以确保采集的动脉血样品的质量和准确性。这包括选择适当的采血部位、采血器材的正确使用、采血时的操作技巧等方面。遵循规范化的流程可以降低采集过程中的风险，减少并发症的发生率，同时也有助于提高血气分析结果的准确性和可靠性。

二、血气分析常用参数的正常值及意义

由血气分析仪直接测定的参数有二氧化碳分压、氧分压及 pH，其他参数则是分析计算产生，要正确地判别一份血气报告，就必须熟记各参数的符号、单位及正常值。

1. 氧分压

氧分压是指血液中物理溶解氧的张力。在 1 个大气压下，正常体内物理溶解的氧100mL，血液中仅占 0.3mL，因而体内氧的需要主要来自血红蛋白（Hb）化学结合的氧——HbO_2。氧气从肺泡进入血液后，绝大部分以 HbO_2 结合形式存在，这是一种可逆结合。缺氧和二氧化碳潴留会导致颅内压升高，这种情况会进一步影响脑灌注压，当脑灌注压下降时，脑血流可能受到影响，导致脑组织缺血缺氧，从而引发意识障碍。

（1）动脉血氧分压（PaO_2）：在海平面呼吸空气（21% 的氧）时 PaO_2 正常值为10.67～11.6kPa（80～97mmHg），PaO_2 低于 10.67kPa（80mmHg）为缺氧。随着年龄的增长，PaO_2 有进行性下降趋势，不同年龄的人对最低 PaO_2 的耐受程度也不一样。

（2）混合静脉血氧分压（PvO_2）：PvO_2 的正常值范围是 5.33～8.0kPa（40～60mmHg），由于正常人都存在着解剖分流，患者还可能同时有功能性分流存在，因此 PvO_2 的降低会使 PaO_2 降低，它反映组织细胞的呼吸功能，当 $PvO_2 < 5.33$kPa（40mmHg）时提示组织摄氧增加，低于 4.0kPa（30mmHg）时提示细胞缺氧。

（3）动静脉氧分压差（$Pa\overline{v}O_2$）：正常人在吸入空气时是 2.67～8.0kPa（20～

60mmHg），反映组织对氧的利用能力，差值大说明组织摄氧能力增加，差值小则为组织摄氧能力受到损害。

2. 二氧化碳分压

二氧化碳分压是指物理溶解在血浆中的二氧化碳张力，将二氧化碳分压 × α（为二氧化碳在37℃时的溶解系数，0.03）即为 H_2CO_3 含量。

动脉血二氧化碳分压（$PaCO_2$）基本上反映了肺泡的二氧化碳分压（$PACO_2$），正常值为 5.33kPa（40mmHg），极限范围是 1.33 ～ 17.33kPa（10 ～ 130mmHg），< 4.67kPa（35mmHg）为低碳酸血症，反映通气过度，> 6.0kPa（45mmHg）属于高碳酸血症，反映肺泡通气不足。

3. 血氧饱和度

血氧饱和度是指血液在一定的氧分压下，HbO_2 占全部 Hb 的百分比值，每克 Hb 的氧达到饱和时可结合氧 1.39mL。当氧分压降低时，血氧饱和度也随之降低；氧分压增加时，血氧饱和度也相应增加。动脉血氧饱和度（SaO_2）与氧分压之间呈一"S"形的氧解离曲线关系。"S"形曲线可受多种因素影响而发生左移或右移的改变，观察曲线的左、右移的指标是 P_{50}。P_{50} 是指血红蛋白50% 被氧饱合时的氧分压，代表了 Hb 与氧亲和力的状况。在正常情况下，当体温37℃，pH 7.40，二氧化碳分压 5.33kPa（40mmHg）时，P_{50} 为 3.5kPa（26.3mmHg）。P_{50} 升高，氧解离曲线右移，氧与 Hb 亲和力降低，Hb 易释放氧；P_{50} 降低，氧解离曲线左移，氧与 Hb 亲和力增加，Hb 易结合氧，但不易释放氧。

血氧饱和度正常值为 92% ～ 99%，可通过脉氧仪等仪器直接测出，也可从"S"形曲线图得到或计算出。

4. pH

pH 是衡量血液酸碱平衡的重要指标之一，它反映了体液中氢离子（H^+）的浓度。正常情况下，人体血液的 pH 应该保持在 7.35 ～ 7.45，这个范围内被认为是生理性的正常范围。有研究结果表明，血液 pH 对患者生存率的重要影响。当血液 pH < 7.25 时，患者的病死率显著增加。值得注意的是，相关研究发现，当血液 pH 每下降 0.1 ～ 0.15 时，患者的病死率可能会提高 1 倍。这表明即使相对较小的血液 pH 下降也可能会对患者的生存产生显著影响，特别是在临床疾病严重的情况下。

因此，对于患者的血液 pH 变化，特别是向酸中毒方向偏移，应该引起临床医师的高度重视。

5. 肺泡—动脉氧分压差（$A-aDO_2$）

$A-aDO_2$ 是判断肺换气功能正常与否的一个依据。在心肺复苏中，$A-aDO_2$ 是反映预后的一项重要指标。正常人吸入空气时，也存在一定的 $A-aDO_2$，约为 2.67kPa（20mmHg）以下，随着年龄的增加而增大，60 ～ 80 岁时可达 3.2kPa（24mmHg），但一般不会超过 4.0kPa（30mmHg）。

影响 $A-aDO_2$ 的因素有吸入氧浓度（FiO_2）、通气血流比例（V/Q）、解剖分流（Qs/Qt）、弥散功能、氧解离曲线部位、耗氧量和心排血量（CO）。$A-aDO_2$ 病理性增大，主要有 3 个因素：① V/Q 失调；② Qs/Qt 增加；③肺泡—毛细血管屏障的弥散障碍。

三、血气分析的研究进展

1. 血气分析仪器的发展现状

目前的血气分析仪发展趋势主要表现出以下特点。

（1）即时检验。

（2）测量精度提高。

（3）多参数设计。

（4）模块式设计。

（5）设计机器人性化。

（6）更注重环保。

（7）样品量减少。

2. 血气分析与监测新技术

随着计算机技术的发展，电学、生物化学以及纤维光学的广泛应用，从离开实验室到手术台与病床边进行，不用离体血，直接对患者进行持续的血气分析技术已从动物实验阶段进入临床应用。

（1）经皮氧/二氧化碳分压监测仪（$TcPO_2$/$TcPCO_2$ 监测仪）作为一种无创监护手段最初确实是用于新生儿治疗而发明的。大量临床研究表明，经皮氧分压（$TcPO_2$）和经皮二氧化碳分压（$TcPCO_2$）与动脉血气分析、SpO_2（脉搏氧饱和度）有很好的相关性。这意味着 $TcPO_2$ 和 $TcPCO_2$ 可以作为无创监测指标，用于评估组织氧合和二氧化碳排出情况。与传统的动脉血气分析相比，$TcPO_2$/$TcPCO_2$ 监测具有灵敏度高、简便实用的优点，能够准确及时地反映组织及微循环的灌注、氧合情况和血流动力学状态。由于其便捷性和准确性，$TcPO_2$/$TcPCO_2$ 监测已成功应用于多个临床领域，包括重症监护病房（ICU）、呼吸科、麻醉科、血管外科、整形外科、创面修复和高压氧治疗等。在这些领域，它为医务人员提供了及时的生理参数监测，有助于指导临床决策和治疗方案的制订，从而改善患者的预后和治疗效果。

（2）持续动脉内血气监测（CIABG）。

（3）体外—血管内血气监测。

（4）即时（床边）监测系统（POCT）。

参考文献

［1］胥小芳，孙红，李春燕，等.《动脉血气分析临床操作实践标准》要点解读 [J]. 中国护理管理，2017，17（9）：1158–1161.

［2］王仕健，林芳崇，赵会必，等. 无创双水平正压通气联合盐酸纳洛酮治疗慢阻肺急性发作并肺性脑病的效果 [J]. 湖南师范大学学报（医学版），2019，16（6）：89–92.

［3］赵绍娟，张慈华. 慢阻肺急性加重期伴肺性脑病患者动脉血气参数变化与预后的关系分析 [J]. 医学理论与实践，2024，37（7）：1189–1191.

［4］何成，宋志锋，潘冬青. 肺炎严重度指数及气管黏液 IL–6、pH 值与老年社区获得性重症肺炎预后的关系 [J]. 实用临床医学，2016，17（11）：9–11.

［5］于彬彬，宁华秀，陈晓琳.经皮氧分压对重症监护病房老年患者早期压力性溃疡
发生的诊断价值［J］.中国老年学杂志，2018，38（19）：4697-4699.
［6］吴立志，刘云，阚清，等.无创经皮监测在氧疗新生儿中的应用［J］.南京医科大学
学报（自然科学版），2016，36（4）：456-460.

（王美亮）

第七节　体温管理

人体通过体温调节系统使体温保持恒定，麻醉下患者的体温可能升高或降低。有效监测和调节体温是保证麻醉手术成功、减少术后并发症的重要措施之一。了解机体正常的体温调节机制及围手术期影响体温及其调节的因素，有利于对体温相关并发症进行预防和处理。

一、低体温

正常中心温度（机体中央部位深部组织的平均温度）为 36.5～37.5℃，围手术期体温低于 36℃ 即为围手术期低体温。低体温是麻醉与手术导致的最常见的体温失调。应该充分认识到围手术期低体温的潜在风险，麻醉中保持体温恒定对手术和患者预后至关重要。

（一）诱发因素

（1）室温较低：当室温低于 21℃ 时患者散热增多。

（2）室内有风：使用层流通气设备可使对流散热的比例升高到 61%，而蒸发散热为 19%。

（3）麻醉期间机体代谢产热减少 30% 左右。

（4）麻醉药可抑制体温调节反应系统。

（5）手术过程中患者的内脏暴露的时间过长，体腔多次用冷溶液冲洗，冷的静脉输液引起患者体温下降。

（6）体内热量的重新分布。

（二）生理影响

1.低体温对机体的益处

适度低体温（体温低于正常的 1～3℃）能降低组织器官的氧耗，可能对一些患者有保护作用，利于组织器官保护，改善心肺复苏后神经并发症。

2.低体温对机体的有害影响

（1）心血管系统：低温可减慢房室传导，心率减慢，心排血量降低，外周循环阻力增加，心肌做功和耗氧量增加，引起心肌缺血和心律失常。体温在 33℃ 以下时可出现心律失常甚至出现心房颤动。

（2）呼吸系统：体温下降可引起术后寒战，组织耗氧量增加。氧解离曲线左移，不利于氧的释放。呼吸节律变慢变深直至呼吸停止，并降低呼吸中枢对低氧和高二氧化碳的通气反应。

（3）血液系统：围手术期低体温使血小板功能减弱和循环血液中血小板数量减少，凝血物质活性降低，凝血功能受到抑制，手术出血量增多。低温时液体从血管中向组织间隙转移，血浆容量减少，血液浓缩，血浆蛋白浓度增高，但总含量并无改变。血细胞比容和血浆渗透压升高，血细胞比容和血浆渗透压升高又引起全血黏度的增高，血浆容量减少还会引起红细胞脱水，并进一步影响红细胞的变形能力。

（4）代谢功能：在无御寒反应的前提下，代谢率随体温下降而降低，体温每下降1℃，机体耗氧约减少5%。低温可抑制生化代谢酶活性，肝功能下降，导致麻醉药物代谢和排泄时间延长，发生术后苏醒延迟，机械通气时间延长。

（5）免疫系统：围手术期低体温引发体温调节性血管收缩，显著降低皮下氧张力，组织缺氧间接抑制中性粒细胞功能；低体温直接抑制免疫功能，包括T细胞介导的抗体产生以及中性粒细胞的非特异性氧化杀伤细菌的能力；同时低温引起蛋白质消耗和骨胶质合成减少，从而降低手术切口愈合能力，增加术后切口感染和肺部感染的发生。

（6）神经系统：轻度体温下降，降低中枢神经系统氧需和氧耗，利于脑保护。体温每下降1℃，脑血流量约减少6.7%，颅内压约降低5.5%。体温在33℃时脑功能不受影响，32℃时脑电波降低，28℃时意识消失。中枢神经系统变迟钝，识别和运动能力降低。

（7）对肝、肾功能的影响：低温可增加肝对缺氧的耐受性。低温肝代谢降低，肝功能下降，解毒功能减弱，对葡萄糖、乳酸、枸橼酸等代谢减慢，输注大量葡萄糖、库存血要注意。低温期所有内脏器官中，肾脏血流减少最明显，低温可延长肾循环阻断时间，利于肾缺血保护；肾有效血浆流量减少，肾小球滤过率降低，肾小管分泌、重吸收功能降低，尿中K^+排出减少，Na^+、Cl^-排出增加，但尿量减少不明显。

（8）对电解质、酸碱平衡的影响：低温血液缓冲系统缓冲能力降低，肺通气、肾调节酸碱能力降低，体温每下降1℃，pH约增加0.017。低温时微循环灌注不足，易发生代谢性酸中毒。

（9）麻醉后寒战：低体温导致麻醉后寒战，机体耗氧量增加，代谢率增加。未作有效加温的患者，寒战发生率约40%，寒战增加患者不适感，升高眼内压和颅内压，加剧疼痛，导致伤口裂开、出血等。

（10）苏醒延迟：低体温抑制交感神经活性，儿茶酚胺产生减少，机体对外界刺激反应减弱，麻醉药在体内代谢减慢，导致苏醒和拔管时间相对延长。

（三）围手术期低体温的预防和治疗

术前根据患者的年龄、病情、手术类型、手术时间及皮肤的完整性，评估手术期间是否有体温下降的可能以及其下降的程度。在患者进入手术室室温控制在22～24℃，术中应建立体温监护，制订保温措施。

1. 预先加温

手术应具备良好的温度调节设备，使室温维持在24～25℃，对于新生儿及早产儿，室温维持在27～29℃，相对湿度50%～60%，麻醉诱导前手术室预先加温1～2小时可以减少因全身麻醉诱导引起的再分布性低体温。麻醉的最初1小时内，皮肤体表加温一般并不能防止再分布性低体温的发生，但是能够预防。

2. 皮肤加温

手术环境温度是影响热丢失的最重要因素之一，因其决定了代谢热通过辐射和对流从皮肤丢失以及通过手术切口蒸发的速率。

（1）减少皮肤热丢失的最简单方法是将保温材料覆盖于皮肤表面。通常有棉毯、外科敷料和其他的合成材料（太空棉）等。增加皮肤覆盖物可减少30%的热量损失。皮肤热量丢失与体表面积成比例，覆盖皮肤的范围更为重要。

（2）主动加温：单纯被动绝热并不足以维持大手术患者的正常体温；这些患者需要主动加温。因为约90%的代谢产热从皮肤表面丢失，只有主动加温才能传递足够热量防止低体温。皮肤加温的措施可用以下两种。

1）术中循环水加温：患者用躺在可调节温度的水毯上，依靠传导方式加温，效率有限。与患者接触面积仅15%，接触面组织受重力压迫，背部的毛细血管局部血液循环较差，不能将热量带到身体内部，存在导致"热压伤"的风险。

2）充气加温系统：通过采用屏蔽辐射和对流进行加温，是一种有效的无创加温方式。由电热充气装置和温毯组成，充气加温可以向皮肤表面传导热量，同时被动隔绝皮肤的散热，对四肢加温比对躯干加温更有效。几乎满足所有手术体位和不同人群的要求，不会造成烫伤或温度不够影响效果等不良反应。

3. 内部加温方法

（1）静脉液体加温：使用加温装置可以减少热量损失，但保温作用有限。

（2）气道加温和湿化：约有10%的代谢热量经呼吸道丢失。被动气体湿化能预防大部分呼吸热丢失。成人的气道加热和湿化临床上不能显著改变机体热含量，而在婴儿和儿童比成人有效。

（3）给予氨基酸预防术后低温：研究表明，在术前或术中输注氨基酸可有效地预防术后低温的发生。可能与其增加术前热的积累和延缓麻醉后立刻代谢增加有关。肝、肾或代谢性疾病患者使用该方法可能有不利影响，对心、肺、肝、肾功能不全的患者以及年龄 < 15 岁的儿童应避免应用。

（4）冲洗液体适当加温：避免冷冲洗液带来的低温反应。

（5）体外循环下血液复温：对于重度低温的患者，采用体外循环技术进行复温，是一种有效的复温方法。

二、体温过高

围手术期体温升高后新陈代谢会相应加快，体温每升高1℃，代谢约加快10%，而新陈代谢增高，体热产生也会相应增加，导致体温升高，两者互为恶性循环，临床上必须保持警惕。

（一）引起围手术期体温升高的因素

1. 患者因素

患者术前有发热、感染、菌血症、脱水等，均可使体温升高。甲状腺功能亢进患者手术中如发生甲状腺危象，体温可显著升高。

2. 环境因素

手术室温度及湿度过高，妨碍辐射传导、对流散热和蒸发散热，因室温高而导致体温升高已少见。

3. 麻醉因素

阿托品抑制汗腺分泌，影响蒸发散热。全身麻醉时诱导不平衡或麻醉浅，肌肉活动增加，产热增加，气管导管过细或未做控制呼吸，呼吸肌做功增加，气管导管过深，单肺通气，尤其是小儿二氧化碳潴留，更使体温升高。另外，复温过度及麻醉引起恶性高热等。

4. 手术操作因素

手术时如果无菌巾覆盖过多，会使皮肤辐射、传导、对流散热均难以进行，只能通过蒸发出汗散热。胸腹腔手术用热盐水灌洗或用盐水纱布热敷，均可使体温升高。术中输血输液可引起发热反应。脑外科手术在下视丘附近操作也可出现体温升高。骨髓腔放置骨水泥因化学反应引起体温升高。

5. 其他因素

保温措施不当等。

（二）围手术期体温升高对机体的影响

1. 机体代谢及氧耗增加

患者的基础代谢率增高，剧增的氧耗大于氧供，可发生相对缺氧，发生代谢性酸中毒和高碳酸血症。持续高热导致出汗、呼吸道及手术野蒸发加剧，可伴有脱水和电解质紊乱，同时糖代谢产热加速，可致低血糖。

2. 心血管系统

心率加快，心脏负荷增加；酸中毒可降低心血管对儿茶酚胺的敏感性，易致循环衰竭。

3. 呼吸系统

高热时呼吸深大、急促，增加呼吸作功。部分患者可因过度换气而出现呼吸性碱中毒，加重组织缺氧。

4. 中枢神经系统

高温时，脑组织耗氧剧增，可继发脑缺氧、脑水肿，发生烦躁、谵妄，甚至惊厥、昏迷。

5. 血液系统

血容量减少，血细胞比容和血浆渗透压升高，血黏度增高，红细胞脱水，影响红细胞的变形能力，微循环负荷加重，影响微循环对组织的灌流，最终导致组织细胞缺血缺氧，出现一系列严重的代谢紊乱。

6. 其他

高热时肝肾负荷加大；严重持续高热，因代谢性消耗可使细胞膜通透性升高，出现全身弥散性水肿。

（三）围手术期降温措施

（1）正确连续测温可做到早期发现体温升高，是预防术中体温升高的先决条件。

（2）术前根据患者的病情、年龄、麻醉及手术方式，正确选用抗胆碱能药物。术前已有发热的患者，应针对病因进行相应处理后再麻醉。

（3）手术室温度应抑制在 24～25℃，注意采取保温和复温的措施不应过度。

（4）麻醉诱导及维持力求平稳，麻醉深度适中。维持正常的呼吸和循环功能，避免由于气管导管、呼吸机条件等原因引起的缺氧，尤其应注意避免二氧化碳潴留。

（5）术中胸、腹腔各种冲洗液、输血补液及吸入气体的加温应适度。

（6）对脱水、输血补液反应等引起的体温升高进行相应的处理。

（7）一旦发生体温升高应同时应用药物及体表降温，用冰水湿敷前额及大血管处或头下置冰袋，也可用乙醇擦浴。

三、围手术期体温监测技术

（一）体温监测技术

（1）电子温度计在体温监测中较为常见，其中常用的两种类型是热敏电阻和热敏电偶。

（2）热敏电阻体温测定仪的电阻随温度变化而迅速改变。

（3）液晶测温技术已广泛地应用于体表温度测量，测定药物反应，测定动、静脉位置等，也可用来显示某些病灶的热温图形。常见的液晶温度计是一种可贴于患者额头的液晶贴带，可在液晶色带读出变化的温度，液晶温度计是一项新技术，其可靠性仍在研究中。红外线温度探测器外观上像个耳镜，用来测量鼓膜的温度，鼓膜温度与中心体温有较好的相关性，实现了体表温度的非接触式测量，减少了交叉感染的机会，探头为一次性的，只能间断测量不能连续观察。红外线温度探测器探头需准确放置于鼓膜处，如置于耳道处测量值则有可能偏小。

（二）测温方法

理想的测温部位应该能防止热量散失、无痛、方便，不影响患者活动和交往能力，然而没有一个部位能在各种临床情况下正确测量中心温度。测试中心温度的最可靠部位为直肠、膀胱和鼓膜。常用的方法有以下几种。

1. 腋窝测温

腋窝是传统的测温部位，适用于门诊、普通病房或不合作、昏迷的患者。麻醉期间将热敏电阻探头置于腋窝腋动脉部位并夹紧，可测得近似中心体温。腋窝温度加 0.5℃相当于直肠温度。腋窝温度易受血压计袖套和静脉输液的影响。

2. 直肠测温

直肠测温是临床常用的测试深部体温的方法，将温度计置于肛门深部测得，与中心体温相差 1℃左右，主要反映腹腔脏器的温度，与食管、膀胱及鼓膜温度相关性良好。测温时一般小儿插入 2～3cm，成人插入 6～10cm，如果将温度计置入直肠 6cm 以上，所测得的温度就接近于中心温度，但需要注意当体温改变迅速时，直肠测温时反应较慢。粪便、腹腔灌洗液、膀胱镜检冲洗受会影响测量直肠温度的准确性。

3. 鼻咽测温

鼻咽测温是目前监测中心温度常用的方法，将测温探头置于鼻咽部或鼻腔顶部测得，可迅速反映脑的温度变化。自主呼吸气流可影响测量温度。将测温探头置于鼻咽部时要操作轻柔，避免损伤黏膜。有明显出血倾向及已肝素化的患者不宜应用此法测量。

4. 食管测温

测定食管温度探头应置入食管的中下 1/3 交界处，相当于左心房与主动脉之间。体外循环期间，食管温度能迅速反映心脏、大血管的血温变化。

5. 鼓膜测温

鼓膜测温是测量中心温度准确的一种方法，应用特殊的温度探头测得。鼓膜温度的变化大致与下丘脑温度的变化一致，与脑温相关性很好。测温时将探头安置在鼓膜旁，并用棉花堵塞外耳道以排除大气温度的影响，注意避免损伤外耳道、鼓膜出血、穿孔。

6. 膀胱测温

用特殊温度探头置于 Foley 导尿管中测得，膀胱内测温可提供精确的中心温度数值。膀胱湿度与大血管、直肠温度相关性很好，但与食管温度却有差距。该方法可便捷地测量所有留置导尿患者的温度。

7. 皮肤测温

皮肤温度可反映末梢循环状况，易受环境温度的直接影响，以及辐射、传导、对流和出汗等因素的影响，各部位温差较大。在保持恒定室温下，可根据胸壁、上臂、大腿和小腿四个点的温度推算平均皮温和平均体温。

8. 口腔（舌下）测温

口腔是传统的测温部位，简便易行，注意患者张口呼吸、测温前冷热饮食可造成误差。对不能配合的患者以及麻醉和昏迷患者不适宜口腔测温。

9. 中心血流测温

中心血流温度可以代表中心温度，可用肺动脉漂浮导管测量混合静脉血温度或通过多普勒法测得。目前，有细针测温装置，可刺入三角肌连续监测肌肉温度。

全身麻醉诱导后即刻的中心温度变化受很多因素的影响，因此在麻醉最初的 30 分钟内体温监测意义不大，故手术时间短于 30 分钟可不进行体温监测。气管插管一般手术患者以食管远端或直肠测温较适宜，体外循环心内直视手术的患者则需多处连续监测体温的变化。

参考文献

［1］阴玉娇，王丽娜，杜迎杰，等 . 前馈控制保温策略在全身麻醉患者体温管理中的应用 [J]. 齐鲁护理杂志，2024，30（5）：127-130.

［2］李彤来，刘双源 . 麻醉复苏期患者预防低体温保温措施的选择和对比 [J]. 现代医学，2024，52（1）：158-162.

［3］国家麻醉专业质量控制中心 . 围术期患者低体温防治专家共识（2023 版）[J]. 协和医学杂志，2023，14（4）：734-743.

（刘　君）

第八节　液体管理

液体管理作为围手术期监护的重要组成部分，能够在很大程度上影响手术患者的预后，在诊治过程中既应避免因低血容量导致的组织灌注不足和器官功能损害，也应注意容量负荷过重所致的组织水肿和心血管并发症。

一、状态评估

术前访视通过询问病史，体检和实验室检查结果，可对手术患者的体液状态进行初步评估，为制订术前、术中液体治疗方案提供参考依据。

1. 病史

患者的年龄，性别，体重，此次手术治疗的疾病和并存的内科疾病的情况，手术的方式，术前禁食时间等均会影响水、电解质平衡。应详细了解患者饮食、摄水量、尿量、失血量和出汗量、有无呕吐、腹泻病史及口渴感等。急诊危重患者，应在手术抢救生命的同时，积极纠正其水、电解质紊乱。

2. 体检

须注意因水、电解质紊乱对中枢神经系统、循环系统、消化系统、肾脏和外周灌注的影响。

（1）意识：反映了脑血流灌注和脑细胞功能情况。严重脱水时，患者嗜睡，表情淡漠，意识丧失。脑水肿时，患者可出现头痛、昏迷、呕吐、抽搐。

（2）皮肤：皮肤可反映外周组织灌注情况。脱水时皮肤干燥，无光泽，弹性差；末梢循环差时皮肤四肢厥冷；有水钠潴留时皮肤凹陷性水肿。

（3）颈静脉充盈情况：血容量不足时颈静脉塌陷；水钠潴留时颈静脉怒张并伴球结膜水肿。

（4）心率和血压：在血容量相对不足时，机体交感神经兴奋，引起外周血管收缩，心肌收缩力加强和心率加快，无明显低血压；只有血容量减少超过体重的 30% 时，血压才明显下降。仅以心率和血压尚不足以明确判断是否存在低血容量，还应结合病史，体位试验加以判断。患者由仰卧位改为直立体位时，每分钟心率增加 10 次，或收缩压降低超过 20mmHg，提示患者存在血容量不足。

（5）尿量：机体缺水或容量不足、肾血流量及灌注压降低时尿量减少或无尿。

3. 实验室检查

（1）血清钠：水、钠代谢密切相关。血清钠 < 135mmol/L，提示低钠血症伴低渗性状态。血清钠 > 145mmol/L，提示高钠血症，水分丢失多于钠丢失，处于高渗性状态。

（2）尿生化检查：尿量、尿钠浓度及渗透压监测是常用的监测体液紊乱指标。尿量可反映血容量和组织灌注情况，尿渗透压、电解质浓度和 pH 有助于鉴别体液紊乱的病因。脱水时尿比重 > 1.010，尿钠低于 10mmol/L，尿渗透压高于 450mOsm/kg，尿素氮与肌酐比值 > 10 : 1。

（3）血液成分：容量不足，机体缺水时，血细胞比容、血红蛋白、血尿素氮（BUN）均上升，出现进行性代谢性酸中毒；反之，水相对过剩，血液被稀释。

二、常用液体治疗的制剂

（一）晶体液

晶体液含有水和电解质，包括平衡盐溶液、高张盐水和低张盐水。液体治疗时晶体液可提供水分及电解质，并能起扩容作用。用等张晶体液扩容的量必须是失血量的 3 ～ 4 倍。

1. 乳酸钠林格液

乳酸钠林格液的电解质浓度与 ECF 相似。钠离子浓度低于生理盐水，渗透量比生理盐水低。该溶液增加了乳酸钠 28mmol/L，经肝脏代谢后变为等当量的 HCO_3^-，有缓冲酸性物质作用。术前、术中使用乳酸钠林格液具有降低血液黏稠度，稀释血液，有利于微循环灌注，扩容，保护肾功能和纠正酸中毒的功能。

2. 复方电解质注射液

属于平衡盐溶液，除不含 Ca^{2+} 外，其组成成分与细胞外液（ECF）更近似。pH 与血浆相同，故不易引起静脉炎，与碱性药物合用时不会产生浑浊沉淀。其所含 CP 浓度为 98mmol/L，低于生理盐水与乳酸钠林格液，大量应用不会引起高氯性酸中毒。以醋酸根和葡萄糖酸根作为抗酸的缓冲物质，可避免肝肾功能差时，大量使用乳酸钠林格液所致的血浆乳酸根浓度增高（乳酸酸中毒）。适用于术中液体治疗、失血性休克的液体复苏及防治代谢性酸中毒。

3. 生理盐水

生理盐水即 0.9% 氯化钠注射液，等渗等张，但 Cl^- 含量超过 ECF，大量使用会产生高氯血症。因不含缓冲剂和其他电解质，用于颅脑外伤、代谢性碱中毒或低钠血症患者，优于乳酸钠林格液。因不含 K^+，更适用于高血钾患者（如肾衰竭需反复行血管造瘘者），主要用于补充 ECF 丢失和扩容。

4. 高张盐溶液

高张盐溶液的钠浓度达 250～1 200mmol/L，临床应用较少。其特点为用较小的容量可获得较好的复苏效果。钠浓度越高，复苏所需的溶液量就越少。近年来在创伤（包括战伤）中的应用价值受到人们重视。其原理是利用高张盐溶液的渗透力使水从相对低渗的细胞内转移到血管内，不仅输注的容量小，而且能减轻组织水肿。常用制剂有 3%、5%、7.5% 氯化钠和高张复方乳酸钠溶液。

5. 5% 葡萄糖注射液

为不含电解质的晶体液。因为糖可代谢，所以 5% 葡萄糖的功能就如无电解质水一样。静脉注射单纯水会使红细胞溶解，但 5% 葡萄糖注射液是等渗溶液，输注时不会发生溶血。手术创伤刺激会引起儿茶酚胺、皮质醇、生长激素释放增加，导致胰岛素分泌相对不足，葡萄糖利用率下降，形成高血糖，故一般不作为术中补液，主要用于纠正高钠血症和糖尿病患者胰岛素治疗致血糖偏低者。

（二）胶体液

胶体液因初始分布容积等同于相应的血容量，故常用于补充等量的血液丢失量。清蛋白半衰期一般是 16 小时，但在病理状态下可以变为 2～3 小时，如果存在感染，合成胶体、清蛋白制剂及蛋白片段的半衰期更短。血浆替代品对于暂时性扩容很有效，常作为进一步治疗的基础；并具有价廉、能长期保存和减少病毒性疾病传播的优点。

1. 5% 清蛋白溶液

5% 清蛋白溶液是从健康人血液中分离的天然等渗胶体液，在 60℃下加热至少 10 小时，以减少肝炎病毒或其他病毒类传播疾病。其渗透压接近生理胶体渗透压，若晶体液不能有效维持血容量时可用 5% 清蛋白扩容，尤其适用于血浆清蛋白丧失的患者（如大面积烧伤）。25% 清蛋白制剂为高渗溶液，使用时可用生理盐水稀释至 5%。

2. 6% 右旋糖酐液

右旋糖酐溶液根据分子量的大小分为 D40 和 D70 两种。D40 的平均分子量 40 000，为低分子右旋糖酐。而 D70 的分子量为 70 000，属于中分子右旋糖酐。国内还有分子量为 20 000 的 D20，属于小分子溶液。右旋糖酐由蔗糖分解而来，最终都可被酶分解为葡萄糖。6% 的 D70 产生的胶体渗透压高于清蛋白溶液和血浆，适合用于扩充血容量，作用可持续 4 小时。D40 在血中停留时间短，扩容作用只持续 1.5 小时，很少用于扩容，常用于改善微循环和血管手术后预防栓塞。右旋糖酐可引起血小板的黏附力下降，剂量为每日 20mL/kg 时，出血时间相应延长。

3. 羟乙基淀粉溶液

羟乙基淀粉是从玉米淀粉合成的高分子量支链淀粉。由于支链淀粉会迅速被 α-淀粉酶降解，为减少这种降解，在其 C2、C3 和 C6 位置上以羟乙基基团取代原葡萄糖基。因此羟乙基淀粉的分类主要参考其两个数值：平均分子量（MW）和取代程度。以平均分子量划分：MW 小于 100 000 称为低分子羟乙基淀粉，在 100 000～300 000 为中分子羟乙基淀粉，大于 300 000 为高分子羟乙基淀粉。以取代程度（用平均克分子取代级 MS 表示）：MS 0.3～0.5 为低取代级，MS 0.6 为中取代级，MS ≥ 0.7 为高取代级。早期使用的 706 羧甲淀粉为低分子量高取代级羟乙基淀粉（MS0.91，20 000）。因低分子量扩容时间过短，而高取代级使其不易被清除，蓄积后易引起出、凝血障碍，故 706 羧甲淀粉已弃用。目前，国内使用的是 HAES 和 Voluven，并逐渐以 Voluven 取代 HAES。它是中分子量低取代级的羟乙基淀粉（MS0.5，200 000 和 MS0.4，130 000）。

在改善休克和低血容量患者的血流动力学效能方面，羟乙基淀粉作用强、扩容时间长且平稳。以目前常用的 6% Voluven 为例，其血浆增量效力（即实际血浆增加量 / 输入量 ×100%）为 100%，以后维持 4～6 小时，可用于血液稀释和扩容，在血浆清蛋白 > 3g/dL 时，可替代清蛋白，维持胶体渗透压，并可改善组织氧供，降低血液黏度。即使是肾功能不全的患者，只要有尿液排出，也可安全应用。其过敏反应少，在临床应用广泛。因其可能因血液稀释而干扰凝血机制，而建议应用剂量在每日 50mL/kg。

4. 明胶溶液

明胶溶液是人造胶体溶液，临床用于补充血浆容量。目前，常用制剂为改良液体明胶，琥珀酰明胶分子量为 30 000，浓度为 4%，血管内停滞时间为 3～4 小时，低于中分子右旋糖酐和羟乙基淀粉。可反复使用，对凝血系统无明显影响。有报道抢救患者中 24 小时内用量高达 10～15L。适用于低血容量时的扩容，血液稀释，人工心肺机的预充液。尚有尿素交联明胶，分子量为 27 500～39 500，浓度 6.4%，半衰期 4～6 小时。输注明胶制剂后，偶可出现一过性变态反应，如荨麻疹、低血压、呼吸困难等。

三、术中液体补充方案的设计和实施

术中补液的目的是保持组织的有效灌注压，维持氧运输、体液、电解质浓度和血糖水平在正常范围。一般术中所需输入液体总量为：补偿性扩容＋生理需要量＋累计缺失量＋继续损失量＋第三间隙缺失量。

1. 术中输液方案的制订和步骤

（1）术前评估患者生理状态，计算已缺失量。

（2）计算每小时生理需要量。

（3）计算禁食造成的缺失量。

（4）评估麻醉方式将引起的相对容量不足，所需扩容量。

（5）评估手术中的出血量。

（6）评估手术方式所将引起的第三间隙丢失量。

2. 补偿性扩容（CVE）

麻醉本身可引起血管扩张和心功能抑制，故麻醉前应进行适当的 CVE，以弥补麻醉导致的相对性容量不足。一般在麻醉前或诱导同时静脉滴注 5 ~ 7mL/kg 平衡盐液。

3. 生理需要量

第一个 10kg 的液体量以 4mL/kg 计算，第二个 10kg 的液体量以 2mL/kg 计算，其余千克体重所需液体以 1mL/kg 计算，可算出机体每小时基本需水量。如果当日尚有额外丧失量（如胃肠引流等），必须同时补充已丧失的水与钠。

4. 累计缺失量

累计缺失量＝生理需要量 × 禁食时间 + 术前额外缺失量和第三间隙丢失量。

麻醉诱导前最好输注充足的液体量以恢复血压、心率，使灌注压接近正常。若时间允许，最好也使尿量恢复到正常水平（每小时 > 0.5mL/kg）。

累积缺失量应在入院后 8 ~ 12 小时内补充。对于择期手术且无额外液体丧失的患者，可在麻醉、手术时间内补完。

5. 继续损失量

术中额外损失的量（如血、腹水）等应得到相应的补充，以维持正常血容量和 ECF 组成。液体治疗时失血量与晶体容积比例为 1 ： 3，而胶体液则为 1 ： 1。

腹水和胸膜腔渗出液在手术中引流速度较快，其电解质组成与 ECF 相似，蛋白含量是血浆的 30% ~ 100%。适合用平衡盐溶液补充，若患者胶体渗透压低于 15 ~ 17mmHg 时，需用胶体液补充。

6. 再分布

也称为第三间隙丢失，主要由于组织水肿或跨细胞液体转移所致，不能参与维持血容量。胶体进入损伤组织的速度虽比进入正常组织要快，但慢于电解质液。第三间隙液的组成与 ECF 相似，适用于平衡盐溶液补充。再分布量的多少与手术部位和方式有关。较小的手术，需 2 ~ 3mL/（kg·h），中等程度手术，需 4 ~ 6mL/（kg·h），有较大暴露创面的手术，则需 7 ~ 10mL/（kg·h）。

7. 术中输液的监测

（1）患者临床症状或体征观察：如皮肤弹性、眼内压、口腔黏膜干湿程度及婴儿囟门是否下陷或饱满，是估计缺水或水过多的重要体征。

（2）呼吸系统监测：①存在自主呼吸的患者，若出现呼吸急促，甚至出现呼吸肌麻痹，位考虑高镁血症；②出现过度通气，应考虑是否存在酸血症；③低通气，须注意是否有碱血症；④若有湿啰音，甚至泡沫样痰，是肺水肿的征象。

（3）循环系统监测：①颈静脉怒张是水过多征象，颈静脉塌陷多为液体欠缺；②心率增快多由于缺水或低钠血症所致；③低血压见于高镁血症及低钠血症；④心律失常：低钾、高钾、高钙、低镁均可出现心律失常、房室传导阻滞，严重者可致心搏骤停。

有创血流动力学监测：当其他方法无法评估血容量时，中心静脉压（CVP）是一个有效手段。但应根据具体临床表现，CVP < 5mmHg 可以是正常血容量的表现。补液试验也同样重要，如果 CVP 升高 1 ~ 2mmHg，则说明患者血容量欠缺，需要补充更多的液体，如果升高超过 5mmHg，则应适当减慢输液速度。若无右室功能不全、胸膜腔内压增高或缩窄性心包炎存在，CVP > 12mmHg 则说明血容量过多。而动态监测 CVP，则更有临床指导意义。

如果 CVP 数值与临床表现不相符或有原发或继发性右心功能不全，则需要进行肺动脉压监测。继发性右心功能不全常由于肺部疾病或左室疾病引起。有相应临床征象的情况下，肺动脉阻塞压（PAOP）< 8mmHg 提示血容量不足，< 15mmHg 可能是心室顺应性降低引起的相对低血容量，而 > 18mmHg 提示左室容量负荷过重。二尖瓣疾病（尤其是狭窄）、严重主动脉狭窄、左房黏液瘤或血栓可改变 PAOP 与左室舒张末容量间的相关性，胸膜腔内压或气道压增加也会引起数据偏差。因而，必须在呼气末监测压力值，并与结合临床表现考虑。

总之，临床实施液体治疗时应加强监测，及时了解手术和病情变化，依据血流动力学和组织氧合等指标，相应地调整输液量、种类和补液速度，从而达到维持手术患者循环稳定，组织灌注良好的目的。

参考文献

［1］张萌，孟香弟，王立伟，等．以每搏量变异度 < 17% 为目标导向的液体治疗在老年病人腹腔镜胃癌根治术中的可行性及有效性 [J]. 安徽医药，2023，27（12）：2389-2393.

［2］孙甜甜，王洁，崔伟华，颅脑创伤患者术中液体管理的研究进展 [J]. 国际麻醉学与复苏杂志 .2021，7（42）：7.

［3］陈连英，韦薇，梁银霞，等．液体管理在内镜诊疗围术期禁食患者护理中的应用评价 [J]. 护理实践与研究，2023，3（20）：6.

［4］郭高锋，王洋洋，容雄飞，等．不同 SVV 指导术中液体治疗对腹腔镜肝叶切除术中出血及术后肾功能的影响 [J]. 中华麻醉学杂志，2021，41（5）：584-588.

［5］刘子嘉，黄宇光．临床麻醉在快速康复外科方面新进展 [J]. 中国医学科学院学报，2015，37（6）：750-754.

［6］赵玉沛，杨尹默，楼文晖，等．外科病人围手术期液体治疗专家共识（2015）[J]. 中国实用外科杂志，2015，35（9）：960-966.

（刘　冬）

第九节　经鼻气管插管支气管镜消毒及使用注意

一、概述

电子支气管镜通过连接微型电荷耦合器（CCD）接口于纤维内镜的目镜处，实现了将图像转换为数字信号的功能。这一技术让医师能够通过电视系统显示来观察和分析内镜所见，从而提供了一系列的功能，包括适时图像捕捉、录像、编辑等。

这种 CCD 技术能够将光能转换为电能，并经过视频处理，对图像进行一系列加工处理，然后通过各种方式将图像储存和再生，最终显示在电视屏幕上。其主要优点如下。

1. 影像清晰

CCD 技术可以提供高质量的图像，使医师能够清晰地观察到病变部位或其他细节。

色彩逼真：CCD 技术能够准确地再现所观察到的颜色，使医师能够更准确地判断组织的状态。

2. 分辨率高

CCD 技术具有高分辨率，能够显示细微的结构和变化。

功能丰富：电子支气管镜系统具有放大、照相、录像等功能，可以帮助医师更好地进行诊断和治疗。

3. 计算机处理和资料储存

CCD 技术结合了计算机处理和数字化储存技术，使医师能够对图像进行进一步的处理和分析，并将重要的数据储存起来以备后续参考。

4. 易于操作

电子支气管镜系统相对于传统的内镜操作更为简便，医师可以更快速地完成检查和治疗。

5. 更为安全及便于消毒

电子支气管镜系统的设计通常考虑了消毒的需求，使其更为安全和卫生。

电子支气管镜作为内镜诊疗技术已经在临床上得到了广泛的应用，不仅在呼吸内科领域，而且在围手术期麻醉领域也有着重要的作用。

二、麻醉科应用

1. 困难气道管理

在麻醉科中，电子支气管镜被广泛用于解决困难气道管理问题。存在气道肿瘤、气道狭窄、气道畸形、张口受限或其他插管困难的患者，电子支气管镜能够提供高清晰度的图像，并具备灵活的探头，帮助医师准确定位气道，辅助进行气管插管，确认正确的插管深度和方向。

2. 经鼻气管插管

通过支气管镜的导管，医师可以直接观察到口腔及气管内的情况，减少口腔黏膜损伤。

三、正确使用和维护

在纤维支气管镜检查和治疗过程中，应确保设备的正确使用和维护至关重要，以保障患者的安全和诊疗效果。

（一）纤维支气管镜应用中的注意事项

1. 彻底清洗

内镜在使用前后都需要进行彻底清洗，特别是在消毒之前。有机物残留可能会在内镜表面形成生物膜，这会降低消毒效果，增加交叉感染的风险。

2. 防水帽保护

在放入酶洗液或消毒浸泡时，确保内镜上的电气接口被及时覆盖防水帽，以防止消毒液渗入，从而避免损坏电子元件。

3. 保护内镜插入部

在保存或转移内镜时，要小心避免内镜插入部受到损伤，尤其要注意避免被门或其他硬物夹坏。对于清醒患者经口做气管镜检查，也要做好充分防护，避免患者不慎咬伤内镜插入部。

4. 利器使用

在使用活检钳、吸引活检针、清洁刷等利器时，要注意方向和角度，避免用力过猛，以免刺伤内镜的工作通道。

5. 避免过度操作

操作时要避免用力过度或弯曲角度过大，以免造成牵引钢丝断裂或光学纤维折断等损坏。

6. 注意内镜先端部

内镜先端部的 CCD 精密度高，应避免受到硬物碰撞。在进行冷冻、氩气刀、激光治疗等操作时，要保持安全距离，以防止损坏内镜。

7. 轻柔操作

内镜的先端部和弯曲部最先接触患者，受到的摩擦力较大，应轻柔操作，以保护内镜不受损伤。

8. 注意异常情况

实时注意内镜的微小损伤以及操作时出现的异常颜色和画面等情况，及时进行测漏，若有气道泄漏，应立即停止使用内镜，以确保患者的安全。

（二）纤维支气管镜的清洗与消毒

1. 清洗纤维支气管镜插入部

在检查结束后，首先将纤维支气管镜的插入部侵入医用软肥皂水中，使用纱布擦洗，清除内镜及活检橡皮盖表面的黏液和血迹。这一步是为了去除表面的污物，为后续的消毒做准备。

2. 管道清洗

反复操作吸引按钮，进行送气／送水 10 秒，同时用相同型号的管道清洗刷刷洗管腔 3 次以上，然后放入清水中。这一步是清洗内镜的管道，确保管腔内的污物和残留物被有效清除。

3. 选择消毒剂

在消毒时选择杀菌谱广、有效浓度低、性能稳定、易溶于水、对肌体无害及对内镜无损伤的消毒剂。将内镜侵入消毒液中，操作吸引按钮，连续吸引 30 秒，使消毒液流经全部管道，并浸泡 15 分钟，确保充分灭菌。

4. 冲洗消毒液

消毒完毕后，用清水冲洗镜身，并持续吸引 30 秒，将管道内的消毒液冲净，以防止残留的消毒剂对患者产生不良影响。

5. 清洗插钳口阀门

将插钳口阀门取下，用棉签蘸 2% 的戊二醛溶液擦洗，然后用流动水冲洗干净，安装好，以备下一例患者使用。

6. 额外清洁措施

检查结束后，进行额外的清洁措施，包括用 75% 的乙醇冲洗管道，因为 75% 的乙醇溶液有预防假单胞菌属感染及速干功能。最后将内管道吹干，用 75% 的乙醇纱布擦拭镜身干净，并放入镜柜内储存。

（三）纤维支气管镜清洗消毒遵循基本原则

1. 分类处理

根据内镜的使用情况和接触部位，将其分为需要灭菌和需要高水平消毒的两类，以确保消毒处理的适用性和有效性。

2. 测漏检查

在每次清洗前进行测漏检查，确保内镜没有泄漏，以保证消毒效果和安全性。如条件不允许，至少每日进行 1 次测漏检查。

3. 彻底清洗

在消毒或灭菌之前，对内镜进行彻底清洗，确保清除残留的污垢和污染物。

4. 消毒剂作用时间

遵循清洗剂和消毒剂的产品说明书，严格控制消毒剂的作用时间，以确保消毒效果达标。

5. 纯化水终末漂洗

消毒后的内镜应使用纯化水或无菌水进行终末漂洗，以去除残留的消毒剂和杂质。

6. 储存环境

将消毒干燥后的软式内镜存放在清洁、干燥的环境中，以防止再次污染和细菌生长。

7. 再次消毒

在每日诊疗工作开始前，对当日拟使用的消毒类内镜进行再次消毒、终末漂洗和干燥，确保内镜的洁净和无菌状态。

（四）纤维支气管镜清洗和消毒质量监测

1. 清洗质量监测

目测法、蛋白质残留测定、ATP 生物荧光测定等方法可以用于监测内镜的清洁度和清洗效果。

2. 使用中的消毒剂监测

每日用合格的戊二醛化学指示卡监测使用中消毒液的有效浓度是否符合要求，需要监测其消毒剂的浓度、染菌量以及消毒效果，每月进行 1 次细菌培养，纤维支气管镜消毒后每件细菌总数 < 20CFU，不能检出致病菌，确保消毒剂的有效性和安全性。

3. 消毒质量监测

每季度进行生物学监测，采用轮换抽检的方式，每次按 25% 的比例抽检，内镜数量 ≤ 5 条的，全部监测；> 5 条的，每次监测数量应不低于 5 条。当怀疑医院感染与内镜诊疗操作相关时，应进行致病性微生物检测。并记录内镜的生物学监测结果。

4. 清洗消毒机监测

为了防止清洗消毒机因内部管腔污染而导致纤维支气管镜消毒后再次被污染，应定时进行清洗消毒机的自身清洗消毒（清洗消毒机内不放置纤维支气管镜，进行标准化消毒流程的消毒），以加强清洗消毒机的自身消毒。确保清洗消毒机的有效性和安全性。

5. 医务人员手消毒效果监测

定期监测医务人员的手消毒效果，确保消毒程序的有效执行和手部卫生的质量。

6. 消毒室的环境消毒效果监测

对清洗消毒室的环境进行监测，确保环境消毒的效果符合要求。

7. 质量控制过程的记录与可追溯要求

记录每条内镜的使用及清洗消毒情况，包括诊疗日期、患者标识与内镜编号、清洗消毒的起止时间以及操作人员姓名等。保存各项监测记录和资料的时间要符合相关规定。

（五）纤维支气管镜应用前的检查和准备

1. 检查光源系统

在开始使用纤维支气管镜之前，必须检查光源系统，确保：①接物镜、接目镜、焦距等光学元件清晰；②光源亮度足够，以提供足够的光照。

2. 检查纤维支气管镜

在检查纤维支气管镜时，应注意以下几个方面。

（1）检查插入管和导光缆。

1）检查整个表面是否有异常，如凹痕、皱褶或咬痕。

2）确保纤维支气管镜是干净的，并已进行严格的消毒和灭菌处理。

（2）检查偏转控制杆。

1）缓慢操作偏转控制杆，观察其运转是否平滑。

2）确保偏转控制杆在适当范围内可以偏转，若操作不平稳可能是内部损坏的表现。

（3）检查吸引系统。

1）连接吸引器连接管到纤维支气管镜控制体上的吸引接头。

2）将纤维支气管镜的先端置于无菌水中，按下吸引控制阀，观察水是否被吸引到吸引系统的接收容器里。

3）松开吸引控制阀，观察阀门是否自由返回关闭位置，吸水过程应终止。

（4）检查活检钳和钳道。

1）确保活检钳的柔性杆无纽结，钳口没有残留碎片。

2）检查活检钳的钳口对齐，针必须笔直且完全在钳杯内。

3）任何附属器械插入钳道口时应缓慢插入，并且与纤维支气管镜在一条直线上，以避免损伤。

（5）检查光学图像。

1）使用蘸有乙醇的棉签轻轻擦拭物镜，或使用含防雾剂的镜头清洁剂。

2）调整屈光度调节环，以获得清晰的图像，并在使用过程中不必再次调整。

（6）使用咬合保护器（若从口腔插入）：将咬合保护器套在插入管上，以保护插入管，特别是当纤维支气管镜从口腔插入时。若为围手术期清醒患者做纤维支气管镜引导气管插管应提前最好表面麻醉，以及后续气管插管后的药物及物品的准备。

（六）纤维支气管镜保管储存

纤维支气管镜的储存需选择室内温度、湿度适宜及通风、干燥的地方，避免过冷、过热、潮湿及阳光直射。最佳方案是选择纤维支气管镜储藏柜保存，将其悬挂于储藏柜内时，挂壁上应贴有海绵，不能让纤维支气管镜的先端自由摆动。处于悬挂状态时纤维支气管镜内道的水分可借重力自行滴出，从而使其保持干燥。如需将纤维支气管镜携带外出时应将其放在专用箱内。特别指出的是不要把纤维支气管镜及附件长期存放于手提箱中，因为黑暗、潮湿又不通风的环境会导致细菌繁殖，增加交叉污染的风险。

总之，纤维支气管镜在临床应用较为广泛，在应用过程中，正确的维护保养方法和严格的消毒措施，对减少纤维支气管镜故障率及预防医院感染具有非常重要的意义。

参考文献

［1］魏滨，李斌龙，徐懋，等．视可尼喉镜在引导经鼻气管插管中的临床应用 [J]. 中国微创外科杂志，2024，24（1）：25-28.

［2］杨杰，李晓霞．各类经鼻气管插管方法及其相关并发症和应对措施的研究进展 [J]. 临床医学研究与实践，2022，7（10）：185-188.

［3］张岳农，肖丹，林伟雄，等．视频喉镜、直接喉镜和光导纤维支气管镜经鼻气管插管对血流动力学和炎症应激反应的比较 [J]. 中国内镜杂志，2016，22（7）：51-56.

［4］黎代强．纤维支气管镜技术在 ICU 重症肺炎患者临床运用分析 [J]. 临床肺科杂志，2014，19（9）：1613-1616.

（宛　慧）

第十节　术中输血护理操作及注意事项

一、输血注意要点

1. 减少风险

输血过程中存在一定的风险，如输血反应、感染传播等。因此，医师会通过筛选合适的供血者、使用合适的血液制品等方式尽量减少这些风险。

2. 避免不必要的输血

输血并非对所有患者都是必需的，因此医师会根据患者的具体情况和病情需要来决定是否进行输血。避免不必要的输血不仅可以减少风险，还可以减少资源的浪费。

3. 选择适当的输血方式

输血并非一种标准化的治疗方式，而是需要根据患者的具体情况选择合适的输血方式，如全血输注、红细胞悬浮液输注、血小板输注等。

4. 征得患者同意

输血是一种涉及身体的医疗操作，医师需要征得患者或其监护人的明确同意。这有助于尊重患者的权益和自主权，同时也可以减少法律责任上的风险。

5. 术中输血

输血是将血液通过静脉输注给患者的一种治疗方法，在临床上广泛应用。狭义的输血指输注全血，广义的输血指输注全血、由血液制备的各种有形或无形的成分。

二、输血的基本原则

1. 合理适应

输血应当基于医疗指征，即根据患者的具体情况和病情需要来决定是否进行输血。医师需要评估患者的血液状况、贫血程度及可能的输血风险，并据此决定是否需要输血。安全性优先：输血过程中需要确保患者的安全。这包括避免输血反应和传染病的传播等风险。医师会选择合适的供血者和血液制品，严格遵守输血操作规范，以确保输血过程的安全性。

2. 最小化风险

尽管输血可以挽救生命，但也存在一定的风险，如输血反应、传染病传播等。因此，医师会通过筛选合适的供血者、使用过滤器和抗体等手段来降低输血反应的风险。

3. 个体化治疗

输血过程需要根据患者的具体情况进行个体化治疗，包括选择适当的输血方式、确定输血量和速度等。医师会根据患者的血液状况、病情严重程度和其他相关因素来制订个性化的输血方案。

4. 监测和反应

输血过程中需要密切监测患者的反应和血液指标变化。医师会定期检查患者的血压、心率、体温等生命体征，并根据需要调整输血速率和剂量，以确保输血过程的安全性和有效性。

三、输血目的

1. 补充失血

输血可以用于补充因外伤、手术或其他原因导致的急性失血。这些情况下，输血能够迅速恢复循环血容量，维持组织器官的灌注和功能。

2. 纠正贫血

输血可以用于纠正患者因贫血而导致的血红蛋白水平过低、氧运输不足的情况。通过输血血红蛋白含量增加，可以改善患者的氧合状态，减轻贫血引起的症状和疾病进展。

3. 提供凝血因子

输血可以提供凝血因子，用于治疗凝血功能障碍性疾病或凝血因子缺乏症，如血友病等。这种情况下，输血有助于促进血液凝固，防止或控制出血。

4. 提供免疫保护

输血可以提供抗体和其他免疫物质，增强患者的免疫功能，对抗感染和疾病。

5. 改善器官功能

对于某些慢性疾病或器官功能不全患者，输血可以改善器官灌注，提高器官功能，缓解相关症状。

四、取血流程

（1）术前病区护士提前抽取交叉配血且医师完成输血申请单备血工作。

（2）术中麻醉医师电话通知输血科，告知输血需求。

（3）输血科配血完成电话通知手术室。

（4）手术室护士凭取血单，携带取血专用箱到输血科取血。

（5）取血与发血的双方必须共同查对患者姓名、性别、住院号、门急诊/科室、床号、血型有效期及配血试验结果，以及保存血的外观（检查血袋有无破损渗漏，血液颜色、形态是否正常）等，核对准确无误后，双方共同签字后方可发出。

五、输血流程

（1）取回的血液制剂应由麻醉医师和巡回护士核对，首先，双方确认取回的血液制剂是否为此手术间患者的血液制剂，然后，参照取血流程（5）核对相关信息。

（2）输血前再次由麻醉医师和巡回护士共同核对（核对内容参照取血流程），准确无误后方可输血。

（3）输血时应使用符合标准的输血器进行输血。

（4）输血前后用静脉注射生理盐水冲洗输血管道。

（5）术中输血应遵循先慢后快的原则，但同时根据病情和年龄遵医嘱调节输血速度。婴幼儿患者输血宜采用注射泵输注。

（6）静脉通道观察：保持血液输注通畅，防止输血管道扭曲、受压；当出现针头脱落、移位或阻塞时应及时处理。

（7）严密观察受血者有无输血不良反应，如出现异常情况应及时处理。

（8）输血完毕后，医护人员应对血液输注进行记录和签字，并将输血记录单（交叉配血报告单）放在病历中。将空血袋低温保存 24 小时。

六、输血中的注意事项

（1）取回的血液制剂应由麻醉医师和巡回护士核对，首先，双方确认取回的血液制剂是否为此手术间患者的血液制剂，然后，"三查八对"核对相关信息。"三查"是检查血液制品的颜色是否正常、是否在有效期内、输血袋是否有渗漏。"八对"是两名医务人员检查患者的姓名、床号、住院号、血袋号、血型、交叉配血结果、血液制品类型和血液制品剂量。

（2）输血前再次由麻醉医师和巡回护士共同核对准确无误后方可输血。

（3）输血时应使用符合标准的输血器进行输血。

（4）输血前后用静脉注射生理盐水冲洗输血管道。

（5）术中输血应遵循先慢后快的原则，但同时根据病情和年龄遵医嘱调节输血速度。婴幼儿患者输血宜采用注射泵输注。

（6）静脉通道观察：保持血液输注通畅，防止输血管道扭曲、受压；当出现针头脱落、移位或阻塞时应及时处理。

（7）严密观察受血者有无输血不良反应，如出现异常情况应及时处理。

（8）输血完毕后，医护人员应对血液输注进行记录和签字，并将输血记录单（交叉配血报告单）放在病例中。将空袋低温保存 24 小时。

（9）严禁一名医护人员同时为两名患者取血。输血时必须实施两人核查流程。

（10）血液制品不应加热，不应随意加入其他药物。血小板输注前应保持震荡，取出即用。

（11）血制品应从输血科取出后 30 分钟内输注，4 小时内输完。

（12）用于输注血制品的输血器宜 4 小时更换 1 次。手术中输入不同组交叉配血的血制品，应更换输血器。

（13）术中大量输血时，建议使用输血输液加温仪，确保输血安全。

（14）术中加压输血时，要确保输血通道的通畅，避免压力过大破坏血液的有形成分。

七、输血后的注意事项

1. 发热反应

（1）临床表现：发生在输血过程中或输血后 1 ～ 2 小时内，初期发冷或寒战；继之体温逐渐上升，可高达 39 ～ 40℃，伴有皮肤潮红、头痛、恶心、呕吐等症状，多数患者血压无变化。症状持续时间长短不一，多于数小时内缓解，少有超过 24 小时者；少数反应严重者可出现抽搐、呼吸困难、血压下降，甚至昏迷。

（2）处理：反应轻者减慢输血速度，症状可自行缓解。反应重者立即停止输血，密切观察生命体征，通知医师并给予对症处理，如高热时给予物理降温，必要时遵医嘱给予解热镇痛药物和抗过敏药物。将输血装置、剩余血连同储血袋送检。

（3）预防：严格管理血液保存和输血用具，有效预防致热源，严格执行无菌操作，使用一次性输血器。

2. 过敏反应

（1）临床表现：轻者出现皮肤局限性或全身性红斑、荨麻疹和瘙痒、轻度血管神经性水肿（表现为眼睑、口唇水肿）；严重者出现咳嗽、呼吸困难、喘鸣、面色潮红、腹痛、腹泻、意识不清、休克等症状，可危及生命。

（2）处理：轻者减慢输血速度，给予抗过敏药物，继续观察。严重者立即停止输血，保持静脉通路，输入 0.9% 氯化钠注射液。根据医嘱给予抗过敏药物和激素，如异丙嗪、氢化可的松或地塞米松等，皮下注射 1 ∶ 1 000 肾上腺素 0.5 ～ 1mL。监测生命体征。呼吸困难者给予吸氧，严重喉头水肿者协助医师行气管切开，如出现休克进行抗休克治疗，必要时进行心肺复苏。

（3）预防：有过敏史者，输血前根据医嘱给予抗过敏性药物。

3. 溶血反应（最严重的输血反应）

（1）临床表现：溶血反应是输血中最严重的并发症，典型的症状是在输血 10 ～ 20mL 后，患者出现头部胀痛、面色潮红、恶心呕吐、心前区压迫感、四肢麻木、腰背剧痛，严重者出现肾衰竭而死亡。迟发性溶血反应可发生在输血后 7 ～ 14 日，表现为不明原因的发热、贫血、黄疸和血红蛋白尿。

（2）处理：发现有溶血时立即停止输血，报告医师，保留剩余血和患者输血前后的血标本送检验科进行检验，以查明溶血原因。维持静脉输液通道，遵医嘱给予升压药和其他药物治疗。碱化尿液，静脉注射碳酸氢钠，增加血红蛋白在尿液中的溶解度，减少沉淀，避免阻塞肾小管。双侧腰部封闭，并用热水袋热敷双侧肾区，解除肾血管痉挛。严密观察生命体征和尿量，对尿少、尿闭者按急性肾衰竭处理。若出现休克，根据医嘱进行抗休克治疗。

（3）预防：①血管内溶血，为预防溶血反应，护士从血液标本采集开始到输入血液成分都应仔细确认患者的身份，并确保血型和血交叉配血结果相容；②血管外溶血，一般在输血后 1 周或更长时间出现，体征较轻，有轻度发热伴乏力、血胆红素升高等，此类患者查明原因，确诊后应尽量避免再次输血。

参考文献

［1］北京医学会输血医学分会，北京医师协会输血专业专家委员会.患者血液管理——术前贫血诊疗专家共识[J].中华医学杂志，2018，98（30）：2386-2392.

［2］中国心胸血管麻醉学会血液管理分会.心血管手术患者血液管理专家共识[J].中国输血杂志，2018，31（4）：321-323.

［3］中华医学会外科学分会，中华外科杂志编辑委员会.普通外科围手术期缺铁性贫血管理多学科专家共识[J].中华外科杂志，2020，58（4）：252-256.

［4］杨成民，刘进，赵桐茂.中华输血学[M].2版.北京：人民卫生出版社，2022.

（陈美玲）

第八章 围手术期特殊处置

第一节 困难气道处理

一、困难气道评估

麻醉前气道评估十分重要，有助于选择合适的麻醉诱导方法和气管插管技术，尽可能地降低发生气道困难的风险。传统上，人们往往对预计有直接喉镜气管插管困难的患者进行气道评估。事实上，对评估患者是否存在面罩通气困难、喉罩通气困难和有创气道的建立困难的评估同样重要。目前，预测气道困难有多种方法，单一的评估方法很难准确地评估和识别困难气道，往往需要结合病史，多种方法和检查综合评估。

（一）气管插管困难

1. 病史

手术前访视患者和阅读病史非常重要，是早期估计潜在性困难气管插管和避免发生严重意外的最好方法。在手术前访视中，需重点了解患者既往有无困难气管插管等情况。如果患者曾有过困难气管插管的病史，在查阅病历和询问病史时应特别注意以下4个重要问题，以弄清困难气管插管的性质、程度和处理方法：①气管插管的困难程度及所采用的解决方法；②直接喉镜操作期间患者的体位；③气管插管所用的器械；④操作者对患者既往采用的气管插管方法是否熟悉。

2. 一般体检

导致气管插管困难的解剖学特征有小口、下颌肥大、头颈僵硬、病态肥胖和乳房肥大。还要注意头面部和颈部的烧伤、肿瘤、脓肿、放疗损伤和限制性瘢痕。机械性限制如张口度减小、下颌前移和颈椎活动受限。牙齿情况差如蛀牙、缺牙和龅牙等。某些骨科、神经外科和正颌装置如牵引器、外固定支架和箍牙器等。经鼻气管插管要检查鼻腔通畅情况。有时络腮胡会掩盖某些困难气道的解剖学特征，需引起重视。

3. 特殊检查

（1）切牙间距：指最大张口时上下门齿间的距离。正常值应≥4.5cm（3横指）；小于3cm，有插管困难的可能；小于2.5cm则喉罩置入困难。

（2）甲颏间距：指患者头部后仰至最大限度时，甲状软骨切迹至下颌骨颏突间的距离。甲颏间距≥6.5cm，插管无困难；在6～6.5cm，插管有困难，但可在喉镜暴露下插管；小于6cm（3指），则75%无法用喉镜进行插管。甲颏间距过短时，患者喉头位置较高，下颌骨间隙相对较小，直接喉镜下舌体易遮挡视线而造成声门暴露困难。联合使用Mallampati试验（甲颏间距<7.0cm以及Mallampati试验3～4级）显著增加特异性（97%），但是降低了敏感性（18%）。

（3）颈部活动度：可用颈部屈伸度和颈部关节伸展度来衡量。颈部屈伸度是指患者做最大限度的屈颈到伸颈的活动范围。正常值大于 90°，从中立位到最大后仰位可达 35°；小于 80°，插管有困难。颈部关节伸展度可通过拍摄 X 线侧位片、CT 和 MRI 检查来进行测量。颈部活动度减小时，直接喉镜暴露下需用更大的力量上提舌部以暴露声门，易造成插管困难。

（4）Mallampati 试验：Mallampati 提出的一个简单的气道评估，成为临床广泛采用的气道评估方法。患者坐在麻醉医师的面前，用力张口伸舌至最大限度（不发音），根据所能看到的咽部结构，给患者分级。Mallampati 分级越高插管越困难，Ⅲ级，特别是Ⅳ级属困难气管插管。该分级是一项综合指标，其结果受到患者的张口度、舌的大小和活动度以及上腭等其他口内结构和颅颈关节运动的影响。

（5）下颌前伸度：是下颌骨活动性的指标。如果患者的下门齿前伸能超出上门齿，通常气管内插管是容易的。如果患者前伸下颌时不能使上下门齿对齐，插管可能是困难的。下颌前伸的幅度越大，喉部的显露就越容易，下颌前伸的幅度小，易发生前位喉而致气管插管困难。

（6）Wilson 危险评分：Wilson 等把体重、颈部活动度、下颌活动度、下颌退缩和龅牙作为 5 个危险因子来评估气道，每个因子都有 0、1、2 三种评分，总分为 0～10 分，评分 ≥ 2 分则有 75% 的困难插管可能，此外还有 12% 假阳性的可能。

（7）Cormack-Lehane 喉镜显露分级：是根据直接喉镜暴露下喉头结构的可见度进行分级：Ⅰ级，声门完全显露；Ⅱ级，仅见声门的后半部；Ⅲ级，仅见会厌；Ⅳ级，未见会厌。其中Ⅲ、Ⅳ级往往有气管插管困难。

（8）影像学技术：进行影像学检查预测困难气管插管。①拍摄颈部和胸廓出口的前后位和侧位 X 线片，不仅能显示有无喉或呼吸道的偏移或狭窄，而且还能显示颈椎有无异常。②评估寰枕关节的活动度：可拍摄头颈部的侧位 X 线片，首先需在头部处于正中位时进行拍摄，即让患者闭口和两眼平视前方，然后拍摄头部在寰椎上尽量后仰时的 X 线片，两者对照即可显示寰枕关节的伸展度。③ X 线片上模拟口、咽和喉三条轴线能够达到相互重叠的程度。正常人头部在寰枕关节上尽量后仰时，口轴和咽轴能达到几乎重叠的程度，即两线的成角接近 180°。此时若再进一步屈曲颈部，将使口、咽和喉三条轴线相互重叠，从而有利于气管插管操作。④下颌骨舌骨间距：在 X 线头影测量图上，下颌骨下缘至舌骨切迹间的距离，即为下颌骨舌骨间距。女性为（26.4 ± 16.4）mm，男性为（33.8 ± 21.4）mm。困难气管插管容易发生在下颌骨舌骨间距较长的患者。⑤颅面角和线的异常：在 X 线头影测量图上，后鼻嵴至咽后壁垂直距离代表咽腔直径，数值减小，容易出现困难气管插管。另外，前颅底长度、上下颌骨与颅底的关系角、上下颌骨的关系角的异常也均会导致鼻咽腔、口咽腔气道容积的变化而造成困难插管。⑥软组织因素：CT 和 MRI 检查着重于测试鼻咽、咽腔、喉腔和气管等部位的软组织。利用三维 CT 重建气道，不仅可以预测是否会出现困难气道，还能通过图像模拟插管路径，明确出现困难气道的部位，寻找可行的插管方法。

（二）面罩通气困难

面罩通气需要做到严密地覆盖口鼻并且打开气道。与面罩通气困难有关的因素有年龄 > 55 岁，体重指数（BMI）> 26kg/m²，打鼾史，络腮胡，牙齿缺损（同时满足以上两项就有＞70%的敏感性和特异性）。此外还有颌面部异常，下颌后缩或前突，阻塞性睡眠呼吸暂停。

（三）喉罩置入困难

喉罩已成为插管失败后常规后备方案之一。张口小于2.5cm时喉罩置入困难，张口小于2.0cm时无法置入；口腔和咽喉部肿块（如双侧扁桃体肿大）等也影响喉罩置入。

（四）有创气道建立困难

如果考虑环甲膜切开或气管切开就要仔细检查患者喉与气管的解剖情况。根据患者的肥胖程度、是否有颈前部肿块、气管是否偏移、颈后仰度、放疗史以及是否有外固定支架的影响判断环甲膜切开或气管切开的可行性。

二、非插管建立气道

（一）面罩

任何时候都要牢记"通气第一原则"。无论气道条件如何给每个患者面罩供100%纯氧同时向上级医师求助。使患者的头部和颈部处于"嗅花位"。双人面罩通气（一人托住患者下颌并压住面罩，另一人挤压呼吸囊）。建议使用口咽或鼻咽通气道时动作轻柔，以免出血。面罩通气失败最主要的原因是无法打开上呼吸道，此时可考虑置入口咽或鼻咽通气道。

（二）喉罩

喉罩是作为介于面罩和气管插管之间的一种通气道，被普遍用于全身麻醉术中呼吸道的管理，可以保留自主呼吸也可行正压通气。置入合适的喉罩将有效保证90%以上的患者的通气和供氧。

（三）食管气管联合导管（ETC）

ETC是一兼有食管封堵器和常规气管导管特征的一次性双腔导管，是一种在紧急状态下使用的通气工具。术者一手撑开患者口，另一手持导管，弯曲度与咽部的自然曲线一致。轻轻向前推进直至导管上的标志线与牙齿平齐。分别向大气囊和远端小套囊充气。向蓝管通气，若肺部无呼吸音而胃有充气，提示导管插入食管。若无胃内充气音时，提示导管插入气管内，立即改用白管通气。研究表明，使用食管气管联合导管通气患者的氧合、通气功能与使用气管导管的患者相似，但是食管气管联合导管具有较高的失败率和并发症发生率。

三、困难气管插管术

（一）插管方式

1.手术与非手术

一般来说，非手术方式插管具有成功率高、风险性小和操作简便的优点，常被作为建立气道管理的首选方法。但是，某些情形下如上呼吸道脓肿、喉部创伤、因疾患或创伤致口咽部严重畸形和急症气道存在，可考虑选择手术方式，施行气管切开术或环甲膜切开术。

2.清醒与非清醒

预计有困难气道时须考虑采用清醒插管，对于不合作或同时患有颅内高压、冠心病、哮喘的患者，则应权衡插管困难与清醒插管的风险，给予全面考虑。清醒插管法具有以下优点：①保留自主呼吸，维持肺部有效的气体交换；②气道反射不被抑制，降低了误吸引起窒息的危险；③保持肌肉的紧张性，使气道解剖结构维持在原来位置上，更有利于气管插管操作；④不需要使用吸入麻醉剂和肌松药，在某些高危患者中可避免这些药物引起的不良反应。清醒插管没有绝对的禁忌证，除非患者不能合作（如儿童、精神迟缓、醉酒及好斗的患者），或者患者对所有局部麻醉药有过敏史。

（二）麻醉前用药

1. 苯二氮䓬类药物

苯二氮䓬类药物具有很好的缓解焦虑、遗忘、镇静和催眠作用。咪达唑仑由于易于调控剂量，成为最常使用的药物。咪达唑仑起效迅速，作用时间短，此药除镇静及缓解焦虑作用外还有良好的遗忘功效，临床较为常用。如与芬太尼合用可作为需清醒气管插管操作时麻醉诱导用药，方法为清醒插管前静脉注射咪达唑仑 0.025～0.05mg/kg 和芬太尼 0.05～0.1mg 可减轻患者因插管操作导致的不适及应激反应，并在术后可遗忘插管的过程。但用药后需密切检测血压及呼吸的状况，以防不测。

2. 阿片类药物

阿片类药物有良好的镇静作用，达到一定的血浆浓度时具有良好的镇咳作用，可以抑制咽喉反射，有助于预防气道操作时发生的咳嗽和干呕。同时引起呼吸减慢有助于清醒插管时气道解剖结构的暴露和固定，然而增加了患者低氧血症和高碳酸血症的发生。

芬太尼静脉注射 1～2μg/kg 后 2～3 分钟起效，持续时间 0.5～1 小时，是困难插管最常用的药物。瑞芬太尼是一种超短效的麻醉药，由血浆和组织的酯酶代谢，半衰期 9 分钟。在 0.05～0.3μg/（kg·min）的使用范围内起效时间为 1 分钟，持续作用时间为 5～10 分钟。由于该药具有呼吸抑制和肌肉僵硬的风险，不建议用于单次注射。

3. 抗胆碱药

尽管有很多种联合用药方案，但目的都是干燥气道。分泌物过多会导致以下两个问题：不管是用直接喉镜还是纤维支气管镜都可能模糊视野；在气道表面麻醉时由于一层分泌物的存在还会阻止局部麻醉药到达相应的部位，影响局部麻醉药的效果。

临床以阿托品及东莨菪碱较为常用。阿托品用药后可有口干不适，在慢性阻塞性肺疾病患者使痰液干稠，不易排出，并可促使小儿体温升高。东莨菪碱对老年人易引起谵妄等不良反应（可能需要 3～7 日完全康复），限制了它的临床应用。格隆溴铵 0.1～0.2mg 静脉或肌内注射给药，起效迅速，持续时间 2～4 小时，不良反应少。由于抗胆碱药能阻断分泌物的释放，但无法清除已经聚集的分泌物，因此最好在麻醉前 1 小时给药。

4. 鼻黏膜血管收缩药

鼻咽部和鼻黏膜的血管分布很丰富。当患者需要经鼻插管时，鼻咽部的充分表面麻醉以及相应区域的血管收缩十分必要。常用的药物是 4% 可卡因或 2% 利多卡因与 1% 去氧肾上腺素混合液，这些药物涂抹于鼻咽部后可产生良好的局部麻醉和血管收缩的作用。此外还可以用呋麻滴鼻液收缩鼻黏膜血管。

（三）人员和设备

1. 人员

在准备开始麻醉诱导之前，先与患者进行言语交流以帮助其克服恐惧。需要至少一名专业人员作为助手参与困难气道管理。对于高危患者建议有一名熟悉外科建立气道的医师在场，当患者处于紧急情况时，能及时实施气管切开或环甲膜切开。

2. 监护设备

在麻醉诱导过程中要常规监护心电图、无创血压、脉搏氧饱和度、呼气末二氧化碳波形。心电图可以连续显示患者的心脏活动（如心率和心律变化、心脏传导阻滞和心肌缺血）。脉搏氧饱和度监测可以早期发现低氧血症。二氧化碳波形图出现连续 5 个波形则证实气管插管在气管内。

3. 困难气道设备车

麻醉科应配备困难气道设备车。困难气道设备车是一个便于移动的配有专门处理困难气道设备的单元，包括可视喉镜、纤维支气管镜和光棒等各种插管工具、各种型号和分类的气管导管、各种紧急通气设备、环甲膜或气管切开包和简易呼吸器。另外，还需备有各种型号注射器、无菌敷料包、消毒剂、胶布等。设备车应由专人负责，定期检查并补充和更换设备，使各种器具处于备用状态并有明显的标记。

（四）气道表面麻醉

1. 鼻咽和口咽部位麻醉

（1）喷雾技术：将局部麻醉药加入喷雾器中，与氧气源（流量 8 ～ 10L/min）相连。具有长喷头的喷雾器可以将局部麻醉药喷到咽喉和声门区。每次喷雾操作持续不超过 10 秒，间隔 20 秒后再进行下一次喷雾，交替 20 分钟左右。口腔内剩余药物也必须吸出，以避免被胃肠道吸收导致中毒。另外，黏膜雾化装置（MAD）是一种操作简单的乳化装置，配有合适的注射装置，里面装有一定量的局部麻醉药，可以很快变成雾状向口咽部喷洒。7% 利多卡因喷雾剂也比较常用，临床效果也很好，方法：①患者张口，发"啊"音，用利舒卡做舌背、软腭、咽喉部喷雾；②置入喉镜片，轻轻提起舌根，在患者深吸气时，用喷雾器对准喉头作喷雾，可施行会厌及声门区的麻醉；③经鼻盲探插管时，可经气管导管插入一根细导管，在患者深吸气时作喷雾，以施行咽喉部、声门及气管黏膜的麻醉。

（2）雾化技术：超声雾化器装入 4% 利多卡因 5mL 连接氧气（6 ～ 8L/min）。喷雾的大小依赖于氧流量和雾化器的型号。超声喷雾的优点是便于操作和使用安全，尤其适用于颅内压增高、眼部受伤和严重冠心病的患者。

若无特殊设备，还可采用以下方法：患者保持坐位，用血管钳把浸润 5% 可卡因 2mL 的纱条填充入两侧鼻孔。然后口底滴入 2% 利多卡因 4 ～ 6mL，患者含漱液在口咽部回荡。1 分钟后，轻柔置入吸引导管至咽后壁，吸出多余的胶体并同时评价呕吐反射是否减弱。如果需要可再滴入 2% 利多卡因 2 ～ 4mL。

2. 经喉注射麻醉（环甲膜穿刺）

经喉麻醉的理想体位是颈部过伸的仰卧位。在这种体位下容易暴露颈部侧面的肌肉，使环状软骨及其上下的结构容易触及。首先确定环甲膜位置，无菌准备后，用 1% 利多卡因浸润皮肤及皮下组织。持 22 号套管针（后连接 5mL 针筒装有 2% ～ 4% 利多卡因 4mL）刺入环甲膜。向后尾部方向推送，用空气抽吸试验来验证穿刺针位置是否已进入气管内。一旦证实穿刺针前端位于气管内，再向前推进外套管同时拔除穿刺针和针筒。外套管上重新连接针筒进行空气抽吸试验，确定外套管的正确位置。要求患者深吸气，在吸气末注入 2% ～ 4% 利多卡因 4mL，随后嘱患者充分咳嗽，有助于局部麻醉药扩散。

经喉注射麻醉的并发症和禁忌证类似于逆行插管。潜在的并发症是出血（皮下和气管内）、感染、皮下气肿、纵隔气肿、气胸、声带损伤和食管穿孔。禁忌证包括颅内压和眼内压增高患者，以及伴有严重心脏病、颈椎骨折未固定的患者。

四、外科建立气道

（一）环甲腔穿刺高频通气

这是处理面罩或喉罩通气困难最简便的方法，在通气困难及血氧饱和度急骤下降的紧急情况下，应用环甲膜穿刺套管针穿经环甲膜刺入气管，留置套管在气管内，接上手控高频通气机进行通气，暂时缓解缺氧和二氧化碳潴留，然后做气管切开等进一步处理。

（二）环甲膜切开通气

在无法插管、无法通气的情况下，血氧饱和度将进行性下降。这时必须紧急开放患者气道。紧急情况下，环甲膜切开比气管切开更为简便、迅速，并发症更少。推荐使用微创环甲膜切开术，当无法获得微创环甲膜切开装置时，则应考虑外科环甲膜切开术。12 岁以下的小儿术后声门下狭窄的发生率显著增高，因此环甲膜切开术被列为禁忌。

（三）经皮扩张气管切开

1985 年 Ciaglia 等将经皮扩张气管切开术（POT）应用于临床，起初其使用多个直径不同的组织扩张器，从小型号开始依次扩张颈前组织，完成扩张气管造口费时较长。在随后的几年里不断改进应用过程，越来越方便快捷。目前，根据扩张方法和器具的不同可分为单步经皮旋转扩张气管切开术、改良单步扩张技术、导丝扩张钳技术等，其中最常使用的是导丝扩张钳法。大量实践表明，经皮扩张气管切开术具有操作简单、并发症少、术后颈部瘢痕不明显等优点，是一种适合麻醉医师操作的微创手术。

导丝扩张钳法气管切开包主要包括 1 把气管切开刀、1 个气管穿刺针（似 14 号的静脉套管针大小）、1 根钢丝、1 个中空的扩张器、1 把内设有凹槽可夹持钢丝并能在钢丝上滑动的特制扩张钳和一个导管芯内有管道能通过钢丝的气管切开导管。通常，选择第 2～3 或第 3～4 气管软骨环间作为切口。操作时，用刀切开皮肤，在切口处置入穿刺针深达气管内，再把钢丝通过穿刺针插入气管，拔出穿刺针并留置钢丝，然后，经钢丝插入扩张器在气管软骨环间进行初步扩张，以使特制的扩张钳能顺着钢丝插入气管软骨环间进行进一步的横向扩张，最后经钢丝引导插入气管切开导管。

（四）体外膜肺氧合器（ECMO）

如首选的有创气道建立方法失败或不可行，应立即尝试通过其他方法建立有创气道。必要时可使用 ECMO。对于一些严重困难的气道，如气道畸形、插管后气管狭窄、异物或肿物压迫所致的困难气道等，ECMO 可能为有效的治疗措施。

五、困难气道处理流程

2022 年美国麻醉医师协会《困难气道管理实践指南》将困难气道管理策略分为预期的困难气道管理和非预期 / 紧急的困难气道管理两个方面，并进行了流程梳理和意见推荐。

（一）已预料的困难气道

对于预期的困难气道，需预先根据手术需求、患者情况、患者合作意愿、年龄，以及麻醉医师的技能和专长制订气道管理策略（图 8-1）。

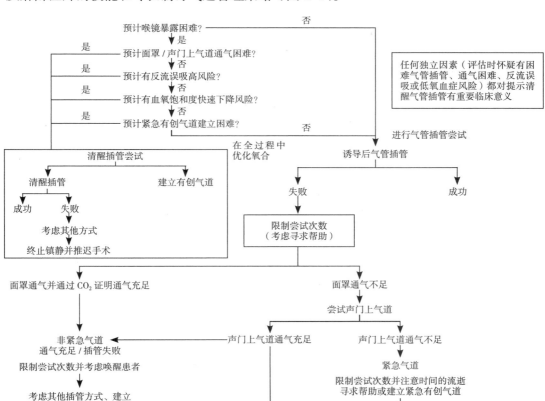

图 8-1　成人患者困难气道处理流程

通过麻醉前评估，判断患者存在困难气道时，分析困难气道的性质，选择适当的技术，应该做到：①告知患者这一特殊风险，使患者及其家属充分理解和配合，并在知情同意书上签字；②麻醉前应确定气管插管的首选方案和至少一个备选方案，当首选方案失败时迅速采用备选方案；③在轻度的镇静、镇痛和充分的表面麻醉下（包括环甲膜穿刺气管内表面麻醉），面罩给氧，并尝试喉镜显露；④能看到声门的，可以直接插管或快诱导插管；⑤显露不佳者，尽量采用本人熟悉的技术和气道器具，首选微创方法清醒气管插管；⑥在困难气道处理的整个过程中要确保通气和氧合，密切监测患者的脉搏血氧饱和度变化，当其降至 90% 时要及时面罩辅助给氧通气，以保证患者生命安全为首要目标；⑦反复 3 次以上未能插管成功时，为确保患者安全，推迟或放弃麻醉和手术也是必要的处理方法，待总结经验并充分准备后再次处理。

对于儿童（图 8-2）或不合作的患者，其困难气道管理方法的选择可能受到限制，特别是清醒气管插管的可操作性。因此，此类患者的困难气道管理需考虑选择其他方法（如全身麻醉诱导后尝试插管）。

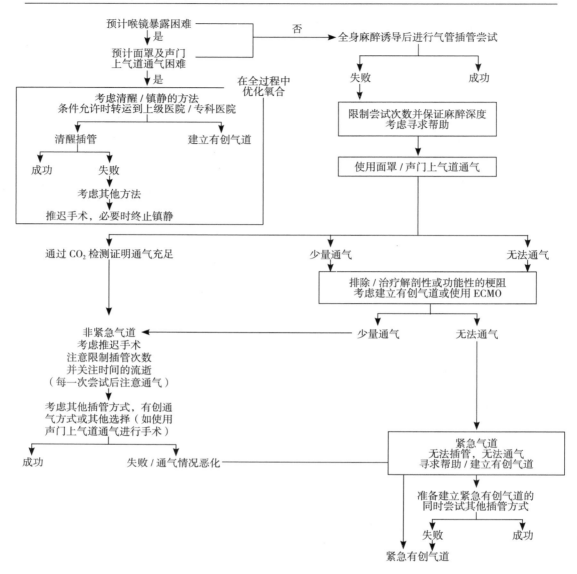

图 8-2　儿童患者困难气道处理流程

（二）未预料的困难气道

多个困难气道管理指南对于非预期/紧急的困难气道管理具有高度的共识和一致性，始终坚持以患者的生命安全为底线，严格遵循以下6项原则。①对于全身麻醉诱导后遇到的通气困难，应立即寻求帮助。②全力以赴优化氧合，患者会死于通气或氧合失败而不会死于气管插管失败，在处理非预期/紧急的困难气道过程中，麻醉医师应积极寻求通气和给氧机会。在确认遇到非预期/紧急的困难气道时，应在保证患者氧合的基础上，思考进一步的气道处理方案。尽快通过无创或有创手段建立人工气道，或唤醒患者恢复自主呼吸，保证氧合是最为重要的。③参照流程积极处理，紧急情况下，麻醉医师可参照困难气道手册或流程等资料进行思路梳理，避免出现混乱或错误。④无创气道管理，首选麻醉医师个人最擅长的工具，积极联合不同工具，严格控制尝试的时间和次数。

⑤有创气道管理，如果通气氧合情况恶化，一旦明确指征，则应由经验丰富的人员尽快实施有创气道管理，越快越好，以保证患者生命安全。⑥必要时积极启动 ECMO。

参考文献

[1] 高学，薛富善. 困难气道管理研究进展 [J]. 中华实用诊断与治疗杂志，2023，37（3）：217-220.

[2] 刘雨睿，王勇，李静静，等.2022 年美国麻醉医师协会《困难气道管理实践指南》解读 [J]. 临床麻醉学杂志，2022，38（6）：643-647.

[3] 杨冬，邓晓明，郅娟，等. 三种插管型喉罩在预测重度困难气道管理中的应用 [J]. 临床麻醉学杂志，2015，31（1）：42-46.

[4] APFELBAUM J L, HAGBERG C A, CONNIS R T, et al. 2022 American Society of Anesthesiologists Practice Guidelines for Management of the Difficult Airway[J]. Anesthesiology, 2022, 136(1): 31-81.

（许成凤　罗丹妮）

第二节　围手术期过敏反应

过敏反应是指已产生免疫的机体再次接受相同抗原刺激时发生的组织损伤或功能紊乱的反应。围手术期过敏反应通常为一种起病急、发展快甚至危及生命的系统或全身性的过敏反应，病死率高达 3%～9%。

一、围手术期过敏反应的流行病学

不同国家和地区报道的围手术期过敏反应发病率不同，一般在 1/20 000～1/1 380。

2003 年 Hepner 等在法国做的一项关于围手术期过敏反应的流行病学研究发现，引起围手术期过敏反应的抗原中肌松药占 69.2%，天然乳胶占 12.1%，抗生素占 8%，镇静催眠药占 3.7%，胶体占 2.7%，阿片类药物占 1.4%，其他物质占 2.9%。巴西的一项临床调查显示，肌松药是引起围手术期过敏反应的主要过敏原，女性发病率远高于男性（2：1～8：1），其中琥珀胆碱最常见。不同肌松药之间存在交叉过敏反应，因此当患者对某种肌松药过敏时，不能直接更换为另一种肌松药，而应检测患者对各种肌松药的致敏性，以减少过敏反应的发生。但由于人种差异以及药物的种类、数量、质量在不同国家并不一致，以上数据可能并不适用于所有国家。

二、围手术期过敏反应的发病机制

过敏反应分为 4 型，其中 I 型（速发型）过敏反应在临床中最常见，其机制分为 3 个阶段。①致敏阶段：过敏原进入机体后诱导 B 细胞产生抗体与肥大细胞和嗜碱性粒细胞的表面相结合，使机体对该过敏原处于致敏状态。②激发阶段：该过敏原再次进入机体与致敏的肥大细胞和嗜碱性粒细胞表面的抗体特异性结合，使细胞脱颗粒释放生物活性递质。③效应阶段：生物活性递质作用于效应组织和器官，引起过敏反应。根据反应发生的快慢和持续时间长短，过敏反应可分为早期相和晚期相反应两种类型。早期相反应主要由组胺引起，在接触过敏原数秒内发生，可持续数小时；晚期相反应由白三烯、血小板活化因子等引起，在过敏原刺激后 6 ～ 12 小时发生反应，可持续数日。

世界变态反应组织建议将严重过敏反应分为过敏引起的严重过敏反应和非过敏性严重过敏反应。过敏引起的严重过敏反应大部分是由于机体暴露于抗原后产生特异性抗体，当再次暴露于相同抗原时，抗原抗体结合物引起肥大细胞和嗜碱性粒细胞显著脱颗粒。特异性抗体主要为 IgE 抗体，占 60%，也有一部分是由 IgG 或补体介导。而非过敏性严重过敏反应通过非免疫机制直接使肥大细胞或嗜碱性粒细胞释放递质，或直接引起补体激活，且不需提前接触抗原敏化。尽管两者发病机制不同，但临床表现及处理方式相同，因此均纳入严重过敏反应的范畴。

三、围手术期过敏反应的危险因素

有过与麻醉相关但未确诊病原的过敏反应史的患者，下次麻醉手术过程中再发风险很高。合并皮肤病（如肥大细胞病、慢性荨麻疹、血管性水肿等）能引起不论是 IgE 介导的还是非 IgE 介导的组胺、类胰蛋白酶等血管活性物质的释放，也是引起过敏反应的高危因素。同时，老年、女性、高血压和服用降压药物均为发生过敏反应的高危因素。此外，有部分易感人群对手术室内某些物质也易发生过敏反应。

四、围手术期过敏反应的预防

过敏反应预防重于治疗，术前对患者进行过敏评估并及早发现引起过敏反应的高危因素十分必要，这样能针对性地预防高危患者过敏反应的发生。当患者有过敏史时，应避免使用该药物，并对同种药物做皮试以寻找替代药物，若必须使用可行脱敏治疗。当术前评估有围手术期过敏高风险时，建议在术前 3 ～ 4 日使用 H_1 受体拮抗剂和皮质醇，但对未控制的高血压或糖尿病等易感患者，则需权衡利弊后决定。抗生素是除麻醉药物外引起围手术期严重过敏反应比例最高的过敏原，《抗菌药物临床应用指导原则》要求术前 0.5 ～ 2.0 小时内或麻醉开始时使用抗生素以降低手术感染率，但抗生素在抗感染的同时给患者的麻醉过程带来了额外的过敏风险。因此，有学者主张在麻醉稳定后使用抗生素，一能明确过敏原，二能防止过敏性休克与麻醉引起的血压下降叠加，造成难以纠正的后果。此外，麻醉前需要格外关注患有哮喘和慢性阻塞性肺疾病的患者，降低由于机械、用药、炎症等导致的围手术期过敏反应的发生。

五、围手术期过敏反应的诊断

目前临床上诊断过敏反应主要由 3 个部分组成：临床诊断、生物学诊断及病原学诊断。

1. 临床诊断

围手术期过敏主要有 3 个系统表现：皮肤、呼吸系统和心血管系统。采用改良 Ring 及 Messmer 4 步分级量表将过敏反应按严重程度分为 4 级：Ⅰ级，仅表现为皮肤黏膜症状，如红斑、荨麻疹、伴或不伴血管性水肿；Ⅱ级，除皮肤黏膜症状外，出现低血压和心动过速，气道高反应及消化道症状；Ⅲ级，出现严重的累及多器官系统的症状，如心力衰竭、心动过速 / 过缓、心律失常、支气管痉挛、胃肠功能紊乱；Ⅳ级，循环呼吸骤停。接触抗原后出现临床表现越迅速，症状通常越严重越危及生命。因此，临床中对过敏反应的快速识别与诊断对患者的及时治疗及预后十分重要。麻醉过程中，由于缺少与患者的交流，麻醉医师更应密切关注患者临床症状与体征，如皮肤黏膜有无红肿、皮疹，气道压有无骤升，以及血流动力学不稳定等。

2. 生物学诊断

（1）体内生化测试：常用试验如下。①类胰蛋白酶试验：血清类胰蛋白酶在出现过敏反应后的 0.5 ～ 1.5 小时后达到高峰，在过敏反应发生 12 ～ 14 小时后恢复基线水平，因此需要在 3 个时点（过敏反应发生后即刻、发生后 1 ～ 2 小时和 24 小时）分别采血检测血清类胰蛋白酶活性来诊断是否发生过敏反应。类胰蛋白酶活性升高提示肥大细胞激活，常提示发生过敏反应，但类胰蛋白酶活性不升高并不能排除过敏反应的发生。②组胺：组胺和类胰蛋白酶均与过敏反应的严重程度相关。组胺检测肌松药过敏的敏感性为 40% ～ 100%，特异性达 98% ～ 100%。组胺浓度升高提示肥大细胞和（或）嗜碱性粒细胞激活。但组胺的半衰期是 30 ～ 60 分钟，临床上难以常规检测。

（2）体外生化测试：常用试验如下。①嗜碱性粒细胞活化试验：嗜碱性细胞粒受到药物刺激后，用流式细胞技术观测 CD63 表达有无增加，检测嗜碱性粒细胞是否活化，有效识别诱发药物。特异性和敏感性均较高，达 60% ～ 90%，应用前景广阔。嗜碱性粒细胞活化试验可以检测 IgE 抗体的产生，用于不能做皮肤试验的患者。嗜碱性粒细胞活化试验在检测肌松药时与皮肤试验的一致性达到 80%，而检测胶体时敏感性低于皮肤试验，阳性率仅为 50% ～ 70%。② IgE 介导的放射性过敏原吸附试验：特异性好，敏感性差，操作复杂，仅供科研。③血清 IgE：可解释过敏反应发生的机制，但不能明确具体抗原。

3. 病原学诊断

病原学诊断主要是通过皮肤试验完成，即通过患者皮肤上的肥大细胞与可疑过敏原接触来进行诊断，用于检测 IgE 介导的过敏反应。病原学诊断可用于高危患者的术前诊断，也可用于回顾性证实诊断。皮肤试验分为点刺试验和皮内试验。皮内试验通常在点刺试验之后，因为皮内试验敏感性高而特异性低，并且更易引起过敏反应。点刺试验阴性，则将稀释后的抗原溶液进行皮内试验，若结果仍为阴性，则每隔 10 ～ 15 分钟将浓度提高 10 倍，直至结果为阳性或达到最大浓度。法国麻醉学和重症医学学会制定了用于皮试的稀释倍数与最大药物浓度标准，现已有很多地区在使用。皮肤测试是"金标准"，一般在过敏反应发生 4 周后待机体的肥大细胞和嗜碱性粒细胞水平基本恢复正常后进行，以防假阴性。

六、围手术期过敏反应的治疗

根据 2011 年欧洲药物过敏评审局批准的降低围手术期过敏反应风险的指南，围手术期过敏反应的处理方法非固定不变，而需要根据患者具体情况作出判断与处理。治疗方法主要包括基础治疗、肾上腺素、容量治疗、糖皮质激素、抗组胺药及其他药物。基础治疗包括撤除一切可能的致敏因素；告知外科医师决定是继续手术、加快手术、简化手术还是暂停手术；吸氧浓度调至 100%，保护或建立气道。

肾上腺素作为首选治疗药物，必须尽早使用，一般采用静脉滴注或肌内注射，当出现严重过敏反应时考虑静脉注射。在过敏反应Ⅱ级和Ⅲ级时应静脉注射肾上腺素，Ⅱ级时剂量为 10 ～ 20 μg，倘若给予首次剂量 2 分钟后仍无反应，可增加到 50 μg。Ⅲ级时，可静脉注射 50 ～ 100 μg，倘若首次剂量无反应，可增加到 100 ～ 200 μg。与此同时，需进行有创血压监测，根据血流动力学每 1 ～ 2 分钟重复 1 次。也可每隔 3 ～ 5 分钟肌内注射 0.3 ～ 0.5mg 或者以每分钟 0.05 ～ 0.1μg/kg 的剂量持续输注。当过敏反应达到 Ⅳ 级时，需要心肺复苏和高剂量肾上腺素（每 3 ～ 5 分钟静脉注射 1mg）。而对于使用大剂量肾上腺素不敏感的难治性过敏性休克，可尝试每 5 分钟静脉注射 1 ～ 2mg 胰高血糖素或以每分钟 0.05 ～ 0.5μg/kg 的速度持续泵入去甲肾上腺素，也可尝试使用血管升压素（推注 1 ～ 2U 后，以每小时 2U/h 泵注），以维持血压、心率等血流动力学稳定。以往经验注重肾上腺素给药的及时性，但忽视了剂量的重要性。研究发现，使用肾上腺素治疗药物引起的严重过敏反应时，剂量不足、不恰当的静脉滴注和过量使用是肾上腺素在治疗过程中引起不良反应的 3 个主要原因。一项 164 例过敏反应致死案例原因分析显示，死亡原因除了过敏反应本身的严重性和难治性，治疗方式不当也是重要原因。而其中未发现由于延迟或者未注射肾上腺素造成的死亡，但却有 2 例是由于过量注射肾上腺素导致的死亡。肾上腺素过量会导致左心衰竭、心肌缺血、室性心律失常、肺水肿、呼吸衰竭、肾衰竭等严重并发症。因此，为了维持与改善循环、呼吸等系统的功能，麻醉医师不仅要考虑肾上腺素的给药方式与时间，还要重视给药剂量，防止过犹不及。

发生严重过敏反应时，血管通透性增加，通常在 15 分钟内有超过 50% 的血管内液体流入组织间隙导致休克。因此，在严重过敏反应早期应进行容量治疗，补充外周血管扩张和间质毛细血管液体渗出造成的容量损失。法国指南推荐在使用晶体溶液后再用胶体溶液，剂量为 30 ～ 50mL/kg，由于明胶引起过敏反应的风险较高，一般使用羟乙基淀粉。英国指南推荐只使用晶体。但尚无指南详细说明容量治疗的持续时间与精确的液体量。

糖皮质激素与抗组胺药主要用于温和的过敏反应与阻止过敏反应的进一步发展。每 6 小时静脉注射氢化可的松 200mg 能减轻休克后期症状，但需加强血压监测。当伴有支气管痉挛而血压没有下降时，可吸入或静脉给予 β₂ 受体激动药如沙丁胺醇缓解症状。

参考文献

［1］徐军美，戴茹萍，张燕玲，等 . 围术期严重过敏反应处理流程院内规范 [J]. 中南药学，2024，22（4）：831–833.

［2］王瑛琦，汪小海，陈洁，等 . 围手术期过敏反应药物因素分析 [J]. 医药导报，2021，40（11）：1500–1505.

［3］朱揽月，纪木火，夏江燕，等 . 围术期过敏反应的研究进展 [J]. 临床麻醉学杂志，2018，34（6）：620–623.

（朱姝颖）

第四篇　头颈部手术麻醉与术后管理

第九章　常见头颈部手术麻醉

第一节　耳鼻喉头颈外科麻醉概述

耳鼻喉头颈外科手术种类繁多，涉及耳、鼻、咽、喉、气管、颈部。近年随着内镜等微创技术的发展，手术范围和手术适应证不断拓展，已延伸至颅底。以往其手术多在局部麻醉下完成，但随着耳鼻喉科手术向精细化、微创化发展，全身麻醉比例不断增加，对麻醉学科提出更高要求。

一、手术特点及对麻醉要求

（一）复杂气道管理

1. 共用气道

在耳鼻喉手术中，麻醉医师与外科医师常共用气道，而且需要将气道处理的优先权交给外科医师，如直接喉镜下进行的手术。围手术期麻醉医师远离气道，术中管理很困难，需要和外科医师保持紧密沟通，共同应对气道管理的难题，才能保障患者生命安全，如气管插管路径、导管内径、插管深度、手术体位、出血量、是否易发生误吸等细节问题。

2. 困难气道

耳鼻喉科手术患者困难气道发生率高，如咽喉部肿瘤、小儿扁桃体、腺样体肥大、阵发性睡眠呼吸暂停的肥胖患者等，使传统的气道建立原则受到挑战。麻醉医师应遵循困难气道处理原则，术前制订详尽的应对措施，确保手术顺利进行与患者生命体征安全。

3. 通气困难

由于病变累及上呼吸道，常在术前就存在不同程度的通气困难；同时由于手术操作造成气管黏膜损伤、气道水肿、出血会加重通气困难。麻醉医师的围手术期管理应重视、判别是否存在通气困难，制订应对措施，尤其应重视麻醉苏醒期的气道安全管理，不应轻易拔管。

（二）控制性降压技术

耳鼻喉科手术术野小，手术精细，常要求"无血"手术野，因此全身麻醉复合控制性降压技术，已成为耳科手术、鼻内镜手术常规的麻醉技术。但也给围手术期的麻醉管理带来诸多风险，尤其是对高龄合并心脑血管疾病的患者。麻醉医师要熟悉控制性降压技术，在配合手术的同时，要保障患者重要脏器的灌注。

（三）心律失常与颈动脉窦反射

耳鼻喉科手术为减少术野出血，常在局部麻醉药液中加入肾上腺素。肾上腺素可诱发心律失常，尤其是在吸入麻醉时，某些吸入麻醉药会增加心肌对肾上腺素的敏感性，诱发顽固性心律失常。因此，肾上腺素的用量及浓度要严格限制，加强监测，注意预防。另外在喉颈部手术时，尤其是老年及动脉粥样硬化患者，因压迫颈动脉易引起颈动脉窦反射，出现血压下降和心动过缓，严重时会心搏骤停。手术时应提醒术者操作轻柔，同时要保证麻醉深度。

（四）氧化亚氮（N₂O）与中耳压力

中耳是一封闭的充气空腔，依靠咽鼓管的间歇性开放来平衡内外压力。如使用 N_2O 麻醉，因 N_2O 溶解度高于氮气 30 倍，当吸入高浓度 N_2O 时，其进入中耳腔的速度快于氮气的排出速度，导致中耳腔压力增高，30 分钟内中耳腔压力上升 300 ～ 400mmHg，而当停用 N_2O 时，中耳内的 N_2O 又迅速弥散入血而使腔内产生负压，这种压力改变除增加术后恶心呕吐外，还可能引起鼓膜移植片的移位、鼓膜破裂等，影响手术效果，所以耳科手术应避免使用 N_2O，即使使用，N_2O 浓度也不应超过 50%。

（五）气道烧伤风险

气管内 CO_2 激光、Nd：YAG、钬激光等激光手术在现代耳鼻喉科治疗体系占有重要地位，但此类手术存在气道烧伤的风险，麻醉前应做好激光防护，并高度警惕激光意外照射以及气道燃烧事件的发生。

（六）声门上气道的应用

包括可弯曲喉罩在内的声门上气道在耳、鼻、咽喉科手术中已得到广泛应用，其安全性得到国内外大量临床病例的证实，成为现代耳、鼻、咽、头颈外科手术的一大特色。

二、麻醉前访视和麻醉前用药

（一）麻醉前访视

对耳鼻咽喉科患者的术前访视工作除常规病史了解、体格检查、血液检验及心肺功能评估外，重点应关注病变是否累及气道、是否存在通气困难、声音嘶哑、吞咽困难等临床表现，通过间接喉镜检查及头颈部断层 CT 了解病变累及气道的严重程度，通过血气分析及肺功能检测判断呼吸困难的类型，通过既往手术史及治疗史了解气管切开、气管插管、放疗化疗史。为困难气道判断、气管导管选择、气管插管路径、术中通气方式等做充分的准备；过敏性鼻炎患者常合并支气管哮喘，术前访视要重视哮喘治疗史，近期是否有发作，如果是哮喘发作期应暂缓手术。对鼻出血和扁桃体术后出血患者由于血液被吞入胃内，失血量不宜估计，要根据血红蛋白、血细胞比容结果正确估计失血量。对于外伤患者应了解是否存在脑脊液漏，以避免经鼻插管引起颅内感染。对合并心肺、血液慢性疾病的患者应积极控制原发疾病，根据手术决定其术前是否要停药或换药。

（二）麻醉前用药

吗啡类用药因抑制喉保护性反射，故不主张术前应用于鼻咽喉部手术患者；气道阻塞患者，镇静药的应用要慎重，严重气道阻塞的患者术前禁用镇静药。抗胆碱药可减少呼吸道分泌，如无特殊禁忌，可用于所有患者。耳科手术易引起恶心呕吐，术前可预防性应用止吐药。

三、麻醉选择

耳鼻喉科手术根据疾病与手术方式可在局部麻醉和全身麻醉下完成。

（一）局部麻醉

仅适用于时间短、操作简单、能合作的成人患者，包括表面麻醉、局部浸润、神经阻滞麻醉。鼻息肉、声带小结、扁桃体肥大等鼻、咽、喉部的小手术常用 2% ～ 4% 的利多卡因或 1% ～ 3% 的丁卡因进行表面麻醉，必要时 1% ～ 2% 利多卡因局部浸润或神经阻滞；外鼻手术需阻滞鼻外神经、滑车神经及眶下神经。耳郭及外耳道手术可在局部浸润麻醉下完成，耳道及鼓室成形手术则需在神经阻滞麻醉下完成，一般需阻滞耳颞神经鼓室支、耳颞神经耳支、迷走神经耳支、耳后耳大神经。局部麻醉时根据患者一般情况及手术部位需注意局部麻醉药的浓度及用量，谨防局部麻醉药中毒。

（二）全身麻醉

近年随着耳鼻咽喉科手术的进展及对舒适麻醉的倡导，耳鼻咽喉科手术全身麻醉的比例逐年增高。全身麻醉的优点是不受手术范围及时间的限制，气管内插管可控制气道，防止血液及脓液的误吸；但因常与手术共用气道，气管导管的固定及通畅度会受到影响，术中气道管理风险增加。气管插管方式及插管路径应根据患者手术部位、手术要求及患者咽部阻塞情况而定。对估计插管困难者应采用纤维支气管镜或电子纤维喉镜、可视喉镜等引导下保留呼吸插管，必要时需做气管切开。为减少局部出血、手术野解剖清晰，全身麻醉常复合局部麻醉及控制性降压技术。全身麻醉包括全凭静脉麻醉、吸入麻醉和静吸复合麻醉。

参考文献

［1］沈霞，缪长虹.耳鼻咽喉头颈外科手术麻醉[M].北京：人民卫生出版社，2024.
［2］邓琴南，张彬，张宗旺.口腔颌面·头颈外科手术麻醉[M].北京：人民卫生出版社，2009.
［3］王心怡，邓晓明，朱也森.头颈颌面部手术麻醉[M].北京：人民卫生出版社，2009.

（徐义全　张彦圆）

第二节　耳科手术麻醉

一、概述

耳的结构极其复杂精细，不仅涉及听觉传导、平衡维持等人类最重要的生理功能，还包括颈内动脉、面神经、乙状窦等重要的解剖结构，手术并发症如面瘫、出血、脑脊液漏、听力丧失等都可能给患者后续生活带来重大影响，故耳科手术尤其是中耳手术也被视为传统耳鼻喉科手术中最具有高新技术含量的手术。

临床上需要提供全身麻醉的耳科手术包括外耳、中耳、乳突及内耳手术。复杂的外耳手术包括一些先天性畸形的修复，如先天性耳郭畸形、外耳道闭锁等畸形还可能涉及中耳畸形，手术时间通常较长，主要以小儿患者为主。中耳、乳突和内耳手术可涉及各个年龄段，常见手术类型包括鼓膜修补术、镫骨切除术、听骨链成形术、乳突根治术、胆脂瘤切除术以及人工电子耳蜗植入术等。除了一些简单的耳科手术如鼓室腔内注药等可以在局部麻醉下实施，现代耳科学中大多数手术，尤其是在显微镜下实施的精密复杂手术都需在全身麻醉下完成。

二、麻醉要点

除了一般全身麻醉需要关注的问题，耳科手术还需考虑以下方面：关注患者头位摆放，维持术中气道的通畅；氧化亚氮（N_2O）使用对于中耳压力的改变以及对手术治疗的影响；控制性低血压对于耳显微手术提供"无血"视野的重要性；术中面神经监测的相关问题；平静无躁动的苏醒过程以及预防术后恶心呕吐（PONV）发生的重要性等。

（一）术前评估

儿童患者需注意合并上呼吸道感染对于气道管理的影响。术前评估还需记录小儿牙齿的缺如和松动，以备建立气道时的防护以及苏醒期确认。麻醉前用药无特殊。

（二）体位

因手术要求，麻醉诱导后需将患者头转向健侧，注意避免颈部过度后伸或头颅过度扭转，可配合侧倾手术台减少过度头位旋转以提供满意的术野。耳显微手术一般将头部抬高 $10° \sim 15°$，以增加静脉回流，减少出血。在麻醉状态下动作务必要轻柔，注意避免颈部血管、神经压迫或寰枢关节脱位。使用加强型气管导管有助于防止气管导管扭曲造成的气道不畅。专门为耳鼻喉科手术设计的可弯曲喉罩（flexible LMA）以及新型带有胃引流管的双管喉罩可替代绝大部分气管插管。如果使用喉罩气道还需在头位摆放时尽可能减少动作幅度，避免过度屈曲、后伸以及旋转造成喉罩移位，麻醉医师应在此过程中关注气道压力变化。头位摆放完毕后，应确认气管导管或喉罩位置良好，然后用宽胶带对头位加以固定，最大程度地减轻头位变动对气道的激惹。

（三）麻醉药物和维持

对于常规气管插管全身麻醉，麻醉药物的选择和麻醉维持并无特殊；而如果行喉罩气道下的全身麻醉，吸入麻醉药物更有益于维持稳定的呼吸力学，从而保持气道压的稳定。使用氧化亚氮需考虑其对中耳压力的改变以及其对术后恶心呕吐的影响。肌松药物的使用应考虑是否进行面神经监测。阿片类药物可能增加术后恶心呕吐的发生率，可以合用非甾体抗炎药（NSAID）来减少阿片类药物的用量。

（1）氧化亚氮与中耳压力：中耳是一个封闭的充气空腔，依靠咽鼓管的间歇性开放来平衡内外压力。由于 N_2O 的溶解度30倍于氮气，当吸入高浓度时 N_2O 进入中耳腔的速度快于氮气的排逸速度，导致中耳腔压力增高。停用后 N_2O 可被迅速吸收，从而产生显著的持续性中耳负压。中耳压力波动除增加术后恶心呕吐外，还可能引起鼓膜移植片的移位、鼓膜破裂等，影响手术效果。在一个密闭的中耳鼓室，腔内压力在 N_2O 吸入后30分钟左右达到最高，停用45分钟后恢复到麻醉前水平。但在放入鼓膜移植片前，鼓室是开放的，此时鼓室内压等于大气压，使用 N_2O 麻醉并无大碍，但是必须在放置鼓膜移植片前 $15 \sim 30$ 分钟停止吸入。鉴于 N_2O 对于中耳压力改变可能影响手术效果，耳科手术可使用空—氧混合气而避免使用 N_2O，即使使用 N_2O 浓度也不应超过50%。

（2）控制性低血压（DH）：由于多数耳科手术在显微镜下进行，即使小量出血也可造成术野模糊，增加手术困难。抬高头部以降低静脉压，采用静吸复合的平衡麻醉，使用瑞芬太尼持续镇痛并避免心动过速和高血压，适度通气避免高碳酸血症，以上措施的综合应用通常可以使多数患者达到术野的清晰，但有时仍需要更为有效的控制性低血压措施。

对于 ASA Ⅰ～Ⅱ级的患者，维持平均动脉压在 50～60mmHg 或者收缩压不高于术前的舒张压水平、心率在 60 次 / 分钟左右，通常可以提供满意的术野清晰度。增加吸入麻醉药物浓度，持续泵注瑞芬太尼，两者都是比较好的控制性低血压措施。必要时还可辅助 β 受体阻滞剂如美托洛尔或复合 α 和 β 受体阻滞剂拉贝洛尔以及其他降压药物。应注意控制性低血压的禁忌证，避免用于存在心、脑、肾等重要脏器病变以及妊娠等患者。

（3）面神经监测：为避免医源性面神经损伤，中耳、乳突及内耳手术常需实施术中面神经诱发肌电图监测，其原理是给面神经一定强度的电刺激，经过神经—肌肉兴奋传递，引起面部肌肉的复合动作电位。通常认为应避免在诱导时使用长效肌松药物或者仅使用短效肌松药如米库氯铵。近年来有研究认为部分外周神经—肌肉阻滞是较好的选择，也就是把神经—肌肉阻滞程度控制在一定的水平，既满足面神经监测的需要，又能够保证充分制动，因此需要在术中进行肌松程度监测，确保至少有 10% 的肌反应。

4. 平稳苏醒和恶心呕吐预防

对于实施人工镫骨植入术或鼓膜成形术的患者，应特别注意麻醉苏醒质量。为减少植入物移位或其他耳内重建结构的改变，应避免患者呛咳以及拔管后面罩正压通气。使用可弯曲喉罩可以从根本上保证苏醒期的平稳。在手术结束前应追加镇痛药物，特别是复合使用 NSAID，可改善患者的苏醒质量。

术后恶心呕吐同样可破坏中耳精细的重建手术结构。由于此类手术恶心呕吐高发，应从麻醉实施的各环节加以预防，如可以在术中持续输注丙泊酚、避免使用 N_2O、使用喉罩气道、使用 NSAID 以减少阿片类药物用量，以及预防性使用强效止吐药等。

参考文献

［1］MICHAEL A. GROPPER. 米勒麻醉学 [M]. 9 版. 邓小明，黄宇光，李文志，译. 北京：北京大学医学出版社，2021.

［2］JOHN F. BUTTERWORTH. 摩根麻醉学 [M]. 6 版. 王天龙，刘进，熊利泽，译. 北京：北京大学医学出版社，2020.

［3］邓小明，姚尚龙，于布为，等. 现代麻醉学 [M]. 5 版. 北京：人民卫生出版社，2020.

（张彦圆　朱姝颖）

第三节　鼻科手术麻醉

一、概述

鼻科手术可按解剖区域划分为外鼻手术、鼻腔手术、鼻窦手术以及涉及相邻骨质的鼻眶和鼻颅底手术。鼻内镜微创外科的飞速发展已使传统的鼻—鼻窦—颌面外科发生了巨大变革，功能性鼻内镜手术（FESS）已成为涉及鼻旁窦手术的主要治疗手段，相关的经鼻内镜鼻眶外科和鼻颅底外科也将鼻科手术带入了一个新高度。既往以局部麻醉为主的鼻科手术目前也已逐步过渡为全身麻醉下进行，其中大部分可以在喉罩全身麻醉下安全实施。

二、麻醉相关问题

（一）术前评估与麻醉选择

鼻科患者的治疗用药中可能包含有收缩鼻黏膜血管的药物如去氧肾上腺素、肾上腺素等成分，尤其是术前有鼻出血的患者，术前评估时需注意其对患者潜在心血管疾病以及麻醉用药的影响。

鼻息肉、哮喘和阿司匹林过敏被称为"Samter 三联症"（Samter's triad），又称"阿司匹林三联症"，见于以鼻或筛窦息肉就诊的患者。应详细询问患者的 NSAID 使用史，可疑患者避免在围术期使用该类药物。

鼻科患者许多以通气受阻就诊，如果为鼻腔阻塞合并阻塞性睡眠通气障碍，则全身麻醉诱导时可能出现通气困难，需仔细评估。部分鼻咽癌患者术前经历过放疗，因破坏颞颌关节而导致张口极度困难，由于可能同时存在鼻腔阻塞或病变易出血，需制订详细的气道建立方案。

鼻科手术选择局部麻醉还是全身麻醉取决于患者因素和手术类型。局部麻醉适用于鼻中隔成形术、鼻甲切除术、单个息肉切除等短小手术；而鼻窦手术、鼻泪管手术及更为复杂的前颅底手术等需要在全身麻醉下进行。小儿鼻腔异物由于可能被误吸入下气道，通常需要立刻在全身麻醉下实施异物取出术。

（二）气道建立与麻醉维持

可弯曲喉罩用于鼻科手术可以较气管插管更好地保护气道免受血液污染，但前提是麻醉医师具有丰富的喉罩使用经验以及喉罩位置良好，否则气管插管依然是保护气道安全的最佳选择。通常认为在声门上方、气管导管周围进行湿纱条衬垫有助于防止血液流入气道，但研究显示并不可靠，部分血液依然会沿气管导管越过气囊进入呼吸道。

鼻科手术患者如果存在张口困难，由于不能选择鼻腔径路，气管插管会面临极大挑战。管芯类插管工具可能是有效的解决手段，但需要熟练的操作经验，因此应有备选方案，并应做好紧急环甲膜穿刺或气管切开的准备。

全身麻醉维持并无特殊。由于鼻咽部丰富的血供，如何减少术中出血和保持清晰的内镜视野是麻醉实施过程中应关注的问题。有效措施包括将头部抬高 15° 以降低静脉压；维持平均动脉压（MAP）在 55mmHg 左右或收缩压不高于术前的舒张压水平；吸入麻醉为主，复合小剂量瑞芬太尼持续输注，将心率维持在 60 次 / 分钟左右；如果有足够经验应尽可能使用可弯曲喉罩替代气管插管以减少应激。鼻科手术过程中应注意眼部的保护，避免受压或血液污染。由于突然的体动可能导致手术误伤视神经等重要结构，可使用非去极化肌松药以确保制动。

（三）苏醒期管理

对于气管插管患者，应尽可能减少拔管时的呛咳、体动以减少创面出血及血液污染气道。使用包括 NSAID 在内的镇痛药有助于实现苏醒期平稳。虽然"深麻醉"拔管相对平稳，但由于鼻科手术后常需要鼻腔填塞止血，加之可能存在较多血性分泌物，因此维持通畅的通气较为困难，应尽量避免采用。

使用喉罩全身麻醉的患者，由于患者对喉罩的耐受性良好，手术结束后吸尽喉罩上方的血液或分泌物，然后可静待患者苏醒，自主张口拔除喉罩。如果患者为小儿，可在苏醒时放置头低侧卧位，以便于拔出喉罩时将口腔分泌物一并带出。

参考文献

［1］陈惠珺，陈银丽，黄梅芳．基于 ERAS 理念的疼痛护理模式在鼻科局部麻醉手术中的应用 [J]．吉林医学，2021，42（11）：2782-2785．

［2］李朋仙，赵艳．靶控输注在鼻科等手术麻醉中的应用研究进展 [J]．中国微创外科杂志，2015，15（9）：836-839．

［3］赵永坤．地佐辛用于鼻科局麻术后镇痛疗效观察 [J]．云南医药，2015，36（2）：168-169．

（徐义全　雷　迪）

第四节　咽科手术麻醉

临床上涉及咽科的手术很多，常见的有扁桃体切除术、腺样体切除术、腭垂腭咽成形术（UPPP）治疗阻塞性睡眠呼吸暂停低通气综合征（OSAHS），良性的鼻咽纤维血管瘤切除术，以及鼻咽癌等恶性肿瘤的手术治疗。许多手术治疗目前大多在内镜下完成，尤其是鼻内镜下进行的鼻咽纤维血管瘤切除术及鼻咽癌病灶切除术，一方面可以根据内镜下提供的更清晰的手术野以完整切除病灶，另一方面也可避免外部切口带来的巨大创伤，加快康复并可避免后续的美容问题。

一、扁桃体／腺样体切除术的麻醉

（一）概述

扁桃体和腺样体作为咽淋巴环（Waldeyer's ring）的组成部分，在儿童出生第二年发育特别明显，10 岁后逐渐萎缩。扁桃体／腺样体切除术是小儿最常见的手术。扁桃体切除的手术适应证包括慢性扁桃体炎反复急性发作，扁桃体极度肥大影响呼吸、吞咽和发音功能，扁桃体炎合并肾炎、风湿病、关节炎等并发症，扁桃体周围脓肿。腺样体切除术的适应证包括腺样体过度肥大造成明显的阻塞性通气功能障碍，腺样体堵塞咽鼓管继发中耳炎。腺样体过度增生的患儿长期用口呼吸会影响面部骨骼发育，形成特殊的"腺样体面容"，即上唇短厚上翘，下颌下垂，鼻唇沟消失，硬腭高拱，牙列不齐，表情呆滞。扁桃体或腺样体肥大的患儿多数伴有阻塞性睡眠呼吸暂停（OSA），手术后在睡眠学监测方面大多有明显改善，但如果患儿合并唐氏综合征、颅面发育不良、脑瘫致肌张力减退以及其他神经肌肉疾病，手术效果并不明显。低龄患儿应以气道阻塞症状而非感染症状作为手术适应证。

（二）麻醉前准备

术前应关注患儿是否合并上呼吸道感染、有无哮喘或其他过敏史，合并 OSA 者应评估其严重程度。术前检查应包括凝血功能指标，如凝血酶原时间（PT）、活化部分凝血活酶时间（APTT）。无 OSA 患者可酌情口服咪达唑仑（0.2～0.5mg/kg）等镇静药。

（三）麻醉处理

（1）气道管理：对单纯行扁桃体切除术的患儿可行经口或经鼻插管。经鼻插管前双鼻先滴入血管收缩剂（呋麻滴鼻液），导管前端涂抹水溶性润滑剂，借助 Magil 插管钳将导管轻柔送入声门，注意不要损伤声门前联合，如遇阻力可适当调整头位使之略屈前倾。无论经口或鼻插管，尽量采用钢丝加强气管导管，术中需注意导管有否受压或打折，尤其是要关注手术医师放置张口器时的气道压力及 ETCO/ 变化，一旦发现导管受压扭曲，要即刻通知术者重新放置。对此类手术也可选用可弯曲型喉罩（FLMA）。相比气管导管，喉罩能更有效地预防血液和组织碎片引起的反流误吸。研究显示，与气管导管组相比，使用 FLMA 组在术后喉痉挛的发生方面两组无显著差异，但是喉罩组拔管时间显著缩短。

（2）麻醉诱导和维持：对小于 4 岁、常无法配合的患儿可使用七氟烷吸入诱导，而 4 岁以上、配合良好的患儿可在建立静脉通路后常规静脉诱导。麻醉维持可以选用全凭吸入、全凭静脉或静吸复合方案，控制呼吸时可选用米库氯铵、罗库溴铵和顺式阿曲库铵等非去极化神经肌肉阻滞剂。合并有重度 OSA 的患者围手术期并发症发生率增加，主要包括诱导时气道梗阻、术后低氧血症以及拔管后喉痉挛，需要加强监测。此类患儿对镇静及阿片类药物敏感性增强，尤其是高 CO_2 对呼吸中枢的刺激阈值上调，需警惕拔管后再次呼吸抑制。

（3）镇痛：为了减少过量使用阿片类药物带来的呼吸抑制、术后恶心呕吐等不良反应，可配合用非甾体抗炎药（NSAID）以改善镇痛效果。对乙酰氨基酚可在术前单次口服，也可在手术结束前经直肠或静脉给予。有研究显示，40mg/kg 对乙酰氨基酚栓剂相对于 15mg/kg 静脉注射可提供更持久的镇痛效果。地塞米松 0.1～0.5mg/kg 也有助于改善术后镇痛。虽然新型 NSAID 对于术后创面渗血的影响轻微，但仍要避免选用酮咯酸等干扰血小板聚集的药物。

（4）术后恶心呕吐（PONV）的预防：扁桃体 / 腺样体切除术患儿发生 PONV 的比例要高于其他类型手术。有效预防措施包括尽量避免使用氧化亚氮，减少禁食时间以及使用多模式镇痛、药物平衡镇痛。联合使用 5- 羟色胺受体拮抗药昂丹司琼 0.1～0.2mg/kg 和地塞米松 0.1～0.5mg/kg 可有效降低 PONV 的发生率。

（5）扁桃体 / 腺样体切除术后出血：扁桃体切除术后出血可以是发生在术后 24 小时内的原发性出血，且以 6 小时以内更常见，原因常是止血或剥离不彻底；也可以发生在术后 1～3 周内，常为进食不慎导致手术创面白膜脱落所致。对大量出血的患儿再次手术要评估低血容量、贫血及困难插管等情况。诱导时应注意循环失代偿，气管插管时需备好双吸引装置及不同型号的气管导管。由于误吞大量创面渗血可能导致反流误吸，此类患者应按照饱胃处理。可采用头低位快速诱导插管，出血量多时可尝试在侧卧位下插管。成功建立气道后，需对血容量及凝血状况加以评估。麻醉结束后应等待患者充分苏醒后拔除气管导管，并对出血情况再次评估。

（四）扁桃体癌手术的麻醉

（1）患者手术出血易于流入气管，因此要选择带套囊的气管导管。

（2）在行颈部淋巴结清扫时，术者需要将头部偏向一边，此时应观察有无漏气，如果出现漏气则可能是导管被拔浅了，导致套囊骑跨声门或脱出到声门之上，造成通气不足及血液流入气管，引起严重后果。此类患者在气管插管时应尽可能将导管插深。

（3）气管导管的拔除应在患者充分苏醒且术野没有活动性出血后进行，拔出导管前应充分吸引口腔咽部积血，如果发现鲜血较多，则应建议术者再判断术野有无活动性出血，在确证无活动性出血后方可拔出气管导管。

二、腭垂腭咽成形术（UPPP）的麻醉

（一）概述

UPPP 用于治疗重度阻塞性睡眠呼吸暂停综合征（OSAS）。多导睡眠图仪检查（PSG）仍然被视为目前临床上 OSAS 诊断的"金标准"，如果睡眠呼吸紊乱指数（RDI）大于 5 次且每次在 10 秒以上，或者每晚 7 小时睡眠期间呼吸暂停加低通气达 30 次以上，结合病史和临床表现即可作出 OSAS 诊断。UPPP 主要通过在舌腭弓外侧切开黏膜至腭垂根部，并切开同侧咽腭弓，切除扁桃体，在切口内行黏膜下分离，适当修剪并缝合咽腭弓黏膜，也可部分切除过长的腭垂。

（二）麻醉要点

（1）气道管理：大多数 OSAS 患者可能合并有肥胖、变应性鼻炎、鼻息肉、扁桃体肥大、软腭松弛、腭垂过长过粗、舌体肥大、舌根后坠、下颌后缩、颞颌关节功能障碍和小颌畸形等上气道问题，需要合理选择困难气道处理工具。术后拔管要谨慎，对重症患者可在术后以经鼻持续气道正压（N-CPAP）实施支持治疗。对手术时间较长，术前有插管困难的患者要警惕拔管后再度出现气道梗阻的风险，可备好适当的口（鼻）咽通气道或喉罩。术后也可保留气管导管 1～2 日，在 ICU 内呼吸支持一段时间后再考虑拔管。

（2）病理生理学改变对麻醉的影响：因反复发作的低氧血症和高碳酸血症，OSAS患者可合并神经—内分泌功能失调，体内儿茶酚胺、内皮素及肾素—血管紧张素系统异常，临床上表现为高血压、心律失常及肾功能受损。长期低血氧还可出现智力及记忆力下降，低氧所导致的继发性红细胞增多致血黏度增加。因睡眠结构紊乱、快动眼睡眠（REM）减少可致生长激素分泌减少，儿童患者出现发育迟缓。麻醉医师应仔细评估上述病理生理改变对麻醉的潜在影响，制订相应的麻醉处理方案。

（3）镇痛：研究发现，术前存在反复低氧血症的患者术后对镇痛药物的需求减少。对 OSAS 患者的术后镇痛应减少阿片类药物用量，同时尽可能选用非甾体抗炎药或采用局麻镇痛，且不管采用何种镇痛方案均应严密监测，高度警惕可能发生的呼吸抑制。

三、青少年鼻咽纤维血管瘤切除术的麻醉

（一）概述

青少年鼻咽纤维血管瘤多发于 10～25 岁的青少年男性，女性少见，其病因不明。虽然为良性肿瘤，但其生长扩展力强，呈恶性临床表现，常直接侵入周围组织及器官（如鼻腔、鼻窦、翼腭窝、颞下窝和眼眶），甚至压迫破坏颅底骨质侵入颅内，引起危及生命的大出血。临床表现为鼻塞、通气困难；压迫咽鼓管咽口可致耳闷塞、耳鸣、听力障碍，甚至中耳炎；侵入眼眶、鼻窦可使眼球移位、复视、失明及颅面部畸形；破坏颅底骨质进入颅腔可压迫脑神经，导致头痛等症状。根据影像学资料可对肿瘤进行分级。手术分为经硬腭途径和经鼻腔途径（鼻侧切开术或鼻内镜下手术），术前先行颈动脉栓塞治疗有助于减少肿瘤切除时的出血。随着功能性鼻内镜技术的普及，经鼻内镜下的鼻咽纤维血管瘤切除术已相当成熟。

（二）麻醉要点

由于肿瘤的血供来源于颈外动脉（下颌骨支），肿瘤侵犯至颅中窝后，会有颈内动脉的血供加入。术前数字减影血管造影（DSA）可了解肿瘤的血供并可进行血管栓塞，不仅可以减少术中出血，还可以减少术后复发的概率。术前 4～6 周采集自体血 1～4U、术中结合血液稀释和控制性低血压技术以及使用自体血回输等措施可以大大降低异体血的输入机会。

要明确这一手术是咽科手术中面临多项挑战的大手术，主要表现为三个方面：麻醉诱导时出血误吸，术中大量出血的液体管理以及拔管后创伤性组织水肿所致的气道阻塞。麻醉采用快诱导方式，若为急诊手术则需按饱胃患者处理，确保吸引装置工作正常。术中至少维持两路大的静脉通路，连续监测有创动脉压，监测中心静脉压和尿量。无创血红蛋白测量技术可连续、实时监测总血红蛋白含量，非常适用于这类出血量难以预测的手术。

参考文献

［1］KADITIS A G, ALVAREZ M L A, AN B, et al. Obstructive sleep disordered breathing in 2-to 18-year-old children: diagnosis and management[J]. The European Respiratory Journal, 2016, 47(1): 69-94.

［2］毕星，马亚芳，杨振锋 . 七氟烷联合丙泊酚在儿童扁桃体切除术中的麻醉效果及其对应激反应和苏醒质量的影响 [J]. 海南医学，2023，34（18）：2678-2682.

［3］蔡谦，彭解人，邹华，等 . 阻塞性睡眠呼吸暂停综合征患者口咽形态和腭咽成形手术疗效的相关性研究 [J]. 中国中西医结合耳鼻咽喉科杂志，2010，18（6）：324-326.

［4］MATTHEW N, VU B T N, TOBIAL M, et al. Early-onset juvenile nasopharyngeal angiofibroma(JNA): a systematic review[J]. Journal of Otolaryngology – Head Neck Surgery, 2023, 52(1): 85.

［5］DOODY J, ADIL E A, TRENOR C C, et al. The genetic and molecular determinants of juvenile nasopharyngeal angiofibroma: a systematic review[J]. The Annals of Otology, Rhinology, and Laryngology, 2019, 128(11): 1061-1072.

［6］AKIRA B, RYO K, MARIKO K, et al. MRI features of sinonasal tract angiofibroma/juvenile nasopharyngeal angiofibroma: case series and systematic review[J]. Journal of Neuroimaging: Official Journal of the American Society of Neuroimaging, 2023, 33(5): 675-687.

（周晋婷）

第五节　喉科手术麻醉

喉部位于颈前正中，在舌骨下方，上通喉咽，下接气管，后邻食管入口，有呼吸、发声、保护、吞咽等功能，位置极其重要。喉部特别是声门病变由于直接影响呼吸，常会迅即造成危及生命的事件，因此格外受到临床麻醉医师的重视。近代喉科学有了较快发展，治疗手段也不断丰富。喉部的良性病变（声带息肉、小结、囊肿、乳头状瘤）可以通过显微镜下支撑喉镜、电子喉内镜下冷冻以及二氧化碳激光手术治疗，声带麻痹、声带沟、声带瘢痕等造成的声带闭合不良可以采用声带移位、透明质酸酶声带注射和自体脂肪声门旁间隙注射术、各种神经移植术等改善发音和生活质量，喉癌等恶性肿瘤的外科治疗越来越注重喉功能的保护，激光的使用使喉部肿瘤、喉狭窄、喉乳头状瘤等疾病的疗效大大改善。喉科手术的麻醉内容也随着现代喉科学的发展而不断丰富。

喉科手术大多需要接受全身麻醉，由于病变的位置处于麻醉气道管理的关键区域，共用气道的问题比其他耳鼻咽喉—头颈外科手术更为突出。

一、气道评估和计划

对于接受喉部手术的患者，麻醉前评估的重点为气道，以及在术中和术后引起并发症的情况。

所有患者都应接受麻醉前气道评估，以确定麻醉期间可能出现的气道管理困难以及误吸的危险因素。与很多接受其他手术的患者相比，接受头颈部手术的患者更可能出现气道管理困难，尤其是喉癌患者。喉癌患者中气道管理的困难各不相同，可能取决于癌症的分期和位置。早期喉癌（如原位癌、T_1期和T_2期）主要为软组织病变，气管插管通常可以通过肿瘤部位。例如，早期声门癌可能损害声带活动度，但声带通常并未固定或阻塞。但在黏膜下软骨破坏的较晚期喉癌患者中，气道可能变窄且组织顺应性可能降低，因此气管插管可能难以或不能通过。因此，对于晚期喉癌患者，应与外科医师讨论气道管理的方案，包括选择恰当的气管插管尺寸以及能否进行清醒插管或气管造口术。

二、声带息肉切除术的麻醉管理

（一）概述

声带息肉属于临床常见病，临床表现为声音嘶哑、发声费力、喘鸣、息肉过大可伴随呼吸困难、此外声带息肉有一定癌变率。手术适合于较大或纤维化的声带小结和长期声带息肉患者，经休息、发声训练、药物等保守治疗无效的患者可行手术治疗。可采用局部麻醉通过间接喉镜切除或光导纤维喉镜下切除术，但局部麻醉下患者耐受差，而非插管全身麻醉下呼吸管理相对复杂。耳鼻喉科通常采用支撑喉镜下全身麻醉插管手术切除。

（二）手术风险

支撑喉镜下声带息肉切除术，虽然手术时间很短，一般为十几分钟之内，短者几秒钟手术结束，但麻醉管理相对风险较大，特别是伴随心、肺等重要脏器合并症较多患者。术中应重点关注心率和血压的变化。支持喉镜暴露压迫声门口附近常诱发 80% 以上的患者心率明显下降。极个别严重着甚至心搏骤停。同时喉镜暴露声门的刺激强烈刺激作用，机体可瞬间释放大量儿茶酚胺升高血压，因此支撑喉镜手术需要维持较深的麻醉深度。但深麻醉反过来又会进一步抑制心率。

（三）术前准备

强调重视术前访视，根据访视制订麻醉方案，并根据患者的手术情况制订个体化心搏骤停后抢救复苏预案。常规稀释阿托品、麻黄碱。备齐肾上腺素、异丙肾上腺素、利多卡因等。器械配备有常规喉镜、可视喉镜、喉部表面麻醉管、心电除颤器等。

（四）麻醉诱导

（1）无肌松药的全身麻醉诱导及维持。目前，多采用丙泊酚或吸入七氟醚合并瑞芬或芬太尼（舒芬太尼）方式，以单纯静脉或静吸复合方式进行全身麻醉诱导插管和麻醉维持。

（2）使用肌松药的全身麻醉诱导及维持。琥珀胆碱插管，大剂量瑞芬维持；罗库溴铵、米库氯铵、阿曲库铵等。因手术时间短暂可降低中、长效肌松药的使用剂量，顺阿曲库铵剂量通常应用 0.04 ～ 0.1mg/kg。

（3）辅以表面麻醉下的上述两种方式中的一种。

（五）插管

选用比常规插管小 1 ～ 2 号气管导管，女性一般 ID 5.5 ～ 6.5，男性 6.0 ～ 7.0。插管喉镜声门尽可能暴露清晰，避免导管擦掉或损毁声带息肉，可视喉镜下插管优势明显。无肌松药的插管瑞芬太尼诱导量用 1μg/kg，90 秒内缓慢注入，配合丙泊酚及吸入七氟醚，即可插管。另外辅助声门表面麻醉者能有效降低上述药物浓度，并能获得更稳定的插管环境。

（六）麻醉维持

无论术者置入喉镜还是术中切除息肉均强调有足够深的麻醉维持剂量。瑞芬太尼一般为每分钟 0.1 ～ 0.2μg/kg，成年人一般每小时泵注 20 ～ 50mL/h。

非激光手术时间短暂，因肌松药尚未代谢完全，术毕应继续维持一定的麻醉深度防止发生术中知晓。术中可常规 BIS 监测。

（七）心率减慢的预防及处理

术者直达喉镜暴露声门，压迫刺激有丰富迷走神经支配的会厌腹面及咽喉周围，极易引起反射性心率降低。预防措施为手术操作开始前常规静脉注射阿托品 0.2 ～ 1mg，较完善的表面麻醉可降低末梢感受器的敏感性，另外术始预先给予足够的深麻醉环境可减少应激反应。心率的降低多呈线性下降，解除压迫一般可马上恢复。置入喉镜期间需要密切监测。

（八）心搏骤停的预防及处理

置入喉镜期间心搏骤停可在心率呈线性进行性下降终点出现，也可以骤然出现。跟手术操作密切相关。发生心搏骤停应立即停止手术操作，松弛或拔出直达喉镜。一般即可立刻恢复心率，无法恢复应立即启动心肺复苏流程。重在预防，常规给予阿托品，下喉镜前维持适当的血压及正常稍高值 $PETCO_2$ 有助于自主心搏及时恢复，此外术前应严格掌握手术适应证。

（九）血压的控制维持

有效控制良好稳定的血压对预防心脑血管意外事件有重要意义，同时也是喉镜解除压迫后心搏及时复苏的必备条件。术中血压建议控制在静息状态下基础血压的正常上下限 20% 以内。

（十）ASA 分级高患者的评估及处理

重视手术前准备及筛查，改善循环功能。充分表面麻醉，充分肌松，能有效减少瑞芬太尼用量；联合使用芬太尼或舒芬太尼、丙泊酚等药物控制血压。有严重心、肺、脑合并症者尽可能让有经验的高年资手术者置入直达喉镜。

（十一）拔管

手术时间短，拔管不应操之过急，严格遵守拔管指征，应待肌松药代谢或残余肌松有效拮抗完后再停止全身麻醉药物吸入或泵注，避免发生拔管后喉痉挛及术中知晓。重视采用急性疼痛预防性干预策略，早期应用酮咯酸等优化术后止痛，提高舒适化医疗水平，促进患者康复。

（十二）总结

声带息肉手术麻醉的关键注意点如下。

1. 诱导，肌松药的量

推荐联合用药，静吸复合麻醉＋舌根喉麻醉。

2. 维持，重点是深度镇痛抗应激，关注循环

推荐阿托品提前注射，应用瑞芬太尼。

3. 术毕到拔管，关注肌松代谢时间

推荐早期全量拮抗。

三、喉切除术的麻醉

（一）概述

喉切除术用于病理学诊断为喉部肿瘤（多为鳞状细胞癌）且单纯放疗效果不可靠的喉癌治疗，分为全喉切除术和部分喉切除术。部分喉切除术是在彻底切除喉癌的基础上，将喉的正常部分安全地保留下来，经过整复恢复喉的全部或部分功能，根据切除部分、范围可分为喉垂直部分切除术、喉额侧部分切除术、喉扩大垂直部分切除术、喉声门上水平部分切除术、喉水平垂直部分切除术、环状软骨上喉部分切除术、喉近全切除术。全喉切除术切除包括舌骨和全部喉结构，患者将永久气管造瘘，完全丧失发音功能。全喉切除术通常会同时需要行单侧或双侧颈淋巴结廓清术，手术创伤较大。

（二）麻醉要点

术前需认真评估患者有无喉阻塞及其分级，阅读术前纤维喉镜检查记录及照片，与外科医师共同确定气道建立方案。对肿瘤较大、影响声门暴露以及肿瘤侵犯声门下或者存在肿瘤出血的病史，可考虑局部麻醉下先行气管造口，成功建立气道后再行全身麻醉。

绝大部分喉癌患者均可以在全身麻醉诱导后实施气管插管，但应切实做好应对困难气道的准备，尤其是要在诱导前确保外科医师在场，并做好紧急气管切开准备。视频类插管工具（如视频喉镜、可视管芯等）对于喉癌患者快速建立气道有很大帮助。对于喉镜直视下声门暴露不良的患者，管芯类工具（如 Frova）有助于插管成功。此外，喉罩

气道也可用于Ⅲ度以下喉阻塞患者全身麻醉下行气管切开术。

喉癌患者以老年人居多，部分患者术前又可能存在进食困难，一般情况较差，术中应加强监测，长时间手术时需做好体温及内环境的维护。颈部操作尤其是做深部淋巴结清扫时有可能压迫颈动脉窦而出现严重的心动过缓，需要严密监测和对症处理。虽然此类手术出血量不多，但由于手术区域解剖结构复杂，需确保静脉通路通畅，随时应对误伤血管导致出血等意外。

多数外科医师希望在术中维持适度低血压（收缩压在 90mmHg 以下）以提供清晰的手术野，但应权衡长时间低血压对于老年人心、脑等重要脏器的危害。吸入或静脉全身麻醉辅以小剂量瑞芬太尼持续泵注有助于维持平稳的血流动力学水平。但应注意在手术后期将血压提升至正常水平，帮助术者及时发现潜在的出血点。

全喉切除术中在喉离断后，需将经口气管导管更换为经颈部造口处的气管导管，此时应注意听诊确认导管置入深度，避免置入过深造成单肺通气。可在气管导管套囊后端系好纱条，将纱条固定于手术巾上以免术中导管移位。术后若需要更换金属气管筒，由于其并非 15mm 的标准接口，可待呼吸恢复后再予更换。也可在减浅麻醉前更换金属气管筒，再将细气管导管置入筒内行控制呼吸至自主呼吸恢复，其优点在于可避免浅麻醉下更换气管导管时的呛咳反应。

全喉或部分喉切除术患者由于创伤较大且无法言语交流，且手术有多处复杂缝合，需要提供良好的术后镇痛以帮助患者平稳恢复，避免剧烈呛咳。采取阿片类药物为主、复合非甾体抗炎药的多模式镇痛方法可以实现此目标。

参考文献

［1］秦敏菊，李卫星，张成，等 . 部分喉切除术患者使用羟考酮与吗啡静脉自控镇痛的有效性和安全性比较 [J]. 上海医学，2022，45（3）：160-164.

［2］姚晨 . 盐酸达克罗宁胶浆联合丁卡因表面麻醉在声带息肉切除术中的效果 [J]. 实用医技杂志，2018，25（9）：990-992.

（罗江辉　徐义全）

第六节　口腔颌面部肿瘤手术的麻醉

口腔颌面外科在我国发展迅速。目前，国内如颅颌面联合切除治疗口腔颌面恶性肿瘤、使用显微技术对切除后缺损进行游离组织移植整复等已经达到世界先进水平。这些发展对麻醉学科提出了更高的要求，推动了相关麻醉学科的发展。

口腔颌面部血管丰富，出血多，而且口腔颌面外科手术操作精细复杂，手术时间长，手术尤其是显微手术中要求麻醉医师行控制性降压以提供清晰的手术野，减少出血量。外科医师要求麻醉医师在手术中能保持呼吸道通畅，但又要器械和管道等远离手术区以免影响手术操作。口腔内肿瘤、头面部巨大肿瘤、张口困难、头颈部瘢痕粘连等患者的气管插管极为困难,需根据手术要求采取多种方式进行气管插管。麻醉恢复期要求患者能及时清醒以利于维持呼吸道通畅,还应避免使用对呼吸影响较大的药物以免造成术后呼吸抑制。

一、口腔颌面外科患者与手术特点

(一)口腔颌面外科患者的特点

1. 老年

老年患者以各种肿瘤性疾病为主。因年龄增长,老年人全身各器官的生理功能发生退行性变化,甚至出现病理性改变,常伴有高血压、缺血性心脏病、慢性阻塞性肺疾病、水电解质酸碱平衡失调,以及体内药物生物转化和排泄能力下降,对手术和麻醉的耐受力明显降低。老年口腔恶性肿瘤患者全身状况较差,加上进食障碍,常出现消瘦,可伴有贫血、营养不良和低蛋白血症等,术前应尽可能予以改善和纠正。

2. 困难气道十分常见

口腔颌面外科患者中,困难气道十分常见且程度严重。易发生气道困难的常见疾患有先天性口腔颌面畸形,口腔颌面肿瘤,颞下颌关节强直,阻塞性睡眠呼吸暂停综合征,外伤、感染、肿瘤造成的口腔颌面畸形或缺损,手术或放疗引起气道附近解剖结构改变,以及颌颈部肿瘤压迫致气管移位等。其他如肥胖颈短、颈椎病变、小下颌、门齿前突或松动、高喉头、巨舌等也会给气管插管带来困难,术前应准确预测并选择合适的诱导方法和插管途径。

3. 部分患者伴有严重心理障碍

口腔颌面外科疾病与心理问题密切相关。一方面,精神和内分泌因素可诱发口腔颌面肿瘤;另一方面,对于已患肿瘤的患者,在实施肿瘤手术前,也常会因大面积组织切除后可能造成的头面部外观畸形和咀嚼、吞咽、语言、呼吸等生理功能改变而存在明显的心理压力和障碍。先天性口腔颌面畸形的患者往往因颜面畸形或生理功能障碍而产生各种心理的异常变化。对已接受了多次手术治疗的患者而言,手术麻醉的痛苦体验与不良回忆则会使其在再次手术前存在极度恐惧甚至拒绝心理。老年患者可因对病情发展和健康状况的过分关注而产生焦虑、抑郁等情绪改变。因此,对于可能出现的心理问题,麻醉医师应予以高度重视,术前应做好耐心细致的解释工作,与患者及其家属建立起良好的医患关系,尽可能取得他们的合作。不良心理活动的抑制与阻断,对减少麻醉用药量、维持生理状态稳定和减少术后并发症都有重要意义。

(二)口腔颌面外科手术的特点

1. 根治性外科与功能性外科

手术仍是口腔颌面部肿瘤的主要有效治疗手段。根治手术和整复手术相辅相成,只有在完全根治肿瘤后才有必要实施整复手术。总之,应以肿瘤根治手术为主,与整复手术相结合,既使肿瘤得到根治,又能在功能和外形上获得一定程度的恢复。如今,头颈肿瘤外科、整复外科和显微技术的飞速发展,使肿瘤根治术后大面积缺损和功能障碍的修复成为可能,从而可为术后患者生存率和生存质量提高的同时提供前提保障。

2. 综合与序列治疗

目前趋向于在口腔颌面部的肿瘤患者中应用放疗、化疗等其他方法与外科手术合并进行综合治疗,以取得较好的疗效。放疗和化疗可在术前或术后使用。口腔颌面外科中，序列治疗概念的提出是由唇腭裂治疗开始的。无论序列也好，综合也好，都是多学科的排列有序的治疗。它应依托于多学科之间的密切协作，由一个以口腔颌面外科医师为主的协作组来完成，其他有关的还包括麻醉科、耳鼻咽喉科、放射科等医师。

3. 显微外科技术的广泛应用

显微外科技术已广泛应用于口腔颌面外科的手术中，尤其是小血管吻合游离组织瓣移植手术的成功，使口腔颌面部大面积手术缺损后施行立即修复成为可能。

显微外科手术具有一定的特殊性，其技术条件要求较高、操作精细复杂、手术时间长，手术操作和围手术期管理过程中的各环节都会直接影响手术最终的成败。手术过程中必须使患者保持合适体位并严格制动以便于长时间手术的实施，还应保持充足的循环血容量并根据情况给予扩血管和抗凝处理。术后应尽可能使颈部制动，防止移植皮瓣血管受压形成血栓、压迫静脉导致回流受阻等。此外，维持正常的体温，对预防吻合小血管痉挛、提高游离皮瓣的成活率也十分重要。在小血管吻合重建血液循环游离组织移植手术后，不仅要进行全身循环、呼吸等重要系统的监测，而且应加强对局部移植组织的严密观察和护理。

4. 对气道管理的要求高

口腔颌面部手术部位与气道关系密切，是所有外科手术中与气道关系最密切的手术种类之一。手术部位的肿瘤畸形、外伤等都会影响气道的麻醉管理，对气道管理的要求很高。术前要精确评估气道的困难程度，如将一个潜在的困难气道评估为正常气道处理，则在麻醉插管过程中可能会面临插管困难和通气困难的险象。术中要管理好气道，因为手术部位与气道相互干扰，要防止术中气管导管滑脱等险象出现。术毕拔管要严密观察呼吸情况，有些口底、咽壁等大范围肿瘤切除患者往往需要做预防性气管切开，以防止麻醉拔管后手术部位组织肿胀阻塞气道。有些手术后则需气管导管带管数日，如正颌手术或舌根口底肿瘤切除手术，待手术部位水肿减轻后再行拔管。

二、术前评估和麻醉前准备

麻醉前访视和评估是麻醉医师在术前根据患者病史、体格检查、实验室检查与特殊检查结果、患者的精神状态对外科患者整体状况进行评估，制订麻醉和围手术期管理方案的过程。术前访视和术前评估是围手术期管理的基础工作流程，可以减少并发症，缩短患者住院时间，改善临床结局，降低医疗费用。

（一）术前评估

获得病史、体格检查和化验结果以及特殊检查的结果，拟施行的手术情况、处方药和非处方药的使用情况。根据所获资料，分析患者病理生理情况，对其进行术前评估以及 ASA 分级。最后根据评估结果，制订合适的麻醉方案。口腔颌面外科手术前访视在常规内容之外要特别关注患者的气道情况并进行评估。

1. 全身情况评估

全身状态检查是对患者全身健康状况的概括性观察，包括性别、年龄、体温、呼吸、脉搏、血压、发育、营养、意识状态、面容表情、体位、姿势、步态、精神状态、对周围环境的反应和器官功能的综合评估。口腔颌面外科患者中小儿唇腭裂畸形患者要注意是否有发育、营养、体重等问题。对肥胖患者要注意体重和睡眠呼吸暂停问题，体重指数（BMI）是世界公认的一种评定肥胖程度的分级方法，BMI 增加预示可能存在困难气道问题。BMI 数值每增加 2，冠心病、脑卒中、缺血性脑卒中的相对危险分别增加 15.4%、6.1% 和 18.8%。

营养不良患者对麻醉和手术的耐受力均降低。贫血、脱水等术前均应予以纠正。成人血红蛋白不宜低于 80g/L。

2. 呼吸系统评估

近期 2 周内有呼吸道感染病史患者，即使麻醉前无任何症状和体征，患者呼吸道黏膜的应激性也增高。麻醉药物可引起腺体分泌物增多，引发气道平滑肌收缩的自主神经兴奋阈值降低，气道敏感性增高，容易发生气道痉挛，围手术期患者呼吸道并发症发生率比无呼吸道感染病史者显著增高。呼吸道感染（包括感冒）患者，择期手术宜在呼吸道疾病临床痊愈后 2 ～ 4 周施行。

慢性阻塞性肺疾病患者常有不同程度的肺动脉高压，持续肺动脉高压使右心负荷加重，可导致肺源性心脏病。这类患者的麻醉处理应注意合理的呼吸管理，适当地控制或不加重肺动脉高压，维护心功能。哮喘为一种异质性疾病，常以慢性气道炎症为特征，包含随时间不断变化的呼吸道症状，如喘息、气短、胸闷和咳嗽，同时具有可变性呼气气流受限。麻醉、手术中的应激因素易引起哮喘发作或导致严重支气管痉挛。在麻醉前控制呼吸道感染至关重要，应停止吸烟，降低气管、支气管的反应性。此外，还应适当使用解除支气管痉挛的药物作为麻醉前准备。

需要根据临床症状、肺功能异常程度和并发症情况对呼吸系统疾病患者进行综合评估。肺功能是评估患者呼吸系统状态的一项重要内容，特别是患者原有呼吸系统疾病或需进行较大的手术或手术本身可以进一步损害肺功能时更为重要。

3. 心血管系统评估

心脏功能的评定对某些疾病如冠心病的辅助诊断、疗效评定和围麻醉期评估具有重要价值。根据心脏对运动量的耐受程度而进行的心功能分级是临床简单实用的心功能评估方法，常用评估方法包括纽约心脏病协会心功能分级以及体能状态（运动耐量）测试等。围手术期心血管风险高危因素包括：心肌梗死后 7 ～ 30 日且伴有严重或不稳定的心绞痛，充血性心力衰竭失代偿，严重心律失常如高度房室阻滞，病理性有症状的心律失常、室上性心动过速。高危患者围手术期心脏事件发生率为 10% ～ 15%，其中心源性病死率 > 5%。围手术期心血管风险中危因素包括不严重心绞痛，有心肌梗死史，心力衰竭已代偿，需治疗的糖尿病。中危患者围手术期心脏事件发生率为 3% ～ 10%，其中心源性病死率 < 5%。围手术期心血管风险低危因素包括老年，左心室肥厚、束支传导阻滞、ST-T 异常，非窦性心律（心房颤动），有脑血管意外史，尚未控制的高血压。围手术期心脏事件发生率 < 3%，其中心源性病死率 < 1%。

对术前患有高血压的患者，应首先明确其为原发性高血压或继发性高血压，特别要警惕是否为未经诊断的嗜铬细胞瘤，以免在无准备的情况下于麻醉中出现高血压危象而导致严重后果。临床常见的高血压，其麻醉危险性主要取决于重要器官是否受累以及其受累的严重程度。如果高血压患者其心、脑、肾等重要器官无受累表现、功能良好，则麻醉的危险性与一般人无异。如果病程长、受累器官多或（和）程度严重，则麻醉较困难而风险也增大。择期手术降压的目标：中青年患者血压控制 < 130/85mmHg，老年患者 < 140/90mmHg 为宜。重度高血压（180/110mmHg）宜延迟择期手术，争取时间控制

血压。

冠心病患者有不稳定型心绞痛，如近期有发作，心电图有明显心肌缺血表现，麻醉的风险增大，应加强术前准备。对心脏明显扩大或心胸比值 > 0.7 的患者应视作高危患者，注意对其心功能的维护、支持，心脏扩大与病死率的增加有关。左室肥厚与术后病死率之间无明显关系，但肥厚型心肌病的麻醉危险性较大。对近期（2 个月内）有充血性心力衰竭以及正处于心力衰竭中的患者，不宜行择期手术。

4. 气道评估

口腔颌面外科术前要认真了解患者的张口度、头后仰、颈部活动度、鼻孔通气及鼻道情况，重点了解口腔肿瘤、口腔畸形、口腔外伤的位置及对气道的影响等，综合判断是否存在气管内插管困难，是否存在面罩正压通气困难，并结合手术方法预测术后是否可能存在阻塞性通气障碍，有针对性地在术前做好气管内插管相关准备工作。

（1）提示气道处理困难的体征：张口困难、颈椎活动受限、颏退缩（小颏症）、舌体大（巨舌症）、门齿突起、颈短、肌肉颈、病态肥胖、颈椎外伤、带有颈托、牵引装置。

（2）面罩通气困难在麻醉诱导和苏醒中是最危险的，年龄大于 55 岁、打鼾病史、蓄络腮胡、无牙、肥胖（BMI > 26kg/m^2）是困难面罩通气的五项独立危险因素。Mallampati 分级 Ⅲ 或 Ⅳ 级、下颌前伸能力受限、甲颏距离过短（< 6cm）也是面罩通气困难的独立危险因素。当具备 2 项以上危险因素时，面罩通气困难的可能性较大。

（3）体检评估气道的方法。

1）张口度：最大张口时上下门齿间距离小于 3cm 或两横指时无法置入喉镜，导致喉镜显露困难。

2）颞下颌关节活动度：颞下颌关节紊乱综合征、颞下颌关节强直、颞下颌关节脱位等可导致颞下颌关节活动受限，可能插管困难。

3）颏甲距离：即在颈部完全伸展时从下颚尖端到甲状软骨切迹的距离。正常在6.5cm 以上，小于 6cm 或小于检查者三横指的宽度，用喉镜窥视声门可能发生困难。

4）头颈运动幅度：正常时患者低头应能将其下颌触及自己胸部，头颈能向后伸展，向左或向右旋转颈部时不应产生疼痛或异常感觉。

5）咽部结构分级：即改良 Mallampati 分级，是最常用的气道评估方法。患者取端坐位，尽可能张大口并最大限度地将舌伸出进行检查。咽部结构分级越高预示喉镜显露越困难，Ⅲ～Ⅳ级提示困难气道。改良 Mallampati 分级与其他方法联合应用，如与颏甲距离合用可提高预测率：Ⅰ级可见软腭、咽腭弓和腭垂，Ⅱ级可见软腭、咽腭弓和部分腭垂，Ⅲ级仅见软腭和腭垂根部，Ⅳ级仅见硬腭。

6）喉显露分级：Cormack 和 Lehane 把喉镜显露声门的难易程度分为 4 级。该喉镜显露分级为直接喉镜显露下的声门分级，Ⅲ～Ⅳ级提示插管困难。检查有无气管造口或已愈合的气管造口瘢痕、面、颈部的损伤，颈部有无肿块、甲状腺大小、气管位置等，评价其对气道的影响。

7）对某些患者可能还需做一些辅助性检查，如喉镜（间接、直接的或纤维喉镜）检查、X 线检查、纤维支气管镜检查等。

（二）麻醉前准备

1. 积极治疗相关合并内科疾病

不管是心脏病患者行心脏或非心脏手术，麻醉和手术前准备的关键是改善心脏功能，心功能的好坏直接关系到麻醉和手术的安危。长期服用 β 受体阻滞剂治疗心绞痛、心律失常者，一般应持续用药至手术当日。原发性高血压患者（收缩压＞200mmHg，舒张压＞115mmHg）推迟行择期手术，直至血压降至180/110mmHg 以下。如果有高血压合并严重的终末器官损伤，术前应尽可能将血压降至正常，但是降压过快或过低会增加大脑和冠状动脉的缺血。对于恶性肿瘤等限期手术，因高血压而延迟手术应权衡利弊。

对术前有急性呼吸道感染者除非急症，手术应暂停，在感染得到充分控制1周后再手术，口腔颌面外科有些手术后需气管导管带管数日，若呼吸道感染没有控制则术后呼吸系统并发症明显增高。

中枢神经系统疾病多数涉及生命重要部位的功能状态。因此，必须针对原发疾病、病情和变化程度，做好麻醉前准备工作。如急性脑梗死后应推迟4～6周再行择期手术，以等待梗死周边缺血区消失的自动调节功能有所恢复。帕金森病患者容易出现直立性低血压、体温调节失控和麻醉期间血流动力学紊乱，同时患者因呼吸肌强直可出现限制性肺功能改变。因此，术前需做肺功能检查、血气分析，并指导患者锻炼呼吸功能。抗帕金森病药物需服用至手术前。

对并存不同内分泌系统疾病的患者，依其病理生理学特点，麻醉前准备的侧重点不同。对于甲状腺功能亢进症患者，麻醉前准备的关键在于手术前控制病情、有效降低基础代谢率，防止术中、术后甲状腺危象的发生。对于原发性醛固酮增多症和皮质醇增多症患者，麻醉前应注意纠正水、电解质和酸碱平衡紊乱，特别注意钾的补充。对于糖尿病患者，择期手术应控制空腹血糖不高于8.3mmol/L，尿糖低于（++），尿酮体阴性。急诊伴酮症酸中毒者，应静脉滴注胰岛素消除酮体、纠正酸中毒后手术，如需立即手术者，也可在手术过程中补充胰岛素、输液并纠正酸中毒，但麻醉的风险明显增加。口服短效降糖药或使用短效胰岛素者，应在手术日晨停用。如果服用长效降糖药应在手术前2～3日停服，改为使用短效胰岛素。

轻度肝功能不全的患者对麻醉和手术的耐受力影响不大，中度肝功能不全或濒于失代偿时，麻醉和手术耐受力显著减退。手术前需要经过较长时间的准备，积极护肝治疗，最大限度地改善肝功能和全身状态行择期手术，重度肝功能不全如晚期肝硬化，常并存严重营养不良、消瘦、贫血、低蛋白血症、大量腹水、凝血功能障碍、全身出血或肝性脑病前期等征象，则手术麻醉的危险性极高。随着医疗技术的提高肾衰竭已不是择期手术的禁忌，术前血液透析的应用，术前准备应最大限度地改善肾功能，如果需要透析，应在计划手术24 小时以内进行。

2. 既往用药的准备

手术患者因并存内科疾病，术前可能服用各类治疗用药，如抗高血压药、抗心律失常药、强心药、内分泌用药等，一般不主张术前停药。术前需要停用的治疗药物中特别包括某些抗凝药。使用抗凝药已成为治疗心血管疾病和围手术期静脉血栓的常规疗法。现在认为对于服用阿司匹林或含有阿司匹林药物的患者，每日3～10mg/kg 的剂量服用一般没有出血的危险。建议对于长期大剂量服用阿司匹林每日超过2g的患者，应做凝血功能检查，服用氯吡格雷、华法林术前需停药5日。

3. 麻醉前禁食禁饮

择期手术前常规排空胃，严格执行麻醉前禁食、禁饮的要求，以避免麻醉手术期间发生胃内容物的反流、呕吐或误吸，以及由此导致的窒息和吸入性肺炎。目前，推荐成人麻醉前禁食易消化的固体食物及含脂肪较少的食物至少6小时，而禁食肉类、油煎制品等含脂肪较高的食物至少8小时，如果对以上食物摄入量过多，应适当延长禁食时间。新生儿、婴幼儿禁母乳至少4小时，禁食易消化的固体食物、牛奶、配方奶等非人乳至少6小时。所有年龄患者术前2小时可饮清液，包括饮用水、糖水、果汁（无果肉）、苏打饮料、清茶等。

4. 麻醉器械设备、气道工具及药品准备

为了使麻醉和手术能安全顺利地进行，防止意外事件的发生，麻醉前必须对麻醉机、监测仪、麻醉用具及药品进行准备和检查。无论实施何种麻醉，都必须准备麻醉机、急救设备和药品。麻醉期间除必须监测患者的生命体征，如血压、呼吸、心电图、脉搏和体温外，还应根据病情和条件选择适当的监测项目，如SpO_2、$ETCO_2$、有创动脉压（IBP）、中心静脉压（CVP）等。在麻醉实施前对已准备好的设备、用具和药品等，应再一次检查和核对。主要检查麻醉机密闭程度、气源及其压力、吸引器、麻醉喉镜、气管导管及连接管等，术中所用药品必须经过核对后方可使用。尤其要做好困难气管插管的准备工作，如可视喉镜、纤维支气管镜、喉罩，麻醉前预测可能存在困难气管内插管者应做好气管切开准备，以防不测。

5. 入室后的复核

患者进入手术室后的复核至关重要，如有疏忽可导致极为严重的不良事件。麻醉医师实施麻醉（包括局麻镇静监测）前，应与手术医师、手术护士共同执行手术安全核查制度。核对患者的基本情况，确认手术及麻醉同意书的签署意见。在复核后才可开始监测患者各项生理指标及建立静脉输液通道，再次核对麻醉器具和药品以便麻醉工作顺利进行。

三、口腔颌面外科手术麻醉和气道管理

（一）麻醉选择

口腔颌面外科手术的常用麻醉方法包括局部区域神经阻滞和全身麻醉。选择麻醉时应以患者能接受，手术无痛、安全，术后恢复迅速为原则，根据患者的年龄、体质、精神状况，手术的部位、范围、时间长短等综合考虑。

1. 局部麻醉

一般由手术者自行操作。局部麻醉对生理干扰小、易于管理、恢复快，多用于活检手术。

2. 全身麻醉

由于口腔颌面部手术解剖部位特殊，手术区域毗邻呼吸道、颅底、眼眶和颈部重要的神经、血管，手术区血供丰富。因此，气管内插管全身麻醉是理想的麻醉选择。

口腔颌面外科手术全身麻醉插管一般选择鼻腔插管较多，鼻腔插管的优点是气管导管相对不影响手术操作，气管导管固定比较好，缺点是插管过程中鼻腔黏膜可能有一定

损伤，术后 1～2 日鼻腔分泌物中有部分血丝，一般不会有严重并发症。

全身麻醉优点在于能完全消除手术的疼痛与不适，较好地控制机体反应，为外科手术提供理想的手术条件。常用的全身麻醉如下。

（1）全凭静脉麻醉：多种静脉麻醉药、麻醉性镇痛药复合非去极化肌松药是比较理想的全凭静脉麻醉药组合。全凭静脉麻醉不刺激呼吸道，无手术室污染和燃烧爆炸的危险，起效快、麻醉效果确切。气管内插管有助于维持气道通畅，便于清理气道、实施人工通气。静脉麻醉药首选丙泊酚，起效迅速，可控性好。麻醉性镇痛药常选芬太尼、舒芬太尼和瑞芬太尼，镇痛作用强。肌松药首选中、短效非去极化类，如维库溴铵、罗库溴铵和阿曲库铵等，不仅有助于呼吸管理，而且能松弛口咽部肌肉以利于手术操作。

（2）静吸复合全身麻醉：方法多样，如静脉麻醉诱导，吸入麻醉维持；或吸入麻醉诱导，静脉麻醉维持；抑或静吸复合麻醉诱导、静吸复合麻醉维持等。静脉麻醉起效快，患者易于接受，而吸入麻醉便于管理，麻醉深度易于控制，故临床普遍采用静脉麻醉诱导吸入或静吸复合维持麻醉。

3. 全身麻醉复合外周神经阻滞

口腔颌面部外周神经阻滞可提供超前及延迟的镇痛。一般在麻醉诱导后、手术开始前是实施神经阻滞的最佳时机。全身麻醉诱导后可行相应手术部位神经阻滞，一旦神经阻滞起效，可减少全身麻醉药物的用量。

（二）麻醉实施

1. 麻醉前用药

麻醉前用药的主要目的包括：镇静，消除患者对手术的恐惧、紧张、焦虑情绪，使患者情绪安定、合作，产生必要的遗忘；镇痛，提高患者痛阈，增强麻醉效果，减少麻醉药用量，缓解术前和麻醉前操作引起的疼痛；预防和减少某些麻醉药的不良反应。抗胆碱药，如阿托品、东莨菪碱、长托宁等可减少口腔分泌物，在困难气道纤维支气管镜操作中对干净视野有重要帮助作用。

2. 气管内插管的实施

一般来说，非气切开手术方式插管具有操作简便、成功率高、风险性小、并发症少的优点，常被作为建立气道管理的首选方法。插管路径常根据手术需要而定，如无特殊禁忌原则上应避免妨碍手术操作。颅底、眼眶、鼻部、上颌骨、上颌窦手术宜采用经口插管，口腔内、腮腺区、下颌骨、颈部手术宜采用经鼻插管。相对而言，经鼻插管在口腔颌面外科麻醉中更为普遍，但有鼻出血、鼻甲损伤及鼻翼缺血坏死等并发症的报道。

在口腔颌面外科患者中困难气道的比例高，程度严重，情况复杂。对于严重的困难气道患者往往考虑采用清醒插管，以策安全。清醒插管具有以下优点：保留自主呼吸，维持肺部有效的气体交换，气道反射不被抑制，降低了误吸引起窒息的风险；保持肌肉的紧张性，使气道解剖结构维持在原来位置上，更有利于气管插管操作；不需要使用吸入麻醉药和肌松药，在某些高危患者中可避免这些药物引起的不良反应。清醒插管没有绝对的禁忌证，除非患者不能合作（如儿童、精神发育迟缓患者等），或者患者对所用局部麻醉药有过敏史。对于不合作或同时患有颅内高压、冠心病、哮喘的患者，应权衡插管困难与清醒插管的风险，给予全面考虑。

（三）麻醉实施的注意事项

1. 监测

除常规监测外，由于穿支皮瓣等显微手术往往时间较长，失血较多，并且患者可能合并有心肺疾病，需行动脉置管监测动态血压。如果需要置入中心静脉导管，需征询外科医师意见，确保颈内或锁骨下静脉置管不会干扰颈部手术，也可选择肘静脉或股静脉置管。如果计划做桡侧前臂皮瓣，动静脉置管不应安置在手术侧手臂。至少要有两路粗针静脉通路及导尿管，最好同时监测体温。应在下肢铺设充气加温毯来帮助患者维持体温。术中低体温及其导致的血管收缩对游离皮瓣的灌注极为不利。

2. 输血

输血前需衡量患者术中病情需要和输血诱导的免疫抑制引起肿瘤复发率增加的问题。由于流变学因素，游离皮瓣所需的血细胞比容相对较低（27%～30%）。为保证移植的游离皮瓣在术后有足够的灌注，手术期间应避免过度利尿。

3. 心血管不稳定

根治性颈淋巴结清扫术中在颈动脉窦及星状神经节附近操作时（右侧多见），可出现血压波动、心动过缓、心律失常、窦性停搏及 QT 间期延长等情况。局部麻醉药浸润阻滞颈动脉鞘可改善上述症状。双侧颈淋巴结清扫术后可能会因颈动脉窦和颈动脉体失去神经支配，导致高血压及缺氧反射减退。

在游离皮瓣吻合后，需将患者血压维持在基础水平。尽量避免使用血管收缩药物（如去氧肾上腺素）升压，因为局部血管床收缩将减少移植皮瓣的灌注。同样，血管扩张药物也应谨慎使用，因其可降低移植皮瓣灌注压。

4. 控制性降压

目前在口腔颌面手术中控制性降压技术的运用非常普遍。由于整个手术时间相对较长，故只需在截骨、肿瘤切除等出血多的步骤实行控制性降压，而在血管吻合等显微操作时，可控制血压略低于基础，待血管吻合结束后立即复压，既有助于移植物的血液供应，也有助于外科医师判断和止血。

5. 气管切开

部分头颈部肿瘤手术为了预防手术后组织肿胀阻塞气道，通常在术毕前做气管切开。在切开进入气管前，应将气管导管内及喉咽部分泌物彻底吸引干净，以避免误吸。分离至气管时，将气管导管的气囊放气，以免被手术刀割破。横向切开气管壁时，撤离气管导管，使其尖端位于切口头侧。此时由于气管切开漏气，可能会导致通气不足。将气管切开套管或 L 形喉切除导管置入气管，充好气囊，并将导管连接至呼吸环路。一旦通气呼气末二氧化碳监测或者双侧胸壁听诊确定导管位置正确，即可拔除原气管导管。气管切开后吸气压力峰值迅速升高可能提示导管位置不佳、支气管痉挛、气道中存在异物或分泌物。若使用金属气管切开套管，须在患者自主呼吸恢复后方可行气管切开。

6. 其他

在进行颈部手术或腮腺切除术时，外科医师可能会要求不使用神经肌肉阻滞剂，以便于术中通过直接刺激来辨认并保护神经（如脊神经分支和面神经）。适度的控制性降压能减少术中出血，但肿瘤侵犯颈动脉或颈内静脉，将影响脑灌注（后者可增加脑静脉压）。如果采用头高位，动脉换能器需在头部外耳道水平调零，以便准确监测大脑灌注压。另外，头高位有增加静脉空气栓塞的风险。

四、口腔颌面手术麻醉后苏醒与气道管理

（一）麻醉后患者的苏醒

1. 拔管

麻醉后拔除气管内导管在大多数情况下是顺利的，但在有些特殊患者甚至比插管的挑战更大。由于术后组织的水肿、颜面部结构的改变以及术后的包扎使面罩通气变得困难甚至无法通气。并且由于担心会破坏修补后口咽和鼻咽的解剖，通气道或喉罩可能也无法使用。

拔管前应做好困难气道处理准备，充分供氧并吸尽患者气道分泌物和胃内容物。确认患者已完全清醒并且没有残留肌松作用，潮气量和每分通气量基本正常，SpO_2 维持在 95% 以上方可拔除气管导管。

如果拔管后有舌后坠，应先将舌牵出并用缝线固定。对口底、咽侧壁或其他口腔内较大手术，估计拔管后可能有气道阻塞风险的患者，拔管前将气管引导管或其他类似导管如高频喷射通气管、气道交换导管或纤维支气管镜等留置于气管导管中。这样，拔管后一旦患者有呼吸困难或气道梗阻，气管导管还可沿着保留的引导管再次插管。拔管时动作要轻柔，先试将气管导管退至声门下，观察有无气管狭窄或塌陷，然后将气管导管缓慢拔除。少数患者可能出现短暂的喉水肿或喉痉挛，通过加压供氧，肾上腺素雾化吸入等处理，症状一般都能缓解。如症状持续加重甚至出现呼吸困难，应考虑再次插管或气管切开。

拔管后应注意以下事项。①拔管前应准备好面罩、喉镜以及气管导管，以备拔管后出现异常需再次插管。②拔管前应纯氧通气 3～5 分钟，以达到足够的氧储备。③将气管导管套囊中气体抽出，避免遗漏放气对声带的挤压，造成声音嘶哑、声带麻痹或杓状软骨脱位，拔管时还应以导管的弯曲度顺应性拔除，以减少对声门的刺激。④拔管后应继续面罩吸氧几分钟，观察患者呼吸活动度与拔管前有无异常，若存在舌后坠或口腔内分泌物，应给予及时处理，保持上呼吸道通畅。拔管即刻可能会出现呛咳和（或）喉痉挛，需加以预防，对伴有高血压、冠心病患者不宜在完全清醒情况下拔管，以免发生血压过高、急性心肌缺血和脑出血等严重并发症，在拔管前 1～2 分钟静脉注射利多卡因 50～100mg，有利于减轻呛咳和预防喉痉挛。⑤对于困难气管插管患者，应备好各种抢救用具，一旦需要可再次插管或进行其他相应处理。

2. 预防性气管切开和留置气管导管

某些手术可能需要在术后行预防性气管切开，如：涉及舌根、咽腔和喉等声门上组织的手术，术后咽腔壁失去支撑，气道易塌陷；同期双侧颈淋巴结清扫，术后可有明显的喉头水肿；大范围的联合切除，下颌骨截骨超过中线，大面积的口腔内游离组织瓣修复，术前有呼吸功能不全的患者。选择性气管切开的目的是保障气道的通畅，5 日后肿胀消退再行堵管，最后拔除气管切开导管。但术后的预防性气管切开也有一定风险和并发症，如气管切开也增加了肺部感染的风险，气管切开后不能说话，会影响患者的心理康复等。

除非有明确的预防性气管切开适应证，留置气管导管 1～2 日待手术区域肿胀减轻后再拔管也能有效维持气道通畅，并降低术后气管切开的比例。术后留置气管导管

24～48小时并不明显增加插管相关并发症的发生，可以显著缩短住院的时间。留置气管导管时需注意的是：尽可能选择经鼻插管，因为患者对经鼻气管导管耐受较好且容易固定和管理，给予适当的镇静和镇痛，避免过度吞咽增加导管和气道之间的摩擦和喉水肿的发生，要加强气管导管的护理，避免导管部分堵塞，造成低通气。套囊要间断放气，避免对气管壁的长时间压迫。对需要呼吸机治疗的患者，应及时行气管切开。

3. 急性喉痉挛的处理

喉痉挛为拔管后严重的气道并发症，多见于小儿，处理必须争分夺秒，稍有贻误即可危及患者的生命。一旦出现应立即吸除口腔内分泌物，用100%氧进行持续面罩正压通气，同时应注意将下颌托起，以解除机械性梗阻因素，直至喉痉挛消失。此外，也可给予小剂量（20～50mg）丙泊酚加深麻醉和辅助呼吸直至喉痉挛消失，如果上述处理无效，可应用短效肌肉松弛药来改善氧合或重新进行气管插管。

4. 术后恶心呕吐

很多因素会造成术后恶心呕吐（PONV），如术前过度焦虑、麻醉药物影响、缺氧、低血压以及术中大量的血液、分泌物刺激咽部或吞入胃内。呕吐物可污染包扎敷料和创面从而增加感染机会。对术后吞咽功能不全的患者，也增加了误吸的机会。因此，控制PONV对口腔颌面部手术尤其重要。

对于PONV高危患者，可采取一些预防措施，如术后清除咽部的分泌物和血液，术后常规胃肠减压，避免术后低氧和低血压，预防和治疗可给予三联抗呕吐药，如昂丹司琼、氟哌利多和地塞米松。

5. 术后寒战

术后寒战能成倍增加患者的氧耗，加重心、肺负担，还可增加儿茶酚胺释放，并导致外周血管的收缩，非常不利于维持游离皮瓣的血供。因此，手术后注意患者保温，出现寒战时静脉输入可乐定150μg或哌替啶12.5～25mg有较好效果。

6. 术后镇静和镇痛

术后镇静、镇痛可减少患者的躁动，减少头部的移动，避免血管蒂扭曲造成游离皮瓣坏死。术后镇静、镇痛还有助于患者对留置气管导管或气管切开的耐受。

用于术后镇静和镇痛的药物包括咪达唑仑、丙泊酚、芬太尼等，目前认为4岁以上的小儿，只要有人监护，即可给予自控镇痛。非甾体抗炎药对口腔颌面外科患者可提供有效的镇痛，并具有抗炎作用，可经静脉患者自控镇痛（PCA）给药。但对有亚临床肾损害、出凝血时间延长及使用环孢素、甲氨蝶呤等抗肿瘤药治疗的患者需慎重。

（二）术后重症监测治疗

在患者进入重症监护室后，应全面了解患者的全身情况，并对患者进行入室即刻评估，主要内容包括生命体征、意识情况，呼吸道是否通畅，是否留置气管内导管或气管切开套管，皮肤颜色、温度和湿度，引流管是否通畅，伤口情况，静脉通道开放情况等。由于颌面部肿瘤患者术中组织切除范围较大，往往需要接受同期游离皮瓣修复，术后对皮瓣的监护与治疗也有其特殊性。临床监护方面对外露皮瓣加强临床观察，主要包括颜色、温度、充盈情况等。患者术后需保持头部制动3～7日，期间观察皮瓣颜色是否与供区一致，如皮瓣颜色变暗、发绀或灰白，需及时联系手术医师应急处理。皮瓣温度应不低于36℃，可给予烤灯照射加温，以确保其维持正常血液循环。另外，注意观察皮瓣表面应有的正常皮纹褶皱，也可进行毛细血管充盈试验、针刺出血试验来辅助判断血管危象的出现。

五、颌面肿瘤的麻醉管理

（一）颌面肿瘤手术病情特点

（1）老年患者多见，营养情况差（进食不能）。

（2）困难气道：张口受限，口内出血倾向，鼻腔咽腔狭窄，多次手术解剖改变，放疗后骨坏死。

（3）耗时长，创伤大，出血较多，创面热量散失多。

（4）需上止血带取瓣。

（二）术前评估

1. 术前评估内容

（1）病史和体格检查：放化疗史、其他系统合并史、营养状况。

（2）气道评估：怀疑困难气道者首选清醒纤维支气管镜插管。

（3）辅助检查：结合影像学检查评估插管径路。

2. 术前用药

（1）一般处理：镇静采用巴比妥钠、咪达唑仑，抗胆碱采用阿托品、东莨菪碱。

（2）我们的观点：困难气道术前不用镇静药。

（三）术中管理

1. 气道管理

（1）困难气道引起的原因：肿瘤侵犯引起张口困难、牙齿松动或病理性颌骨骨折；肿瘤占位，如气道部分阻塞；术后复发患者颌面部组织缺损、移位以及瘢痕粘连改变；放疗后骨坏死，组织粘连固定，颈部后仰及张口受限。

（2）气道管理：对于非困难气道，一般选择常规诱导后经鼻、口插管；对于已预料的困难气道，一般选择清醒气管插管；对于已预料的困难气道且术后需气管切开的患者，可以考虑术前气管切开。

（3）气道建立——清醒气管插管：适当镇静、镇痛（舒芬太尼 $5 \sim 10\,\mu g$、右美托咪定 $10\,\mu g$）的基础上，根据张口情况等给予声门上表面麻醉（局部麻醉药喷喉）；声门下表面麻醉（环甲膜穿刺）；喉上神经、舌咽神经阻滞等。充分的插管前准备可使患者在清醒插管过程中耐受与舒适。

（4）气道建立——直接气管切开：对于鼻腔阻塞、张口受限，或较大、质脆、触之易出血的口内肿瘤等，一般禁止试插，可选择直接气管切开。

（5）气道管理注意事项：经鼻气管插管固定不当，容易压迫鼻翼及额头，甚至造成组织坏死。可选择气管导管延长管；采用亲肤布胶布固定，或垫上碘纺纱，避免鼻翼压伤。

2. 循环管理

游离皮瓣灌注影响因素包括血管质量、外科操作、血压等。早期观点认为吻合血管期间收缩压必须保持在 120mmHg 以上，那么只看血压是否合理呢？

根据泊肃叶（Poiseuille）定律，流体在水平圆管中作层流运动时（图 9-1），其体积流量 Q 与管子两端的压差 Δp，管的半径 r，长度 L，以及流体的黏滞系数 η 有以下关系：$Q = \pi \times r4 \times \Delta p/\left(8\,\eta\,L\right)$。

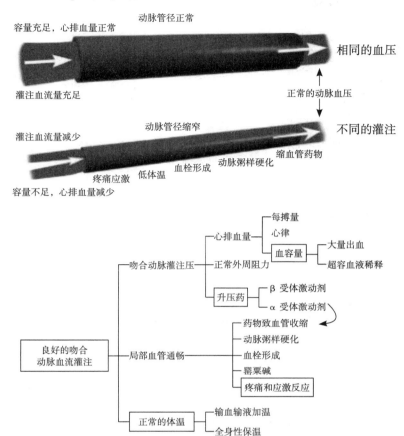

图 9-1　游离皮瓣灌注影响因素

研究表明，术中血管活性药物的使用不增加肿瘤患者游离皮瓣手术术后皮瓣并发症的发生率。使用血管活性药的时机并不是皮瓣并发症发生的独立危险因素，但在 P3 期（缺血结束后 30 分钟至术毕）较 P1（麻醉诱导至皮瓣缺血前 30 分钟）和 P2 期（皮瓣缺血前 30 分钟至缺血结束后 30 分钟）使用肾上腺素的患者有较高的术后并发症发生率（6.3%）。还有研究指出，血管活性药可能通过提高血流动力学的稳定性让患者受益，并能减少医源性容量过负荷的风险。

3. 容量管理

（1）目标导向的液体治疗（GDT）：研究显示，采用目标导向液体治疗，可避免低血容量或容量超负荷。动态参数 SVV、PPV 可判断增加前负荷是否会引起心排血量的增加，为 GDT 提供具体的"量效"关系。

有研究者将 140 例口腔癌游离皮瓣修复术患者分成 GDT 组和传统液体治疗组（CFM 组）。其中 GDT 组使用 FloTrac 装置指导液体治疗。GDT 组患者的术后 ICU 停留时间、术后住院时间和皮瓣坏死率均比 CFM 组低（$P < 0.05$），两组术后 1 年病死率差别无统计学意义。

（2）输注清蛋白：研究表明，术后低蛋白血症是口腔癌游离皮瓣修复术发生术后并发症的独立危险因素。与未输注组相比，围手术期接受清蛋白输注的患者手术相关并发症发生率更低，术后住院时间更短。

清蛋白并不应作为常规的容量扩充剂，且伴有颅脑外伤的患者不宜使用。

（3）减少不必要血制品输注：研究发现，采用倾向性评分匹配除输血外其他可能影响皮瓣术后并发症发生的因素，在消除其他因素的干扰后，发现输血组患者入住院时间比未输血组长。将游离皮瓣术后的输血标准从血细胞比容＜30%降低到＜25%，减少了血制品输注的同时并未增加皮瓣并发症的发生率。

（4）容量管理的注意事项。

1）切皮锯骨、切原发灶，手术前半程失血较多，应加深麻醉，针对出血多，结合FloTrac参数加大补液；吻合血管前输注100mL 20%人血清蛋白。

2）淋巴清扫、血管吻合，手术后半程失血较少，应减浅麻醉，吸入麻醉药0.6～0.8Mac，肌松药泵入；容量充足的前提下，必要时泵注少量血管活性药。

4. 炎症、应激水平管理

研究表明，中性粒淋巴细胞比值（NLR）与血小板淋巴细胞比值（PLR）等系统性炎症反应指标上升提示术后皮瓣并发症发生率上升。

疼痛和炎症应激反应、内源性儿茶酚胺的释放可导致浅表组织小血管的收缩，不利于血管吻合手术，应通过不同的药物和麻醉方法达到完善的镇痛，提倡预防性镇痛和围手术期多模式镇痛。

5. 体温管理

2020年麻醉质控（试行2020年7月2日发布）指标包括术中体温监测率、手术麻醉期间低体温发生率、PACU入室低体温发生率、术中主动保温率等。

（1）低温对机体的影响包括：①使血管收缩和增大血液黏滞度，影响灌注；②影响凝血功能；③麻醉苏醒延迟；④增加伤口感染率和延长住院时间。

（2）创面大、热量丧失多，需大量补液时，精准的术中体温管理极为重要（36℃以上），可通过测温尿管、皮温监测、肛温监测等手段，采用输液加温、暖风机、电热毯等措施进行术中保温。

6. 疼痛管理

目前的疼痛管理强调多模式、患者自控镇痛理念。研究表明，联合使用NSAID/加巴喷丁/曲马多可减少术后阿片类药物的使用量，并可获得更低的远期疼痛评分；联合股神经和腓总神经阻滞可减少游离腓骨瓣移植修复重建口腔颌面部患者的术后舒芬太尼用量，并能提高患者满意度。

参考文献

［1］费娟，杨悦来，胡鉴清.1428例口腔颌面外科全麻患者复苏期喉痉挛的相关因素分析 [J]. 中国口腔颌面外科杂志，2022，20（2）：164-167.

［2］吴朱昊，张晓昕，泥艳红，等.右美托咪定对口腔鳞癌细胞增殖、迁移和侵袭的影响 [J]. 临床麻醉学杂志，2023，39（6）：623-630.

［3］陈志峰，姜虹，杨雅琼.颌面部肿瘤切除自由瓣转移修复术麻醉 [J]. 麻醉安全与质

控，2019，3（5）：258-262.

［4］朱昊臻，孙宇. King Vision 和 McGrath 视频喉镜在口腔颌面外科可疑困难气道患者经鼻腔插管中的应用效果评价 [J]. 中国口腔颌面外科杂志，2020，18（1）：42-47.

［5］陈晓芳，鲁明，洪育明，等. 股前外侧皮瓣卷状皮管在晚期下咽癌术后环周缺损中的应用 [J]. 中华耳鼻咽喉头颈外科杂志，2023，58（10）：998-1004.

［6］彭亚，李赞，宋达疆. 不同形式游离桡侧副动脉穿支皮瓣修复口腔肿瘤术后缺损 [J]. 中华耳鼻咽喉头颈外科杂志，2023，58（4）：358-362.

［7］毛元元，张胜，吴汉江，等. 股前外侧游离皮瓣预成形舌体在全舌切除患者中的应用 [J]. 中华耳鼻咽喉头颈外科杂志，2022，57（10）：1225-1229.

（徐义全　马艾菁　温利丽　罗丹妮）

第七节　眼科麻醉

眼科手术比较局限，一般不会引起剧烈的生理功能紊乱，也不会导致大量失血或严重术后疼痛，所以一般被认为是低风险手术。眼科麻醉总体要求是对眼球和结膜操作时患者感到无痛，眼球放松居中固定。多数眼科手术能在局部麻醉或区域阻滞下完成，手术时间相对较短。近年来，随着患者舒适化需求的增加，越来越多的眼科手术在监护麻醉及全身麻醉下进行。同时，接受眼科手术的患者多为小儿及老年人，合并症较多，对麻醉医师提出了更高的要求。眼科手术短、频、快的特点使术前访视评估及术后留观的时间较短；多数患者在术中存在轻至中度的紧张焦虑，少数甚至有较严重的紧张焦虑。完善术前评估准备及术中监测，选择合适的麻醉方法是眼科手术成功的保障。眼科手术种类较多，麻醉医师需了解眼的解剖、麻醉药物对眼内压的影响及各类眼科手术操作对全身生理功能的影响。

一、眼的解剖及局部麻醉

眼眶是一个容纳眼球的方锥形骨腔，基部在前，顶点指向后内侧，左右眼眶内侧壁彼此平行。眼球位于眼眶前部，上、下、内侧和外侧的四条直肌负责眼球的上下运动，上、下两条斜肌有助于眼球的旋转。四条直肌共同起自视神经孔周围的总腱环，向前分别止于巩膜的上、下、内、外四方，形成一个眶锥体，构成球后间隙和球周间隙的边界。筋膜囊是围绕眼球、眼外肌的结缔组织筋膜层，前面附着于角膜缘，向后延至眼球表面，直至与包绕视神经的硬脑膜融合处为止。眼筋膜下间隙为筋膜囊、巩膜之间的潜在腔隙，筋膜囊后部直接置于巩膜外，构成眶锥底。眶锥体内存在视神经、眼动脉、眼静脉及睫状神经节。其中交感神经、感觉神经穿过睫状神经节，而副交感神经在节内发出突触。传出神经为短睫状神经，向前提供眼球感觉和瞳孔的调节功能，并经前筋膜下间隙分布。第Ⅲ、第Ⅳ、第Ⅵ对脑神经负责眼球运动。眼球血液供应来自颈内动脉的分支眼动脉。

眼科麻醉可分为局部麻醉、区域阻滞及全身麻醉。局部麻醉分为表面麻醉及结膜下麻醉。表面麻醉是非侵入性的，常用于患者能完全配合的白内障超声乳化手术。常用药物有 0.5% 爱尔卡因、1% 阿美卡因、4% 利多卡因和 0.75% 丁哌卡因。手术前 20 ～ 30 分钟，每 5 分钟滴注 2 ～ 3 滴表面麻醉剂，效果可持续 30 分钟。但表面麻醉无法有效抑制术中睫状肌产生的疼痛与开睑器对眼睑挤压的疼痛。结膜下麻醉为结膜下注射少量（0.5mL）局部麻醉药物，对眼球或眶周结构的运动神经没有影响。

球后阻滞是在球后间隙内注射 2 ～ 4mL 局部麻醉药物，可直接阻滞睫状神经及神经节，以及第Ⅲ、第Ⅳ、第Ⅵ对脑神经，可达到完全眼球制动无痛及瞳孔扩张效果，且起效快、麻醉用药少。常用的麻醉药物有 0.75% 丁哌卡因、1% 利多卡因及 0.75% 罗哌卡因。球后麻醉应用广泛，历时久远，是经典的眼科麻醉方法，缺点为注射针头非常接近视神经、血管及脑干组织，具有一定的局部并发症（球后出血、视网膜血管阻塞、眼球穿孔、视神经功能障碍）及全身并发症（脑干麻痹、呼吸抑制、一过性黑蒙）。球周阻滞是在球周间隙内注射局部麻醉药物 8 ～ 10mL，可扩散至眼睑及其他间隙，产生球后阻滞一样的眼球和眼轮匝肌运动不能及无痛的效果。加入透明质酸酶 5.0 ～ 7.5U/mL 可增加局部麻醉药物在球周组织中的渗透能力。与球后阻滞相比，球周阻滞具有安全性高、并发症少的优点，但也存在起效慢、所需局部麻醉药物容量大等缺点，易使眼睑肿胀、眼球突触和眼内压升高，通常需要进行加压按摩、软化眼球后才能手术。筋膜下阻滞是在筋膜下间隙注入少于 5mL 的局部麻醉药物，在玻璃体切割术中可提供类似球后阻滞的麻醉效果，可避免血管及神经损伤，可安全用于口服抗凝药的患者，对眼内压影响小，但也存在结膜下出血、球结膜出血、长时间眼外肌麻痹等并发症，偶有视神经损伤、球后出血、中枢麻痹及前房出血的报道。

眼部区域阻滞是盲探的操作，具有罕见但严重的并发症。超声引导下外周神经阻滞是辅助外周神经阻滞成熟有效的手段，近年来多项研究报道了眼部 B 超辅助下的眼部区域阻滞，通过眼部 B 超引导可实时确定针尖位置、减少局部麻醉药物注射容量，保证了眼部阻滞效果并减少阻滞并发症，同时可以尽早发现眼部阻滞并发症。

二、麻醉前准备

（一）术前访视

眼科手术患者年龄分布有两个极端，成人以 60 岁以上的老年白内障患者为主，随着社会的老龄化，80 岁以上的高龄患者也趋增多。由于老年组常伴各种系统性疾病，如高血压、冠心病、糖尿病、慢性阻塞性肺疾病、关节炎、骨质疏松、脑血管疾病、帕金森病、阿尔茨海默病、肾功能不全、前列腺肥大及肝脏疾患。其中心血管疾病与糖尿病常需长期治疗，因高龄及视力障碍又使有关系统性疾病未能实施正规治疗，导致全身情况不佳，给手术麻醉增加了风险。小儿组以婴幼儿先天性白内障及青光眼为主。不少婴幼儿先天性眼病常伴其他系统性先天性畸形，先天性心脏病发病率高，先天性斜视时肌病发病率增高，也易发生恶性高热。这两组患者的并存疾病都要求麻醉医师在手术前对病情认真评估，制订个性化的麻醉方案。

术前评估应包括了解眼病诊断、内科系统疾病史、化验、检查资料，对于不能自理的老年人和小儿，其家属应常能补充提供更完善的资料。对于合并症，应评估病情是否处于最稳定的状态及近期药疗剂量与用法，将患者手术前的情况调节到尽可能佳的状态，如血压、血糖、电解质等。对非住院手术患者可记录术前评估、围手术期和术前用药；根据患者情况和麻醉方法的不同补充相应检查项目，如心电图、胸部 X 线、肺功能、心脏超声等检查。对于有高危系统性疾病但又必须接受眼科手术的患者，应充分评估心肺功能，术前对家属详细阐述可能发生的高危或意外情况，如心力衰竭、心肌梗死、严重心律失常等；同时，应取得患者理解和配合；根据术前评估决定术中监测和麻醉处理方案。

（二）麻醉前用药

用药目的是镇静、镇吐、减少分泌和稳定眼内压，根据患者病情、年龄、体重决定用药并辅用必要的内科药物。

斜视手术等术后恶心呕吐的发生率高，呕吐又影响眼内压，对眼内手术中及术毕不利。阿托品、东莨菪碱和格隆溴铵都可减少呼吸道分泌，有镇吐作用。阿托品还有防治眼心反射的效果。东莨菪碱不宜用于老年患者。吩噻嗪类药物和氟哌利多神经安定类药物有镇静、镇吐作用，氟哌利多、甲氧氯普胺还可被用于治疗术后恶心呕吐。术前用药选择应权衡药理作用及利弊得失，如吗啡、哌替啶有镇静作用，但尤其是对女性易致恶心呕吐，对眼科手术不利，宜与镇吐药辅用，非住院手术应忌用该镇痛药。青光眼术前滴注 20% 甘露醇，可减少房水生成并降低眼内压。

三、眼科麻醉方式的选择

眼科麻醉应达到对眼球和结膜操作感到无痛，眼球放松居中固定的效果。局部注射局部麻醉药物可满足不需要眼球固定的眼科手术，如果需要眼球、眼睑和眼轮匝肌固定不动，则需要球后、球周、筋膜下阻滞或全身麻醉。影响全身麻醉与局部麻醉/区域阻滞选择的因素有手术时间、所采用技术的相对风险及益处、操作者的技术水平及患者自身意愿。一般适合局部麻醉的眼科手术有翼状胬肉切除、白内障、青光眼、角膜移植术、泪囊鼻腔造口术、屈光手术、小型眼外整形手术及前节小手术，区域阻滞适合患者能配合的、无眼部区域阻滞禁忌证，以及 2 小时左右的眼科手术。局部麻醉及区域阻滞的成功，取决于谨慎地选择患者及眼科医师操作娴熟。

全身麻醉适合婴幼儿及儿童，高度紧张不能配合，语言/听力交流障碍或有智力障碍，幽闭恐惧症，难以控制的头部震颤（帕金森病），无法行区域阻滞的手术（眼球贯通伤），监护麻醉不能满足的、复杂而创伤大的眼科手术，以及术者与患者的要求。近年来随着麻醉技术的发展及患者对舒适度的要求，眼科全身麻醉比例日益升高。全身麻醉可提供完善的镇痛及眼球制动、控制眼内压、避免局部麻醉药物的并发症，以及可同时行双侧手术。但是全身麻醉存在风险，对患者心血管及呼吸有一定抑制。术前存在严重脏器功能不全的患者，麻醉方式的选择需眼科医师与麻醉医师一起讨论。

四、监护麻醉（MAC）在眼科麻醉中的应用进展

（一）MAC 的定义及在眼科手术中的应用优势

美国麻醉医师协会（ASA）将 MAC 定义为患者接受局部麻醉和镇静的过程，由麻醉医师提供全身镇静及镇痛。局部麻醉包括局部浸润或阻滞，主要由外科医师进行。MAC 期间镇静的目的是为患者提供安全的镇静、舒适度、疼痛控制和满意度。镇静程度应根据患者的实际状况个体化，药物的用量应仔细滴定，需在满意的临床效果同时避免药物过深导致的过度镇静及心血管呼吸抑制，让患者尽早恢复。眼科手术因创伤小非常适合于局部或区域麻醉并辅以 MAC。

MAC 应区别于简单的镇静 / 镇痛，因为镇静 / 镇痛由非麻醉医师执行，而 MAC 期间的镇静和镇痛由麻醉和护理团队提供。因此，MAC 患者的术前评估、充分禁食、继续或停用针对并发全身性疾病的药物治疗、术中监测和术后护理与全身麻醉相同。MAC 实施者必须具备在任何紧急情况下进行气道通气干预处理患者呼吸抑制的能力，必要时转换为全身麻醉。

眼科局部麻醉 / 区域阻滞可达到术中镇痛目的，但操作本身可致患者紧张及疼痛。此外，大量患者眼科术中会有可怕的视觉体验，可以感知光线和颜色，甚至是眼科医师的手和器械，这些不适或恐惧可使眼科手术过程变得困难。MAC 可降低患者对外界刺激的反应，耐受眼科局部麻醉和区域阻滞，以及术中的不良视觉体验，提高医师及患者满意度。只要手术合适，患者配合理解，在 MAC 下进行的眼科手术可能没有限制。

（二）MAC 术前评估及准备

2018 年 ASA 发布的 MAC 指南强调术前评估。术前访视有助于建立患者与麻醉医师的关系，并提供有关 MAC 程序的解释。患者和麻醉医师之间的交流对评估 MAC 镇静和镇痛药输注期间的意识水平至关重要。患者的身体状况可能决定或影响他们对镇静剂和镇痛剂的敏感性。术前需要评估手术方式、合并症、既往病史。与全身麻醉一样，术前评估可在麻醉门诊和住院期间术前访视完成。

眼底病患者需关注高血压、冠心病、糖尿病及脑血管疾病的控制状况，因眼底病变本身可能就是全身疾病在眼部的表现，如糖尿病视网膜病变。眼科疾病除眼外伤、眼内炎、急性孔源性网脱、急性闭角型青光眼外均非急诊手术，术前需将内科疾病控制平稳后再手术，必要时可根据患者合并症病情请心内科、内分泌科、呼吸内科、肾内科、神经内科、儿科或耳鼻咽喉科医师协助控制专科病情，调整包括抗凝药在内的合并症用药，评估手术风险及麻醉风险。建议麻醉医师在手术当日实施 MAC 操作前再次评估患者全身状态及合并症用药情况，核对禁食水时间，向患者及其家属交代手术及 MAC 相关的风险。

肥胖（BMI ≥ 30kg/m^2）是成人或小儿镇静相关并发症的独立危险因素。肥胖患者在镇静中除了因睡眠呼吸暂停及限制性肺疾病导致的气道不良事件外，本身可能患有限制性肺病、肺动脉高压，通气血流比例失调，镇静状态易出现低氧血症及低通气。此外肥胖患者糖尿病、高血压及冠心病等心血管疾病发生率高。

（三）眼科 MAC 常用药物

短效镇静催眠药和镇痛剂的出现使 MAC 的镇静镇痛技术不断更新。理想的药物或药物组合很容易滴定以产生所需的效果，围手术期不良反应的发生率低，并可快速恢复。眼科手术 MAC 期间可以使用多种药物和组合，药物的选择取决于手术方式、局部或区域技术类型，以及患者的一般状况。通常为镇静类药物（咪达唑仑、低剂量丙泊酚、右美托咪定）及镇痛类药物（阿片类药物及非甾体抗炎药）的复合，部分全身合并症严重患者需应用血管活性药使其术中保持血流动力学平稳，防止心脑血管意外。需注意，复合用阿片类镇痛药可增强镇静药的镇静作用，易致呼吸暂停和低血压，因此需要持续监测呼吸和循环变化。患者无意识体动是眼科手术患者镇静期间常见不良反应，可影响手术操作，其原因大致为镇静过深而镇痛不足或严重的睡眠呼吸暂停后深吸气，因而眼科 MAC 需避免镇静过深。右美托咪定可产生令人满意的镇静作用，但可导致心动过缓及恢复室停留时间延长，不宜用于短小的眼科手术及严重心律失常的患者。

芬太尼、舒芬太尼、瑞芬太尼是麻醉期间和术后即刻短期镇痛的理想药物，但剂量过大易至呼吸抑制，且单独使用无遗忘作用。混合类阿片受体激动剂如地佐辛、羟考酮可有效缓解患者疼痛，较少引起呼吸抑制、瘙痒、头晕等阿片类药物的不良反应，近年来在眼科 MAC 中也有较明确的临床镇痛效果的报道。

（四）眼科 MAC 深度评估及患者满意度评价

除白内障外，大部分眼科手术需要快速有效的眶内阻滞，阻滞本身会带来痛苦，静脉镇静和镇痛可减少阻滞产生的疼痛和焦虑。MAC 技术差异很大，取决于麻醉实施者的培训情况和经验，实施环境，药物供给情况及眼科医师和患者对镇静的期望，因此没有 MAC 的通用方案。理想的状态是，眼科 MAC 指标可以量化，包括镇静水平、达到镇静目标水平所需要的时间、疼痛控制效率以及避免出现呼吸抑制和窒息。

镇静深度有延续性，能实现从轻度、中度到深度镇静。警觉 / 镇静观察评分（OAA/S）量表是评估意识水平的成熟工具。OAA/S 量表的 3 ~ 4 分代表镇静镇痛的中等水平，1 ~ 2 分代表无意识。眼科 MAC 没有必要将意识消失作为镇静的目标，这样做可能导致窒息、低氧、疼痛，从而引起不自主体动和血流动力学不平衡。中等镇静可让患者感到舒适、没有疼痛感和焦虑感，并且能够遵守指令以预防体动导致的眼外伤，部分患者需在术中（斜视手术）按指令运动眼球。麻醉医师可在无精细操作时或在与眼科医师沟通后通过和患者交流依据 OAA/S 量表判断镇静深度。

为避免量表评估对手术操作及患者镇静的干扰，可以使用脑电图（EEG）如脑电双谱指数（BIS）对镇静水平进行实时和连续监测。镇静剂会改变 EEG 的频率和功率，而 BIS 将频率和功率经双频分析计算出的数值与镇静深度相关。在 BIS 和丙泊酚镇静的研究中，BIS 可靠地评估了丙泊酚达到的镇静深度，BIS 的降低与手术期间健忘症的发生率有关。但需注意，不同的镇静药在相同的镇静深度存在 BIS 值的差异，如丙泊酚镇静 OAA/S 评分在 3 分时 BIS 值为（73.6 ± 3.7），而右美托咪定镇静 OAA/S 评分在 3 分时 BIS 值为（65.6 ± 7.1），这可能与两种药物不同的中枢镇静机制有关。

（五）眼科 MAC 中的监测

ASA 在 MAC 期间建立了基本级别的患者监测规范。术中监测应有效、适用、无创和经济。必须有合格的麻醉医师全程在场，持续监测和记录患者的氧合、通气和循环指标。脉搏血氧饱和度可用于监测患者氧合情况，但由于吸氧及低氧血症监测的延迟，难以即时反应低通气或无通气。可使用带有呼气末二氧化碳的鼻咽通气道连续监测通气。此外，麻醉医师应通过监测动脉搏动、观察胸部运动和手术范围，不断观察临床体征。通过间断地与患者交流评估镇静和镇痛的效果。

眼科操作中牵引眼外肌尤其是内直肌，或压迫眼球会导致心动过缓、房室传导阻滞、心室异搏或停搏。刺激任何眼眶内容物，包括骨膜，都可能诱发眼心反射，也称三叉迷走神经反射，这种反射因反复刺激而减弱。反射传入支始于三叉神经的眼分支，延续至三叉神经感觉核，与迷走神经运动核形成突触，传出冲动至心脏，导致心率减慢和收缩力下降。表面麻醉和区域阻滞均不能有效预防眼心反射，低氧或高碳酸血症会加剧眼心反射。出现心律失常，麻醉医师应立即要求眼科医师停止操作，同时评估是否存在缺氧、高碳酸血症及麻醉不足等情况。如果心动过缓持续存在或反复出现，可静脉注射阿托品或格隆溴铵，很少使用肾上腺素或异丙肾上腺素治疗眼心反射导致的心律失常。

部分术者因术前缩瞳效果不好术中会局部滴散瞳药。在结膜有伤口的情况下，散瞳药可通过血液循环进入全身。1滴含有 0.5% 盐酸去氧肾上腺素的复方托吡卡胺滴眼液通常为 50 μL，含有去氧肾上腺素 250 μg，明显高于单次静脉注射剂量 50～100 μg，有诱发高血压、心律失常和心血管不良事件的风险。

需注意的是，MAC 实施期间，麻醉医师实施者的重要职责是处理区域阻滞及眼科操作的全身并发症，以及在 MAC 不充分或者气道不稳定的情况下随时准备全身麻醉。区域阻滞不完善导致的患者剧烈疼痛处理不能通过增加大剂量的镇静药和镇痛药解决，否则极易出现严重的呼吸抑制，处理不及时可导致生命危险。

五、区域阻滞麻醉

区域阻滞麻醉分为结膜囊表面麻醉和球后神经阻滞两种。

1. 结膜囊表面麻醉

滴注法表面麻醉用 1% 丁卡因、0.75% 丁哌卡因或 4% 利多卡因，每 5～10 分钟结膜囊滴注 1 次，共 3 次；必要时辅用 1% 利多卡因 1～2mL 结膜下注射。

2. 球后神经阻滞

注射法局部麻醉已经成为老年多发病白内障手术（白内障超声乳化摘除及人工晶体植入术）的主选方法。球后神经阻滞是将总量大于 12mL 的局部麻醉药（2% 利多卡因 +0.5% 或 0.75% 丁哌卡因的 1∶1 混合液 +1∶200 000 肾上腺素 +5 μg/mL 透明质酸酶）注入球后锥形眼眶内。通过 CT 研究观察局部麻醉穿刺针定位及局部麻醉药扩散范围，在眼球固定向前凝视位经颞下球后穿刺注药（用专用短斜面 25G 长 36mm 眼科局部麻醉针），局部麻醉药扩散至球后及球周围间隙并向前可进入眼睑，球后阻滞可麻痹第Ⅲ、第Ⅳ及第Ⅵ对脑神经。睫状神经节及睫状神经、眼外肌均同时阻滞。

在视神经眼眶入口处硬膜分为两层，壁层硬膜融合为（眼）眶骨膜，脏层硬膜披覆视神经成为视神经鞘向前延续为 Tenon 包膜。因此，球后阻滞注药部位介于眶尖（锥形眼眶的顶部）和眶隔（沿整个眶缘附着的纤维膜，与上睑的提上睑肌和下眼睑的睑板相连）两者之间，实质是眶硬膜外阻滞麻醉。球后神经阻滞只需局部麻醉针超过眼球中纬线（相当于眼球赤道线），局部麻醉药就能直接浸润到球后间隙，达到足够的眼科手术麻醉要求，注药后 10 分钟出现麻醉作用，少数患者（约 10%）可能需重复注药阻滞 1 次。

如熟悉解剖与麻醉方法，谨慎操作球后阻滞并发症罕见，但可能出现严重并发症，如眼心反射、巩膜穿孔、眼球刺破、视神经损伤、球后血肿、局部麻醉药误入脑脊液阻滞脑干（球后呼吸暂停综合征），后者需急救支持呼吸循环至麻醉作用消失。对解剖异常的眼球应特别警惕，如眼轴长度大于 27mm 的近视眼。在眼球后麻醉期间，麻醉药进入上颌窦可以是自然的、医源性或外伤缺陷性的。眼球后麻醉并发症可能很严重，甚至是致命的。因此，出现问题应及时发现并积极治疗，避免产生不良后果。眼球后麻醉引起的中枢神经系统并发症，可能导致精神状态的变化，以及颤抖、呼吸暂停、癫痫发作、昏迷、恶心、呕吐，甚至是心搏呼吸骤停。根据报道，眼球后麻醉引起呼吸停止的发病率在 0.09%～0.79%，或占更高的比例。脑干阻滞的发病率在 1∶350 和 1∶500。大多数情况下，中枢神经系统并发症的发病机制被认为是麻醉药的直接扩散；但在某些情况下，发生的原因可能是麻醉药误入血管内，特别是注药几秒后相关症状立即出现。

六、眼科全身麻醉

（一）全身麻醉术前评估及准备

全身麻醉需仔细评估患者的全身情况及气道状况。口腔和气道的血管瘤可导致全身麻醉插管时的困难气道。

成人全身麻醉术前评估与 MAC 术前评估一致。此类患者全身麻醉期间血流动力学不平稳主要原因是高龄、糖尿病和心血管疾病等合并症。因禁食引起的体液不足、老年性或糖尿病所致的自主神经功能障碍都会加剧麻醉药物对心血管系统的影响。术前需充分控制血压，尽量将此类患者全身麻醉安排在术晨第一台或上午，必要时术前给予液体输注，防止低血容量及低血糖。此外，严重脊柱侧弯或者强直性脊柱炎的患者需考虑如何术中摆放体位，早产儿及新生儿需考虑围手术期病房护理能力。

（二）小儿眼科麻醉诱导配合及术后躁动

七氟醚吸入诱导、喉罩维持通气是小儿常用的眼科全身麻醉方法。儿童术前焦虑、诱导前与父母分离困难及拒绝面罩吸入诱导可增加全身麻醉风险及困难，甚至增加术后躁动发生率及延长住院时间。

小儿眼科全身麻醉单纯吸入七氟烷术后躁动发生率可高达 80%，可导致患儿术后坠床、伤口裂开等风险。术中使用镇静药如咪达唑仑、右美托咪定及丙泊酚，以及芬太尼类、羟考酮等均可有效减少术后躁动，提高患儿家属满意度。其机制涉及减少七氟烷用量、完善镇痛及延长七氟烷苏醒时间。术中和术后均需加强监测，防止呼吸抑制、低氧、舌后坠等不良呼吸道事件。

（三）眼内压的变化

眼内压一般为（16±5）mmHg，是维持角膜曲率和适当屈光度的必要条件。眼内灌注压是平均动脉压和眼内压之间的差值，是眼内结构血液供应调节系统的一部分。高眼内压会影响眼内血液供应，导致视神经功能丧失。眼外伤中眼内压骤然升高会导致眼内容物被挤出眼眶。麻醉药物和方式对眼内压均有影响。常用的静脉麻醉药丙泊酚和依托咪酯以及阿片类镇痛药均可降低眼内压，咪达唑仑对眼内压无明显影响，可应用于小儿眼内压测量时的镇静。琥珀胆碱可使眼内压增加 8～10mmHg，使用阿托品和新斯的明拮抗非去极化肌松药也可增加眼内压。气管插管、面罩正压通气和高血压均会升高眼内压，咳嗽、呕吐可使眼内压升高 30～40mmHg，正常眨眼可使眼内压升高 10mmHg，而挤压眼睑可使眼内压升高到 70mmHg 以上。因此，全身麻醉中需重视的不仅仅是药物对眼内压的影响，更需要关注如何避免术后呛咳、恶心呕吐及躁动导致的眼内压升高。

（四）眼科全身麻醉肌松剂的使用

多数眼科全身麻醉手术，尤其是小儿眼科手术，在喉罩通气后对肌松没有要求。

（五）术后恶心呕吐的预防

与局部麻醉及 MAC 相比，全身麻醉更容易出现术后恶心呕吐。斜视手术是儿童术后恶心呕吐的独立危险因素，其他术后恶心呕吐的独立危险因素包括年龄＞3 岁，手术时间＞30 分钟，患者、家属存在术后恶心呕吐的病史。对于术后恶心呕吐高风险患儿（存在 2 个以上风险因素），建议术中联合使用地塞米松 0.1～0.2mg/kg 以及 5-HT$_3$ 拮抗剂昂丹司琼 0.1mg/kg 提前预防。患儿具有所有的 4 个高危因素，建议避免氧化亚氮和吸入麻醉用药，应使用丙泊酚全静脉麻醉。出现严重的术后恶心呕吐可采用不同的补救治疗方案，如氟哌利多、异丙嗪、苯海拉明、甲氧氯普胺等，也可针刺或按摩穴位。除斜视外，后巩膜加固、眼球摘除、视网膜常规复位等眼科手术因术中牵拉眼肌也容易出现术后恶心呕吐，需重视预防。

（六）眼科日间手术麻醉的发展

日间手术是指患者入院、手术和出院在 1 个工作日（24 小时）之内完成的一种手术模式。眼科手术通常手术时间较短，术中、术后出血风险小，术后并发症易发现，适宜开展日间手术。

参考文献

［1］曾蕊，杨嘉嵩，李云鹏，等．球后麻醉致眼球穿通 12 例临床特征分析 [J]. 眼科，2021，30（4）：278-282.

［2］徐永江，白晓博．喉罩麻醉与气管插管麻醉在小儿眼科手术中的应用效果 [J]. 临床医学研究与实践，2019，4（25）：74-76.

［3］李双双，刘婷洁，李文献，等．不同剂量顺阿曲库铵对非青光眼眼科手术患者全麻诱导期眼内压的影响 [J]. 中国新药与临床杂志，2020，39（9）：5.

（马 进）

第八节 游离皮瓣技术的麻醉

一、游离皮瓣技术的概述

游离皮瓣技术，又称带血管蒂岛状皮瓣或带血管蒂游离皮瓣的移植技术，即用显微外科微血管吻合技术将供皮瓣蒂部血管、神经与受皮瓣区血管和神经吻合，通过一次手术远处移植来修复因外伤、肿瘤切除后以及某些畸形（特别是烧伤后形成的严重瘢痕）的软组织缺损。

游离皮瓣优点在于：①一次手术即可解决问题，避免了皮瓣转移可能产生的多次手术，减轻了患者痛苦，缩短了疗程；②避免了皮瓣转移时难受的固定姿势，以及因固定姿势而导致的关节僵直；③在因外伤或其他急诊情况需要立即用大块带有脂肪的皮肤修复缺损时，游离皮瓣就可满足此需要；④只要多普勒发现有回声、有搏动的穿支血管，即可以此血管为蒂形成穿支皮瓣，进行带蒂游离移植，这种皮瓣具有整形美容保功能等特点。

游离皮瓣手术也存在着一定的局限性：①需训练有素、经验丰富的手术、麻醉医师团队，手术时间长（可达6～18小时）；②技术限制：此类手术持续时间长、麻醉风险高，往往合并影响该技术成功的多种并发症（如糖尿病、营养不良、心血管疾病、外周血管疾病、胶原病等）；③主要并发症包括感染、部分皮瓣坏死、术后出血、血肿、伤口裂开和愈合延迟等。

游离皮瓣供瓣区应具备：①皮瓣内必须包含有一对可利用的动脉和静脉；②动脉和

静脉是供给皮瓣血运的同一个系统，且供血范围应有足够的宽度；③皮瓣内的血管必须有较明确固定的解剖位置；④血管口径应够大（一般直径在 1mm 以上）在手术显微镜下能吻合。

受皮瓣区应具备：①要有明确的动静脉皮瓣蒂部血管吻合，动脉和静脉走向平行，解剖变化小；②血管要够大和供皮瓣血管的直径相近；③足够供给皮瓣营养；④无血管病变；⑤无感染。

二、围手术期游离皮瓣的麻醉管理

围手术期影响游离皮瓣结局的因素主要包括以下 3 方面。

（一）术前

①年龄本身对游离皮瓣的结果没有直接影响，但年龄 55 岁以上可能会增加外科手术的并发症；② ASA 分级、吸烟、基础疾病和手术前体重减少 10% 以上已证明与皮瓣失败有关；③其他因素如性别、化疗、放疗、Ⅳ 期癌症、吸毒和术前血液制品的使用没有证据表明与术后并发症相关；④合并糖尿病、外周血管疾病、肾衰竭、术前接受放疗和麻醉时间延长（＞ 18 小时）是术后游离皮瓣失败的重要预测因素。

（二）术中

术中影响游离皮瓣灌注的因素包括：①动脉，如动脉血栓、血管痉挛；②静脉，如静脉血栓、血管痉挛、机械压缩（如敷料、体位）；③皮瓣水肿，如过度使用晶体，过度血液稀释、持续缺血、组胺释放（如麻醉药物、抗生素等影响）、皮瓣过度操作；④全身性血管收缩，如低血容量、低体温、疼痛、呼吸性碱中毒（如心排血量）；⑤低血压，如低血容量、心肌抑制药物（如麻醉药物、钙通道阻滞剂）、血管扩张，心力衰竭（如酸中毒）；⑥皮瓣持续缺血。

游离皮瓣手术手术时间长，失液、失血量大，容量管理困难，体温丢失明显，最大危险是发生血管栓塞。因此，麻醉医师在术中的主要责任是优化皮瓣成活的生理条件，保持良好的灌注压力、降低黏度和增加血管直径（血管扩张），从而降低血管危象和二次探查手术的发生，提高皮瓣的成活率。目前，面临的困难和挑战如下。

（1）麻醉方式的选择：全身麻醉、椎管内麻醉、神经置管阻滞麻醉均可选择。目前，有国外报道此类手术较好的麻醉方式是连续椎管内麻醉＋镇静，这种麻醉方式的最大益处是提供稳定的生理和可靠的神经镇痛，在手术过程中和手术后使用阿片类药物最少，并且连续神经置管阻滞可以明显改善组织灌注。

（2）静脉麻醉和吸入麻醉孰优：有研究表明，吸入麻醉扩张血管的同时对心肌抑制较小，且可减轻缺血再灌注损伤。但也有研究证实，与吸入麻醉相比，静脉麻醉可以明显减少液体输注，降低血小板的聚集，从而减少术后并发症。因此，静脉麻醉和吸入麻醉哪种方式更好目前尚无定论，两者相比没有明显优势，均可选择。

（3）右美托咪定的使用注意事项：目前研究表明，右美托咪定通过作用于血管内皮 α_2 受体可引起血管收缩，可能会导致游离皮瓣的失败，故术中不建议使用。但是，术后使用右美托咪定可以明显减少全身麻醉患者拔管时的躁动、寒战及术后恶心呕吐（PONV），推荐术后使用。

（4）术中麻醉监测及要求：除常规监测（心电图、血氧饱和度、呼气末二氧化碳分压、体温、尿量）外，直接动脉压监测，定时的血气分析是必要的，还要进行全身皮肤、关节、头部受力部位的定时观察和监测；全身麻醉气管导管气囊压力的监测及间断的充放气；必要时行连续心排血量及外周血管阻力监测；间断鼓肺，避免或者减少术后肺不张。此外，根据手术情况决定是否需要监测中心静脉压（CVP），监测 CVP 时需要可靠的输液通道（20G 以下的通道 2 组）。

（5）液体的选择：游离皮瓣手术的理想液体是不自由通过受损部位并且有足够长的半衰期，以防止术后低血容量。目前最常使用的方案是晶体胶体联合使用，该方案可避免晶体输注过多，皮瓣组织水肿。最近发表的数据不支持使用清蛋白作为合成胶体治疗低血容量。建议血细胞比容维持在 30% 左右，减少血液制品的输注。近年来，羟乙基淀粉（HES）在临床上使用受到限制，明胶类也可以作为替代产品使用。

（6）容量管理：目标是维持循环最佳的血流量，其液体管理方案是通过积极补液、限制或者目标靶控输液（GDFT），实施个体化液体管理。目前，有研究表明，GDFT 可以提供个体化的液体管理策略，减少液体输注，减少术后皮瓣水肿的发生。也有一些研究表明，GDFT 策略对患者预后没有多大影响。但是，目前 GDFT 在游离皮瓣手术液体管理方面的应用研究较少，患者是否获益仍然需要进一步研究。

（7）血管活性药物的使用：传统认为麻醉期间使用血管加压药物是影响皮瓣血流的原因之一，但近年来研究表明，血管活性药物（多巴胺酚丁胺、去甲肾上腺素和间羟胺）使用与皮瓣失败不相关，反而使用去甲肾上腺素对皮瓣的血流控制是有益的。

研究表明，硝普钠可以通过直接给药到被吻合的血管上来改善游离皮瓣的血流。与 α 受体阻滞剂（拉贝洛尔）相比，它能够快速明显地扩张去交感神经支配的游离皮瓣中的血管，且不会对交感神经系统产生过度影响。另一项研究表明，小剂量的多巴酚丁胺（每分钟 < 5 μg/kg）直接通过正性肌力作用的同时扩张全身血管，降低后负荷，可以明显增加游离皮瓣的血流，改善其灌注，同时将心血管不良反应降至最低。需要特别注意的是，多巴胺不会改善皮瓣血流，反而会增加外周阻力，而苯肾上腺素会对血液流动产生不利影响，故一般不建议使用。而麻黄碱是一种间接交感神经激动剂，可少量短期使用。

（8）抗血栓、抗血管痉挛药物的使用：传统认为低分子右旋糖酐可以通过降低红细胞之间的凝集作用和对血管壁的附着作用，同时增加血容量，降低血液的黏稠度，利于血液的流通，改善游离皮瓣的灌注。但是，有研究表明，游离皮瓣重建的通畅率和血栓形成率与有无使用低分子右旋糖酐并无统计学差异，主要取决于外科血管的选取和缝合技术。可使用阿司匹林或皮下注射低分子量肝素进行抗血栓预防。一旦血栓形成，及时二次手术探查，进行溶栓剂的使用，如组织型纤溶酶原激活剂（tPA）。血管痉挛：移植血管痉挛可能发生在手术操作或内膜损伤后，这可能发生在术中或术后，外科医师可以使用局部血管扩张剂（罂粟碱、维拉帕米、利多卡因）来减少这种现象。

（9）体温的控制：全身麻醉、手术时间长、体表多个暴露、手术室温度低和输注未加温液体及未主动保温，可能会导致术后并发症，如部分或完全皮瓣坏死、伤口愈合延迟、局部血管收缩、红细胞黏度或血细胞比容增加、凝血异常导致皮瓣血、肿和感染。此外，术后寒战可能导致氧消耗增加、缺氧、呼吸困难，心律失常和心肌事件等。因此，需要主动保温（如暖风加温、水毯辐射、液体加温、提高环境温度），并且术毕前使用右美托咪定可以降低术后寒战发生。

（三）术后

①术后避免低体温、低血压，血细胞比容维持30%左右，尿液输出每小时＞1mL/kg，动脉血氧饱和度（SaO_2）＞94%，定期查看皮瓣情况（温度和血流情况）。②头颈部手术皮瓣部位水肿和出血可能导致气道阻塞。③术后疼痛控制，可应用静脉、神经置管镇痛。④关注术后肺部并发症：如肺水肿、肺炎、肺不张。

三、游离皮瓣麻醉管理的一些思考和体会

（1）游离皮瓣手术的麻醉管理：游离皮瓣手术对麻醉管理要求较高，需要熟练该类手术的病理生理、步骤及特点，选择合适的药物、液体管理方案及监测手段，应对各种并发症（低血压、低体温、疼痛等），形成临床上通用的、可行的操作，使其麻醉管理同质化。

（2）麻醉时间的延长是游离皮瓣手术术后并发症的独立危险因素：①麻醉时间长意味着皮瓣缺氧、缺血，组织损伤重；②手术复杂、难度系数高，自然增加手术并发症；③输注液体特别是晶体较多，会增加炎症因子释放，激活凝血，同时加重组织水肿，增加皮瓣张力。

（3）液体容量管理：①充足的容量、晶胶结合（2∶1）、维持每小时尿量0.5mL/kg以上；②建议维持血红蛋白（Hb）＞8g/L，若出血＞1 000mL，输注适当血制品；③估计出血量大的手术建议建立CVP和心排血量监测，指导液体治疗，必要时采用GDFT方案；④临床实践中，往往需要间断给予小剂量升压药（如去甲肾上腺素或者多巴酚丁胺），维持全身血流灌注，维持正常血压，才能维持皮瓣灌注。但血管活性药物对皮瓣血流的影响究竟如何可以开展一些临床研究。

（4）困难气道插拔管问题：头颈部游离皮瓣手术麻醉存在术前插管困难、术后拔管困难的问题。插管前，可采用七氟醚联合改良SAYGO技术，该方法具有安全、可控性好、患者心血管反应低、术后并发症少等优点，可以用于烧伤患者困难气道管理。此外，建议手术结束前半小时泵注右美托咪定，直到术后拔管，甚至可以持续带入病房；术后给予充分镇痛（硬膜外、神经阻滞优先考虑）、保温，预防术后烦躁、寒战、PONV。

（5）如何保温、防重力压伤、防血栓。

四、总结

围手术期的麻醉管理对游离皮瓣手术成功与否至关重要，其麻醉管理的重点在于：①维持全身血流动力学和游离皮瓣灌注；②实施个体化容量管理，合理使用血管活性药物；③采用平衡麻醉技术，优化皮瓣存活的生理条件。

口腔癌治疗手段包括放化疗、外科手术、综合靶向治疗，目前手术根治仍是首选。皮瓣根据血运可分为两类：一是游离瓣，是需要切断血管，将皮瓣从供应区完全取下，再移植到受皮瓣区的手术方式；二是带蒂瓣，即供区局部带蒂的血管不切断，保持血液供应，带着血管进行局部的转位移植。

随着口腔外科技术的发展与进步，口腔肿瘤治疗不断与功能、美学统一，即精确（基于解剖/经验）、精准（基于图像/数字化）、精致（基于外形/功能），选择游离皮瓣是趋势。

参考文献

［1］徐雨晴，何巧芳，周萍.基于加速康复外科理念对游离皮瓣移植修复术的影响 [J].
河北医药，2023，45（16）：2500-2502.

［2］张雪，赵保建，邵博明，等.体温保护对口腔癌患者术后加速康复的影响 [J]. 口腔
颌面外科杂志，2020，30（2）：101-105.

［3］彭城，黎蕊，黄东旭，等.游离皮瓣坏死的危险因素：多变量 Logistic 回归分析
[J]. 中华显微外科杂志，2017，40（4）：337-341.

［4］王白云，吴礼平，侯立力，等.瑞芬太尼复合异丙酚静脉麻醉在游离皮瓣移植术
中的应用 [J]. 中国现代医学杂志，2008，18（1）：99-101.

［5］陈志峰，姜虹，杨雅琼.颌面部肿瘤切除自由瓣转移修复术麻醉[J]. 麻醉安全与质控，
2019，3（5）：258-262.

［6］楼菲菲，许平波，黄乃思，等.乳腺癌游离皮瓣乳房重建术后的麻醉管理 [J]. 中国
癌症杂志，2016，26（5）：383-387.

（徐义全　焦琬清）

第九节　甲状腺手术术中神经监测麻醉管理

一、概述

甲状腺术中喉返神经、喉上神经损伤会导致术后声音改变，单侧喉返神经损伤导致暂时性或永久性声带麻痹，双侧受损可导致窒息，甚至危及生命。预防喉神经损伤是甲状腺手术中的关键。早在 19 世纪 30 年代，有学者提出在甲状腺手术中常规解剖识别喉返神经，如今直视下保护喉返神经主干及分支，保证喉返神经解剖完整性以降低术后声带麻痹发生率，成为甲状腺手术中喉返神经保护"金标准"。然而，由于喉神经复杂的解剖变异，即使甲状腺术中喉神经解剖步骤及手术技巧日臻完善，甲状腺术中喉神经损伤仍有报道。Shedd（1966 年）及 Flisberg（1970 年）提出甲状腺手术中用神经监测仪，直接通过电生理刺激了解术中有无喉神经的损伤，观察神经的连续性和电生理传导功能。随着监测设备的不断改进，监测步骤的不断标准化，此项技术成为甲状腺术中判定喉神经功能、预防喉神经损伤的有效辅助手段。近年，在欧美国家甲状腺术中神经监测普及率达到 40%～90%，在我国也逐渐被外科医师推广应用。神经监测可辅助识别喉返神经，轻松分辨神经与血管、运动神经与感觉神经，快速限定喉返神经解剖范围，减少喉返神经游离长度，以最小的创伤，最大限度地确保神经功能完整性。大量循证医学证据表明，甲状腺手术中识别显露喉返神经是必要的，辅助实施神经监测可提高喉返神经保护安全性、科学性。神经监测原理是根据术中电流刺激使运动神经发生神经肌电反应，接收电极将神经支配肌肉释放的肌电信号形成肌电图波形及提示音，以辅助外科医师了解术中有无喉神经损伤，观察神经的连续性和电生理传导功能。术中神经监测的核

心步骤是"喉返神经监测四步法"，具体如下。

（1）识别喉返神经前，于甲状腺下极水平探测同侧迷走神经肌电信号（V1 信号），既可排查监测系统是否运行良好，又能辅助预警非返性喉返神经。

（2）于气管食管沟内定位喉返神经走行区，显露喉返神经并进行探测（R1 信号）。

（3）全程显露喉返神经后探测显露神经最近端（R2 信号）。

（4）术野止血后，关闭切口前，或操作对侧腺叶前，再次探测迷走神经信号（V2 信号）。喉返神经作为迷走神经下游神经，通过对比迷走神经肌电信号能够更加全面地反映术中喉返神经功能变化。通过四步法获得的数据，对比 V2 与 V1，R2 与 R1 信号，如信号无明显减弱，提示喉返神经功能完整；如 R2 及 V2 信号丢失，排除监测故障、气管导管电极与声带接触及肌松状态影响，则提示喉返神经损伤。应用神经监测显著降低暂时性喉返神经损伤发生率。同时我们发现了很多以往不被重视的操作，均可引起肌电信号的明显减弱，如结扎、钳夹、牵拉、压迫、电烧伤、缺血及吸引等，这些操作如果不够精细也可引起肉眼难以判定的神经功能改变，甚至导致暂时性喉返神经功能损伤。因此应用术中监测及时分析损伤机制，解除损伤原因（离断结缔组织束带、尽早解除错误的钳夹或缝扎），利于神经功能恢复。术中神经监测还可以起到一定的辅助作用，提高喉上神经外侧支的识别率，减少解剖范围及损伤发生率。术中神经监测时，应用探针直接探测喉上神经外侧支或紧邻区域，会引起环甲肌震颤。探测前应用刺激电流直接探测环甲肌以区别探及神经时肌肉的反应。再探测咽下缩肌与环甲肌连接处，可提示喉上神经外侧支距离咽下缩肌的深度，是定位喉上神经外侧支最好的标志。在游离钳夹前，探测组织如未出现环甲肌收缩，可排除喉上神经外侧支存在，再进行离断，可进一步提高安全性。值得一提的是，喉上神经外侧支支配环甲肌后，继续走行进入喉内腔，支配声带的前 1/3，术中神经监测偶尔可捕捉到微弱的肌电波形，但尚难以用于定位及神经功能评估。术中神经监测有利于顺利寻找喉神经，给外科医师提供了神经功能量化指标，辅助外科医师应对复杂解剖结构，巧妙躲避危险区域，聆听神经提示音下眼耳并用，"点切"肿瘤，成为肉眼识别保护"金标准"的有效辅助工具。外科医师凭借精湛的技术，在术中神经监测的辅助下，进一步降低喉返神经损伤的发生，提高手术安全性和彻底性，已成为甲状腺手术中喉神经保护新的趋势。

二、术中神经监测导管气管插管的麻醉注意事项

外科医师在甲状腺手术中，术中神经监测应用广泛，使用临床麻醉指南推荐非去极化肌松药物诱导插管剂量会影响术中神经监测。因此，甲状腺手术中术中神经监测临床指南推荐短效肌松药物或非去极化中效肌松药物诱导剂量为 1 倍 ED95。但是临床麻醉诱导过程中如果使用小剂量肌松药物麻醉诱导可导致麻醉医师气管插管条件降低，增加麻醉医师麻醉诱导插管的时间，特别是对于困难气道患者。

麻醉相关问题：手术开始即出现肌电信号不良或手术过程中出现肌电信号异常时，应询问麻醉医师肌松剂的给药时间、剂量及术中是否追加。若刺激带状肌无收缩反应但电流返回正常，也可提示肌松剂过量。此时，可暂停涉及神经区域的手术操作或静脉注射特异性肌松拮抗剂，待肌松效果减弱后再行手术操作。此外，当插管困难、反复插管时，可能发生环杓关节脱位，导致肌电信号出现异常改变。

神经监测气管导管插管特点是需要将导管前端的神经监测区对准声带位置，与声带接触形成完整通路。充分的肌松条件有利于麻醉医师插管对位，但临床麻醉诱导过程中如果使用小剂量肌松药物或者不使用肌松药物插管可导致麻醉医师插管条件降低，而且神经监测管导管外径比常规导管更粗，更易造成咽喉等软组织损伤。良好的肌松条件可以为麻醉医师提供更好的插管条件，气管插管条件也可影响麻醉医师对位神经监测导管。对于麻醉诱导过程中，麻醉医师更愿意选择起效快的常规诱导剂量肌松药物，缩短气管内插管时间，维护气道通畅，防止反流误吸，降低诱导期血流动力学变化。而常规麻醉诱导肌松药物需要外科医师停止手术操作，等待肌松恢复时间，才能获得满意信号。小剂量非去极化肌松药物不仅增加麻醉医师插管操作时间，还导致患者插管条件降低，特别是不适用于困难气道患者，并且可能导致患者体动等并发症的发生率增高。研究表明，在甲状腺术中神经监测手术中，排除琥珀胆碱使用禁忌的成年患者，特别是排除禁忌的成年、有困难气道风险的患者，麻醉诱导可以使用琥珀胆碱。而对于琥珀胆碱使用禁忌或非困难气道患者，可以选择小剂量肌松药物；或者使用常规麻醉指南推荐剂量非去极化肌松药物麻醉诱导插管，术中予以肌松拮抗药物。肌松拮抗方案不仅可以为麻醉医师提供良好的插管条件，也可以为外科医师提供可靠、及时的神经监测信号，同时减少患者的并发症。舒更葡糖钠虽然疗效确切，但其价格因素限制了其使用范围；新斯的明的使用剂量及使用时间有待进一步的临床研究。

参考文献

［1］中国甲状腺及甲状旁腺手术中神经监测指南（2023版）[J]. 中国实用外科杂志，2023，43（1）：23-33.

［2］徐义全，青晓艳，樊晋川，等 . 四川省肿瘤医院2002至2011年全身麻醉甲状腺恶性肿瘤患者临床病理学分析 [J]. 中华临床医师杂志（电子版），2013（7）：2842-2846.

［3］CROWTHER J E, ALI D B, BAMFORD J, et al. Intraoperative neuromonitoring during thyroid surgery: the effect of surgical positioning[J]. Surg Innov, 2019, 26(1): 77–81.

［4］BAI B, CHEN W. Protective effects of intraoperative nerve monitoring (IONM) for recurrent laryngeal nerve injury in thyroidectomy: meta–analysis[J]. Sci Rep, 2018, 8(1): 7761.

［5］中华医学会麻醉学分会 . 肌肉松弛药合理应用的专家共识（2013）[J]. 中华麻醉学杂志，2013，33（7）：781-785.

［6］徐义全，青晓艳，王怀明，等 . 琥珀酰胆碱与罗库溴铵用于麻醉诱导对甲状腺手术患者术中喉返神经监测的影响 [J]. 国际耳鼻咽喉头颈外科杂志，2020，44（1）：11-15.

［7］徐义全，青晓艳，张可贤，等 . 甲状腺术中神经监测手术麻醉诱导肌松药物的随机对照试验 [J]. 肿瘤预防与治疗，2020，33（7）：573-577.

（徐义全　汪玲艳）

第十章　头颈部手术全身麻醉术后管理及注意事项

全身麻醉后由于麻醉药物的影响、手术后的直接创伤，以及患者原有病理生理的变化等，均可导致某些并发症的发生，手术结束后，麻醉作用并未完全消失，即使患者已经清醒，药物作用却未必完全消除，保护性反射也没有恢复正常，此时仍有可能发生各种并发症，因此应积极防治全身麻醉恢复期并发症。

第一节　呼吸系统并发症

呼吸系统问题是在麻醉恢复室（PACU）中最常见的并发症。这些问题绝大多数与气道梗阻、通气不足或低氧血症有关。因为并发症导致的低氧增加术后病死率，所以对呼吸系统并发症作出早期判断，可以减少不良后果的发生。

一、气道梗阻

麻醉恢复期间，气道梗阻最常见的原因是舌后坠，其次为气道水肿、喉痉挛、气道分泌物、颈部血肿、喉梗阻等。气道部分梗阻常表现为呼吸时喘鸣，完全梗阻时可导致气流停止、无呼吸音和显著的胸廓反常运动。

（一）舌后坠

常见原因为全身麻醉和（或）神经肌肉组织恢复不完全，气道本身和外部肌肉张力降低和不协调引起舌后坠及气道梗阻。简单有效的处理方法是：①使患者头部尽量往后过仰，托起下颌；②行经鼻或经口放置通气道，辅助吸氧，必要时行气管插管。小儿的肩部应垫高，充分开放气道，并置侧卧位或者放置口咽通气道。若上述处理无效，应考虑可能发生了喉痉挛。

（二）喉痉挛

喉痉挛是喉头肌肉痉挛使声门关闭而引起上呼吸道的功能性梗阻。多发生于术前有上呼吸道感染而未完全愈合者，这类患者气道应激性增高，咽喉部充血，在麻醉变浅时，分泌物过多刺激声门引起；有时在吸痰或放置口咽通气道时也可诱发。其次是长期大量吸烟患者，小儿手术也常发生喉痉挛。为防止喉痉挛的发生，应掌握好拔管时机，同时在插管与拔管过程中动作轻柔，避免过度刺激或损伤咽喉部。防治误吸，有过敏病史者术中或拔管前后可给予地塞米松 5～10mg 或甲泼尼龙 40mg。处理除使头后仰外，还要去除口咽部放置物，发生重度喉痉挛导致上呼吸道完全梗阻，应快速静脉内注射琥珀胆碱，同时尽快建立人工气道，进行控制通气。

（三）气道水肿

以小儿多见，术前有上呼吸道感染，变态反应，头低位长时间手术，支气管镜检查及头颈、口腔、鼻腔、下颌和口底手术者尤其需注意观察；其次为反复插管，可导致咽喉及气管周围软组织水肿。拔管瞬间出现呼吸困难、口唇发绀，面、颈、胸前青紫者应尽快诊治。处理方法是雾化吸入0.25%肾上腺素，麻醉机纯氧吸入，同时静脉内注射地塞米松，必要时紧急气管切开。

（四）颈部手术切口血肿压迫

甲状腺及甲状旁腺等手术后早期可能由于部位出血而并发血肿。颈部血肿压迫可引起静脉和淋巴回流受阻、严重水肿。麻醉医师应用面罩给予吸入纯氧，随后行气管内插管；不能迅速完成气管插管，切口必须重新打开，以暂缓组织受压充血和改善气道通畅。

（五）声带麻痹

声带麻痹可能是一过性的，是由于喉返神经受累引起的；或者是永久性的，由于喉返神经切断所致。一过性单侧声带麻痹较常见，主要的危险是可能引起误吸。双侧声带麻痹是严重的并发症，可能导致上呼吸道完全梗阻，需要气管内插管，如果为永久性，还需要气管造口。

二、通气不足

通气不足是指$PaCO_2 > 45mmHg$，常出现在全身麻醉之后。多数情况下，通气不足较轻。明显的通气不足通常表现为$PaCO_2 > 60mmHg$或动脉血$pH < 7.25$。轻、中度呼吸性酸中毒会导致心动过速和高血压或心脏兴奋性增高（刺激交感神经所致），但严重的酸中毒会抑制循环系统。如果高度怀疑是通气不足，可行动脉血气分析确诊，进行进一步治疗。

（一）原因

（1）残留的麻醉药的呼吸抑制作用。

（2）肌松药残余作用拮抗不充分，用药过量，低体温，药理学相互作用（如氨基糖苷类抗生素和镁剂），药代动力学改变（由于低温、分布容积变化、肝肾功能障碍），或代谢因素（低血钾或呼吸性酸中毒）都会影响在PACU中的肌松药残留作用。

（3）膈肌运动功能受限手术切口疼痛或胸部手术之后膈肌功能障碍导致的肌僵直、腹部膨隆、腹带过紧等都会导致通气不足。

（4）寒战、高热或败血症导致CO_2生成增加，即使在全身麻醉恢复正常的患者也会使$PaCO_2$增高。

（5）患者本身存在肺部疾患、神经系统疾病。

（二）预防和处理

治疗时应首先考虑针对原因处理，但是显著的通气不足必须进行控制通气，直到通气不足的原因确定并纠正。感觉迟钝、循环抑制和严重酸中毒（动脉血$pH < 7.15$）是立即行气管插管的适应证。慎重应用阿片类镇痛药物，通常可有助于减轻上腹部疼痛或胸科手术之后的肌僵直。但阿片类镇痛药应用过量可导致呼吸抑制，可用纳洛酮拮抗，有助于增加通气。成人小剂量（0.04mg）滴注能够使呼吸抑制慢慢减轻，且可避免阿片类作用逆转出现急剧的疼痛。由于纳洛酮作用时间较大多数的阿片类药物短，对于应用

纳洛酮的患者，应密切观察阿片类呼吸抑制作用的复发（再麻醉化）。

三、低氧血症

由于手术和麻醉的影响，手术后患者常存在不同程度的低氧血症，其原因有通气和换气功能不全，通气血流比例（V/Q）失调。造成 V/Q 失调的原因有：①麻醉药物的作用，抑制了缺氧和高二氧化碳的呼吸驱动，减少功能余气量（FRC），削弱了缺氧性肺血管收缩反射；②术后肺不张；③气胸导致肺组织压缩；④误吸酸性胃内容物；⑤气胸；⑥各种原因引起的通气不足、肺水肿、肺栓塞、肺淤血。低氧血症的诊断主要通过 SpO_2 及血气分析，表现主要有呼吸困难、发绀、意识障碍、躁动、迟钝、心动过速、高血压和心律失常。

（一）原因

（1）肺不张是功能余气量下降的结果。小面积肺泡萎陷经深呼吸和咳嗽即可迅速再扩张，胸部物理治疗和纤维支气管镜检查和治疗，使不张的肺泡再复张；胸部 X 线检查显示肺段或肺叶萎陷。

（2）通气不足可由于肺泡萎陷引起低氧血症和肺泡气中 CO_2 张力增加。

（3）弥散性缺氧可能发生于全身麻醉期快苏醒时，面罩吸入高浓度氧可预防低血压。

（4）上呼吸道梗阻。

（5）支气管痉挛可能引起通气不足、二氧化碳潴留和低氧血症。

（6）误吸综合征。

（7）肺水肿：可发生于手术后，可能由于心力衰竭或肺毛细血管通透性增加所致。心源性水肿多发生与有心脏疾病病史的患者，其特点为低氧血症、呼吸困难、端坐呼吸、颈静脉怒张、喘鸣、第三心音奔马律。可能是由于液体超负荷、心律失常、心肌缺氧诱发的。应进行查体、胸部 X 线摄片、动脉血气分析和心电图。处理主要采用正性肌力药物、利尿剂、血管扩张剂。通透性肺水肿可能发生于脓毒症、头部外伤、误吸、输血输液反应、变态反应、上呼吸道梗阻，其特点为低氧血症，而无左心室超负荷征象。急性呼吸衰竭的治疗一般需要在 ICU 进行。

（8）气胸：可能导致通气不足、低氧血症和血流动力学不稳定。

（9）肺栓塞：在手术后即刻很少发生。在深部静脉血栓形成、癌症、多发外伤和长期卧床的患者发生低氧血症时，在鉴别诊断时应考虑肺栓塞的可能。

（二）预防和处理

在恢复室内对低氧血症的治疗主要是给氧，一般吸入氧浓度在 24% ～ 28% 即可。给氧的途径包括鼻咽管、气管插管、通气道、面罩等。

参考文献

［1］朱桂姬，邓水珠，陆清梅 . 耳鼻喉科全麻术后苏醒期呼吸道并发症发生危险因素调查及专科护理干预 [J]. 黔南民族医专学报，2023，36（4）：292–294.

［2］朱庆容 . 耳鼻喉科患者全麻术后苏醒期呼吸道并发症原因的分析与护理对策 [J]. 北方药学，2012，9（9）：113–114.

[3]陈江辉，郭曲练．麻醉后恢复室常见并发症及防治[J].中国现代医学杂志，2002（14）：81-82.

[4]汪凡，黄文起，黄雄庆，等．麻醉恢复室病人的常见并发症[J].临床麻醉学杂志，2001（4）：216.

（许成凤　刘　冬）

第二节　循环系统并发症

一、低血压

低血压是手术后常见并发症之一，常因静脉回流减少和心排血量下降所致。静脉回流减少多由于手术中出血较多而未及时补充血容量，麻醉药物所致外周血管扩张使血液滞留于外周，引起血容量绝对或相对不足；其次是创面出血或渗血量大引起血容量不足；心排血量的减少除心外因素（血容量不足）外，心肌收缩功能减弱也是很重要的原因，由于麻醉药物和其他有心肌抑制作用的药物的影响，苏醒过程中发生心律失常、急性心肌缺血缺氧等也可导致心排血量下降。原有心脏疾病或心功能不全者，手术后更容易发生低血压。收缩压、舒张压较手术前下降20%～30%，即为术后低血压。治疗措施主要是针对低血压的原因进行处理，如根据失血量补充血容量；对心功能不全者，重点支持心功能，增强心肌收缩或改善心肌缺血，纠正心律失常，纠正严重酸中毒等。在治疗引起低血压原因的同时，应合理使用升压药和增强心肌收缩药，使血压回复至正常水平，以防重要脏器血流灌注减少而发生严重后果。

二、高血压

全身麻醉恢复期，随着麻醉药物的消退、痛觉与意识恢复，患者逐步感觉疼痛和不适，此时如处理不当，再加上拔管刺激，易引起高血压。在原有高血压患者中更明显。全身麻醉恢复期高血压发生率为4%～65%。剧烈血压波动，如不及时处理可危及重要脏器功能。

（一）原因

（1）原有高血压病史：高血压患者由于交感神经系统活性较高，在手术麻醉时血压波动范围较大。在手术时进行控制性降压的患者，突然停用降压药可发生反跳性高血压。

（2）疼痛：除了手术切口刺激外，其他造成不适感还来自胃肠减压管、手术引流等，同时还伴有恐惧、焦虑等精神因素的影响。血浆肾上腺素、去甲肾上腺素显著升高，一般为诱导期2倍。

（3）吸痰刺激：吸痰管对口咽、气管隆嵴的刺激，尤其是操作粗暴或超时限吸引更易引起患者的呛咳和躁动、挣扎，使循环系统更趋显著。

（4）低氧血症与高碳酸血症：轻度低氧血症引起循环系统反应性心率增快与血压升高，以高动力的血流动力学来补偿血氧含量不足。二氧化碳分压升高可直接刺激颈动脉和主动脉化学感受器，以及交感—肾上腺系统反应，呈现心动过速和血压的升高。

（5）术后恶心呕吐：发生率为 20%～30%。术后呕吐时交感神经系统活性增加，导致心率增快和血压升高。

（6）使用升压药物不当：低血压时选用升压药不当或剂量偏大，可使血压剧烈上升。

（7）其他：如术中补液不当、术后寒战，尿潴留膀胱高度膨胀也会引起血压的升高。

（二）预防和处理

对术后持续重度高血压，若不能及时消除其发生原因和必要的处理，则可因心肌氧耗量的增高，而导致左心室衰竭、心肌梗死或心律失常，高血压危象则可发生急性肺水肿或脑卒中，应有效控制。

（1）全身麻醉复合硬膜外麻醉：不仅镇痛良好，且能减少全身麻醉药的用量，有效控制手术时有害刺激的传入。另外还有利于患者早期拔管，患者清醒后，手术区无疼痛，可保持患者安静合作。不但对减轻术后疼痛有效，而且抑制应激反应，有利于血流动力学稳定。

（2）充分镇静、镇痛：在吸痰和拔管前 5 分钟及 3 分钟分别注射地西泮 0.1mg/kg 或咪达唑仑 1～2mg 和 1% 利多卡因 1mg/kg，不仅可消除气管内吸引及拔管时的心血管反应，使循环稳定，且可避免咳嗽反射，降低耗氧量。

（3）减少吸痰刺激：一旦呼吸功能恢复正常，循环稳定，应考虑尽早拔管。吸痰操作时，动作应轻柔，滞留时间不要过长。

（4）防治术后躁动：应针对发生躁动的原因进行相应的处理，若原因较为明确，应立即予以消除力求使患者安静，解除有害刺激，使用小剂量镇静药，可使苏醒期平稳。

（5）硝酸甘油滴鼻：可预防气管拔管时的高血压反应。研究表明，在拔管前 20 分钟用 0.02% 硝酸甘油按 4μg/kg 经双鼻孔给药，可有效预防拔管刺激引起的高血压。

（6）扩血管药应用：去除可能的原因后血压仍持续升高，平均动脉压（MAP）＞12kPa（90mmHg），若无呼吸循环紊乱和低氧血症，可给以血管扩张药。对年老、体弱、心功能不全的患者可用硝酸甘油降压，因硝酸甘油对心脏无抑制作用，可扩张冠状血管，心排血量增加，并且停药后血压恢复较缓慢，较少发生反跳性血压升高；对顽固性高血压患者，用硝酸甘油降压可能无效，可采用硝普钠。硝普钠降压作用迅速，药效强，但个体差异较大，需注意血压监测；亚宁定具有外周和中枢两部分的扩血管作用。它主要通过减少外周阻力降低血压，一般不影响心率和心排血量。在全身麻醉拔管时用亚宁定 0.5mg/kg 可有效地预防拔管引起的短暂高血压反应，维持循环功能稳定；艾司洛尔为选择性 β_1 受体拮抗剂，可减慢心率和降低术后高血压。尼卡地平为钙通道拮抗剂，10～30μg/kg 静脉注射，或每分钟 5～15μg/kg 连续输注，也可控制血压。另有研究表明，术毕静脉注射可乐定 3μg/kg，可使拔管后血浆皮质醇、β- 内啡肽、心钠素呈下降趋势，维持全身麻醉恢复期循环相对稳定。

参考文献

［1］MICHAEL A. GROPPER. 米勒麻醉学 [M]. 9 版 . 邓小明，黄宇光，李文志，译 . 北京：

北京大学医学出版社，2021.

［2］邓小明，姚尚龙，于布为，等.现代麻醉学[M].5版.北京：人民卫生出版社，2020.

［3］LEE A. FLEISHER.麻醉并发症[M].3版.卞金俊，薄禄龙，译.北京：北京大学医学出版社，2021.

［4］邓小明，姚尚龙，李文志.2023麻醉学新进展[M].北京：人民卫生出版社，2023.

［5］JOHN F. BUTTERWORTH.摩根麻醉学[M].6版.王天龙，刘进，熊利泽，译.北京：北京大学医学出版社，2020.

（杜　丽　马艾菁）

第三节　麻醉苏醒延迟

全身麻醉后超过预期苏醒的时间仍未苏醒者，称为麻醉苏醒延迟。如全身麻醉后＞2小时仍不恢复，即可认为麻醉苏醒延迟，应立即查明原因，及时处理，以防意外。

一、影响清醒和恢复的因素

（一）吸入麻醉的恢复

吸入麻醉的恢复是由吸入麻醉药的溶解系数和患者的肺泡通气量所决定的，大多数患者从吸入麻醉中恢复缓慢的原因是肺泡通气不足，高浓度长时间吸入麻醉也是清醒较慢的常见因素。

（二）静脉麻醉的恢复

静脉麻醉的恢复主要决定于药物再分布。当总量增加时，累积作用就表现为苏醒恢复延迟，而作用的消失更取决于清除半衰期。在这些条件下，高龄或肝、肾疾病可导致清醒恢复延迟。

（三）肌松作用的消退

与不同药物作用持续时间、剂量以及是否存在肝、肾疾病有关。此外，是否应用拮抗药、拮抗药的剂量、体温、酸碱平衡和其他药物是否增强肌松药的作用也是很重要因素。

（四）术前用药的影响

咪达唑仑以短效作用使其适合于作为术前用药。但较大剂量的咪达唑仑（0.2mg/kg）可致清醒恢复延迟。催眠药或其他药物的合用（如镇静药）等可以增强麻醉药的作用而致苏醒恢复延迟。

二、原因

（一）麻醉药的残余作用

（1）药物过量：单位时间内过量或总剂量过大，是麻醉后苏醒延迟的常见原因。大多数是相对过量，如患者因肝功能障碍致使药物不能正常降解，肾功能障碍者则呈排泄能力低下，使药物在体内蓄积，或因患者对麻醉药的高敏性，以及对药物的耐受性差也可导致苏醒延迟。如甲状腺功能减退和严重肾上腺功能不全患者正常麻醉药物用量即可出现苏醒延迟；重症肌无力患者对非去极化肌松药的敏感性大大增加。

（2）麻醉用药种类和给药时机不当：对吸入麻醉药，苏醒速度与肺泡通气程度直接相关，苏醒时间也取决于麻醉药的组织吸收量、平均吸入、呼出浓度以及作用时间。对静脉麻醉药物而言，恢复快慢主要决定于药物从血浆和脑组织向肌肉和脂肪的再分布。

（3）其他药物加强麻醉药物作用：术前应用巴比妥类（如苯巴比妥）或苯二氮䓬类（如地西泮）、术前饮用乙醇类饮料可加强麻醉镇痛药中枢神经系统抑制作用，导致苏醒延迟。

（4）肌松药残留作用：正常情况下患者应能抬头＞5秒；如果麻醉后患者不能完成，表示患者乙酰胆碱受体占据＞30%。如患者肌松药作用部分消退，则可能表现出呼吸窘迫及躁动。

（二）低氧血症

低氧是苏醒延迟的常见原因。老年人对低氧耐受力差，婴儿较强，且与体温有直接关系。一般认为呼吸空气适时，呼吸停止后发生意识消失时间约为90秒。常见的低氧原因如下。

（1）低血压：若血压＜60mmHg患者可呈烦躁不安，＜50mmHg时即可引起意识障碍。对伴有动脉粥样硬化的高血压患者，术中如发生低血压，更易出现苏醒延迟。

（2）吸入低浓度氧、呼吸抑制、呼吸道部分梗阻或慢性低氧：动脉血氧分压＜60mmHg或血氧饱和度下降至75%以下可致脑低氧和意识障碍。

（3）贫血：若急性血红蛋白降低至20～50g/L，可出现意识障碍；慢性贫血时脑耐低氧能力虽较强，但其术后苏醒多缓慢。

（三）代谢失调

潜在的代谢失调可导致麻醉苏醒延迟，包括以下情况。

（1）低血糖：麻醉和手术应急反应血糖浓度一般升高，术中危险性低血糖罕见，但当小儿血糖＜2.8mmol/L或成人＜2.2mmol/L时，也可出现意识不清。

（2）高血糖：见于糖尿病患者出现酮症酸中毒，一般多发生在重症糖尿病患者胰岛素用量不足的情况。

（3）高渗性昏迷：昏迷的原因是因脑细胞脱水，多发生在过分利尿、脱水或大量高渗糖溶液的输入。如术后发生苏醒慢、多尿、瞳孔散大、反射迟钝、肢体抽动的症状，且血糖在22～110mmol/L、血浆渗透浓度达350mOsm/L以上，则应考虑为高渗性昏迷。应立即纠正脱水和血液的高渗状态，在静脉输注生理盐水2 000～3 000mL的同时补充钾，不宜用大量胰岛素，以免出现细胞水肿、脑肿胀。

（4）电解质紊乱：血钠≥160mmol/L或＜100mmol/L均可引起意识不清。此外，血清钾＜2mmol/L时还可并发心律失常；当血清镁＜2mmol/L时也可出现意识障碍。

（5）酸中毒或碱中毒。

（四）神经系统并发症

肝性脑病、肾性脑病、氮质血症等代谢性脑病患者对麻醉药的敏感性增加或者容易形成麻醉药在中枢神经蓄积引起苏醒延迟。或因各种原因所致的脑水肿和脑血管意外（如脑出血和脑梗死等）所致的意识障碍苏醒延迟可依据定位性症状，CT扫描检查或腰穿脑脊液检查，即可明确诊断。

（五）低体温

低温通过降低药物的生物转化、增加吸入麻醉药溶解度而使术后麻醉苏醒延迟。中心体温＜33℃会产生明显的麻醉效应，并可加强麻醉药的中枢神经系统抑制作用。高温（＞40℃）也可导致意识丧失。

三、预防和处理

（一）一般治疗

加强护理，维持呼吸道通畅和血流动力学稳定。手术结束前尽早停止麻醉，若是吸入性麻醉，可提前加大通气量，加速麻醉药排除。静脉复合麻醉，则需根据药物作用时间、手术时间、药物间的相互作用和患者情况等决定用药剂量。

（二）使用拮抗药

①如因麻醉性镇痛药所致，可用纳洛酮拮抗。②巴比妥类药物则可用哌甲酯拮抗。③苯二氮䓬类药物（如咪达唑仑、地西泮等）可用氟马泽尼拮抗。单次注射氟马泽尼0.5mg，1分钟内起效，持续15～40分钟。氟马泽尼的清除半衰期为1小时，由于氟马泽尼的半衰期比咪达唑仑短。因此，在给予氟马泽尼后有些患者会出现"再度镇静"。然而，患者仅在氟马泽尼作用消失后恢复到使用氟马泽尼前的镇静状态，所以称"残余镇静"比"再度镇静"更为确切。但要注意排除其他并存的原因。

参考文献

［1］MICHAEL A. GROPPER. 米勒麻醉学 [M]. 9 版. 邓小明，黄宇光，李文志，译. 北京：北京大学医学出版社，2021.

［2］邓小明，姚尚龙，于布为，等. 现代麻醉学 [M]. 5 版. 北京：人民卫生出版社，2020.

［3］LEE A. FLEISHER. 麻醉并发症 [M]. 3 版. 卞金俊，薄禄龙，译. 北京：北京大学医学出版社，2021.

［4］邓小明，姚尚龙，李文志. 2023 麻醉学新进展 [M]. 北京：人民卫生出版社，2023.

［5］JOHN F. BUTTERWORTH. 摩根麻醉学 [M]. 6 版. 王天龙，刘进，熊利泽，译. 北京：北京大学医学出版社，2020.

（杜　丽　周晋婷）

第四节　术后躁动

全身麻醉后患者常可较快唤醒，但也可出现意识模糊、嗜睡、定向障碍等脑功能障碍。通常是某种情况下，患者意识恢复后，大脑高级中枢的功能仍未全面恢复，影响其对感觉的反应和处理，这种脑功能完整性的缺失可表现为多种形式，大多数患者呈安静、嗜睡，并且轻度定向障碍，脑功能反应由迟钝逐渐正常。有些患者则经历较大的情感波动，表现为不能控制的哭泣及明显的躁动不安。苏醒期躁动诊断标准采用 Riker 镇静、躁动评分，根据患者表现评为 7 个等级，1～4 分为无躁动，5～7 分诊断为苏醒期躁动（表 10-1）。

表 10-1　Riker 镇静、躁动评分表

评分	患者表现
7	患者试图拔除气管导管或导尿管，翻越床栏，攻击医护人员，在床上翻来翻去
6	反复言语提示劝阻，但不能平静；需要保护性束缚，经常咬气管导管
5	焦虑或适度的躁动，尝试着坐起来，听从口头指令
4	平静，容易唤醒，服从指令
3	难于唤醒，语言刺激或轻轻摇动可唤醒，但停止后又入睡，能服从简单指令
2	可以本能移动，身体刺激可唤醒，但不能交流和服从指令
1	对伤害性刺激反应没有或很小，不能交流或服从指令

注　1～4 分为无躁动，5～7 分诊断为苏醒期躁动。

一、影响术后躁动的因素

（一）年龄

术后躁动多见于儿童和年轻人，老年患者较少见。

（二）术前脑功能障碍

有脑疾患、精神病病史者术后易发生谵妄、躁动。

（三）药物

术前用药中东莨菪碱可致术后定向障碍及躁动不安。麻醉用药中依托咪酯、氯胺酮、丙泊酚和高浓度吸入麻醉药，均可引起术后躁动，肌松药残留作用也可导致术后严重的焦虑和躁动。

（四）呼吸、循环功能障碍

低氧血症、高碳酸血症、低血压都可引起术后意识模糊、定向障碍和躁动不安。

（五）其他

代谢紊乱、中枢神经系统并发症以及体位不适和制动不恰当及尿潴留、胃胀等也可导致术后躁动。

二、预防和处理

（1）维持合适的麻醉深度、充分的术后镇痛，保持充分通气氧供和血流动力学的稳定，避免不良的刺激，外环境的安静对患者平稳的恢复也很重要。

（2）去除可能的原因，如不能耐受气管导管者尽早拔管。必要时可适当使用小剂量作用时间短的镇静催眠药物和镇痛药，如咪达唑仑、哌替啶等。右美托咪定在处理躁动方面也有很好的效果。

（3）注意保护、防止发生意外伤害等严重并发症，并注意维持呼吸和循环功能，避免缺氧和二氧化碳潴留。

（4）小儿术后躁动强烈时可适当运用约束带。

参考文献

［1］卢允娜，齐慧，孙贺，等.ERAS理念下的舒适护理对患者术后麻醉苏醒质量躁动情况及疼痛程度的影响[J].临床心身疾病杂志，2024，30（2）：144–147.

［2］方响响，鞠学军，姜巧妹，等.不同麻醉方法用于小儿电子耳蜗植入术中的临床比较[J].中华全科医学，2024，22（2）：191–194.

［3］尹静，张俊丽，李媛媛，等.右美托咪定辅助用药对全身麻醉手术患儿苏醒期躁动及术后行为改变影响[J].临床军医杂志，2023，51（11）：1174–1176.

［4］鲍杨，史东平，封卫征.全麻苏醒期患者躁动的研究进展[J].临床麻醉学杂志，2010，26（2）：183–184.

（许成凤　王美亮）

第五节　术后恶心呕吐

术后恶心呕吐（PONV）是全身麻醉后很常见的问题，尽管不是很严重的并发症，但仍造成患者的不安不适感觉。

一、发生PONV的危险因素

（一）患者因素

术后恶心呕吐与患者的情况、手术及麻醉均有关系。统计表明，女性明显高于男性，可能与成年女性患者血浆内性激素及黄体酮水平升高有关，男、女儿童则无此差别。小儿较成人手术后更容易发生恶心、呕吐。70岁以上老年发生率显著低于年轻者，这与老年人各种反射均不甚活跃有关。肥胖患者则因吸入麻醉药物存积于脂肪内较多以及胃内残存物较多更容易发生恶心、呕吐。

（二）麻醉用药与方法

麻醉前用药，术中使用芬太尼、吗啡或术后用吗啡镇痛等可增加术后恶心、呕吐发生率。原因可能与麻醉药物直接作用于呕吐中枢有关。另外，吸入麻醉药氟烷、异氟烷、恩氟烷等也可引起恶心、呕吐；静脉麻醉药氯胺酮、依托咪酯均可诱发术后的呕吐，而丙泊酚和咪达唑仑则可降低术后恶心、呕吐发生率。

（1）静脉麻醉药：目前所用的静脉麻醉药，由于作用时间快而短，常用于麻醉诱导。其中丙泊酚、芬太尼及阿芬太尼因属于阿片类药物，均具有较强的致吐活性。依托咪酯也可使术后恶心、呕吐发生率明显增加。有学者认为，氯胺酮有较强的致吐作用，但目前仍缺乏有力证据。恶性呕吐高危人群（如小儿）使用丙泊酚诱导和维持，围手术期恶心、呕吐发生率明显下降，说明丙泊酚可能有抗呕吐活性。咪达唑仑对围手术期恶心、呕吐无明显影响。

（2）吸入麻醉药：目前常用的吸入麻醉药，既可用于诱导，又可用于维持，但主要还是用于麻醉维持。有关氧化亚氮对术后恶心、呕吐发生率的影响仍有争议，但可肯定氧化亚氮麻醉与术后恶心呕吐有关，其机制可能是由于氧化亚氮作用于中枢阿片受体，使肠道扩张对中耳压力平衡的影响。

（3）局部麻醉药及麻醉方式：普鲁卡因以及麻醉药添加剂去氧肾上腺素及肾上腺素均增加术后呕吐发生率，硬膜外阻滞平面超过 T_5，呕吐发生率增加 3.9 倍。基础心率＞60 次 / 分，呕吐发生率增加 2.3 倍。低血压使呕吐发生率增加 1.7 倍。有研究表明，椎管内麻醉恶心、呕吐的发生率为 21.2%，而局部阻滞麻醉恶心、呕吐发生率为 8.8%。

（4）气管插管及拔管：气管导管插入时，咽喉部的机械刺激是不可避免的。这些刺激可引起呕吐反射，持续刺激可诱发干呕甚至呕吐。气管导管插好后，呕吐反射反而平息，对传入冲动的适应与清醒患者充分做好表面麻醉均可有效地预防插管时呕吐。拔管时恶心、呕吐发生率也较高，这也是由于气管导管对咽喉刺激所致。有学者认为麻醉恢复期一旦自主呼吸恢复，无须控制呼吸时，就应考虑尽早拔管，以减少拔管时高血压及恶心、呕吐。

（三）手术部位、时间与方式

前庭、头颈部、上腹部手术及腹腔镜手术容易发生呕吐，宫颈扩张术后也多见。手术后的因素则包括疼痛、应用阿片类药物、运动、低血压和大量饮水等。胃肠减压刺激也常引起呕吐。手术麻醉时间越长，越易发生恶心、呕吐。麻醉时间持续 30～90 分钟，术后恶心呕吐的发生率为 17%，若麻醉时间持续 150～200 分钟，则恶心、呕吐发生率增加至 46%。其机制仍不清楚。

麻醉恢复过程中，易于引起呕吐或胃内容物反流的情况如下。①胃膨胀除了与术前进食有关外，麻醉前用药、麻醉和手术也将减弱胃肠道蠕动，胃内存积大量的空气和胃液或内容物，胃肠道张力下降。②用肌松药后，在气管插管线用面罩正压吹氧，不适当的高压气流不仅使环咽括约肌开放，而且使胃快速胀气而促使其发生反流；同时喉镜对咽部组织的牵扯，又进一步使环咽括约肌功能丧失。肌松药本身并不影响术后恶心呕吐的发生率，但肌松药拮抗剂新斯的明可增加胃肠收缩性，因而增加术后恶心呕吐的发生率。若使用半衰期短的肌松药，如阿曲库铵及维库溴铵，术后不用新斯的明可显著减少术后恶心呕吐的发生率。③患者咳嗽或用力挣扎；以及晚期妊娠的妇女，由于高水平的孕酮也影响括约肌的功能。④带有套囊的气管内导管，在套囊的上部蓄积大量的分泌物未及时清除也易引起误吸。⑤药物对食管括约肌功能的影响。⑥体位移动，无论是主动的，还是被动的，均是术后恶心呕吐的触发因素，临床实践表明，将患者从麻醉恢复室移至病房时不可避免的剧烈移动常可导致术后恶心呕吐。

二、预防和处理

（一）非药物措施

（1）减少患者移动。

（2）清醒患者避免过度的咽部刺激：咽部吸引最好在肌松作用消退前进行，同样，气管导管也应在患者自主恢复后尽早拔除，并尽量避免放置口咽通气道。

（3）避免胃部过度膨胀：诱导期面罩加压给氧时，正确地托下颌，保持呼吸道通畅，同时在胃部适当加压，有助于避免气体进入胃内，减少术后恶心呕吐的发生率。

（4）维持呼吸、循环稳定：低氧血症、低血压也可致恶心、呕吐，故在整个麻醉手术过程中，以及手术后应维持呼吸循环稳定，确保充分氧气。

（5）适当镇痛：某些镇痛药如阿片类药物也可致恶心、呕吐，因此要权衡利弊，选择合适的镇痛药、给药途径及给药剂量。

（二）药物治疗

常用预防术后恶心呕吐的药物主要为氟哌利多、昂丹司琼、甲氧氯普安。

（1）氟哌利多：是丁酰苯类药物，有很强的镇静、镇吐作用，同时也可产生嗜睡、低血压和锥体外系反应，该药物通过阻滞中枢神经系统的多巴胺受体而发挥作用。静脉注射后 5～8 分钟起效，最佳效应持续时间为 3～6 小时。其预防作用要强于抗术后呕吐作用。氟哌利多预防术后恶心无剂量相关性，常用剂量为 0.25～0.3mg。而氟哌利多抗术后呕吐作用则与剂量有关，目前认为氟哌利多术中 1～2.5mg 单次静脉注射或肌内注射，即可产生抗呕吐作用，而 < 0.75mg 可能无效，> 2.5mg 也不能进一步增加其作用，术后可重复作用。氟哌利多用于儿童术后抗呕吐剂量为 75μg/kg。

（2）昂丹司琼：是 5-HT$_3$ 受体拮抗药，半衰期为 3.5 小时，起效较氟哌利多慢。近年来用昂丹司琼预防和治疗全身麻醉后恶心、呕吐取得比较明显效果。文献报道，昂丹司琼 4mg 和 8mg 静脉注射后均明显降低术后恶心、呕吐的发生和术后抗呕吐药物的应用。< 8mg 的昂丹司琼是安全有效的，不会引起血流动力学变化，也不会引起其他严重的并发症。但也有文献报道昂丹司琼和氟哌利多合用，比单独应用昂丹司琼或氟哌利多更有效，两药合用后可降低各自的不良反应。昂丹司琼静脉注射后可能会引起术后头痛，而氟哌利多则可预防术后头痛。因此，两药合用可降低昂丹司琼术后头痛的发生率。而氟哌利多则因合用后剂量减少，其相应的不良反应发生率也明显减少。两药合用较理想剂量为昂丹司琼 4mg 加氟哌利多 1.25mg，术中静脉注射，持续时间约为 24 小时。

（3）甲氧氯普安：同时作用于多巴胺和 5-HT$_3$ 受体，因此理论上应该兼有氟哌利多和昂丹司琼的抗呕吐作用，但术中应用常规剂量 10mg，不出现相应的抗呕吐作用。因此，通常用于术后恶心、呕吐的预防和治疗，一般剂量为 10～20mg 肌内注射。

参考文献

［1］GAN T J, BELANI K G, BERGESE S, et al. Fourth consensus guidelines for the management of postoperative nausea and vomiting[J]. Anesth Analg, 2020, 131(2): 411-448.

［2］王瑛琦，汪小海，陈洁，等 . 全身麻醉手术中预防性使用止吐药物发生恶心呕吐的危险因素分析 [J]. 药学与临床研究，2022，30（1）：76-80.

［3］马俊丽，魏新川 . 术后恶心呕吐病因、机制和治疗进展 [J]. 实用医院临床杂志，2022，19（1）：190-193.

［4］中华医学会外科学分会，中华医学会麻醉学分会 . 中国加速康复外科临床实践指南（2021）[J]. 中华麻醉学杂志，2021，41（9）：1028-1034.

［5］陈国栋，郭文俊 . 全身麻醉术后恶心呕吐的研究现状 [J]. 国际麻醉学与复苏杂志，2015，36（11）：1045-1048.

（马冬梅）

第六节　麻醉后寒战

麻醉后寒战是指麻醉后患者苏醒期间出现不随意的肌肉收缩。全身麻醉和椎管内麻醉后均会发生，据报道全身麻醉苏醒过程中寒战的发生率为 6% ～ 53%，如果不处理可持续数分钟或数小时。一般先表现为外周血管收缩和中心体温下降。它的主要不利影响是患者强烈的不适感、血管收缩、组织低灌注和代谢性酸中毒等；损害血小板功能和心脏复极，降低许多药物的代谢。严重时可导致窦房结抑制，心肌细胞对缺氧的反应敏感，降低心室颤动的阈值，导致各种心律失常。寒战可增加代谢率，也使眼内压和颅内压增加。对危重患者可导致心肺衰竭，因此预防全身麻醉术后寒战的发生对于促进患者恢复具有重要的作用。

一、引起寒战的因素

（一）体温

尽管麻醉后寒战与体温和外界温度的关系无明显相关，但控制和调节热信息的输入可影响寒战的发生，其机制可能是由麻醉恢复期大脑中枢对寒冷反应降低，而脊髓反应正常引起。

（二）患者因素

寒战的发生男性患者高于女性患者，择期手术患者高于急诊患者，ASA 1 级患者高于其他 ASA 分级患者，青壮年高于小儿和老年人。

（三）麻醉用药

术前使用抗胆碱药与苯二氮䓬类药物的患者可减少寒战的出现，而术前给镇痛药的患者寒战的发生率高于不给镇痛药的患者。挥发性麻醉药易产生寒战，局部麻醉药中毒反应可发生寒战，芬太尼和哌替啶可减少寒战的发生。

（四）麻醉及手术因素

全吸入、静吸复合及全凭静脉麻醉三种麻醉方式术后寒战发生率无显著差异，但吸入麻醉后出现寒战的时间比静脉麻醉显著缩短。寒战级别三种麻醉方式无明显差异。手术时间越长，寒战的发生率越高。

二、预防和处理

（一）注意保温，防止体温下降

尽管麻醉后寒战与体温的关系尚无定论，但是围手术期注意患者的保暖对防治麻醉后寒战是有效的。高热的原因包括感染（特别是处理感染和坏死的组织后）、输液输血反应、甲状腺功能亢进、恶性高热。对症治疗用于高热有潜在危险的情况、心脏储备功能降低的患者。常用的处理方法是先物理降温。

（二）药物治疗

常见的有哌替啶、曲马多、氯胺酮等。以哌替啶为主的阿片类药物能有效治疗麻醉后寒战，其有效率在 73% 以上。芬太尼对寒战的治疗效果比哌替啶差，且维持时间短，并且阿片类药物有呼吸抑制作用，限制了其在临床中的使用。曲马多属于非阿片类镇痛药，研究显示，曲马多（1mg/kg）对各种程度的寒战均有一定的治疗作用，对术后轻、中度的寒战效果较好，对重度寒战有一定效果，需要追加剂量才能达到满意的临床效果。另外，新型的高选择性肾上腺素能受体激动剂右美托咪定也开始应用于术后预防寒战的治疗中，右美托咪定（1μg/kg）可以通过抑制大脑体温调节中枢，降低寒战阈值，在脊髓水平抑制体温传入信息，从而抑制寒战。联合应用舒芬太尼和曲马多对治疗术后寒战也有一定效果。

参考文献

［1］沈静，赵雷. 术后寒战预防的研究进展 [J]. 临床医学研究与实践，2023，8（5）：195-198.

［2］张雪，赵保建，邵博明，等. 体温保护对口腔癌患者术后加速康复的影响 [J]. 口腔颌面外科杂志，2020，30（2）：101-105.

［3］马崇皓，张妙，张林忠. 全麻患者术后寒战的研究进展 [J]. 麻醉安全与质控，2021，5（6）：450-454.

（徐义全 宛 慧）

第七节 术后低体温

人体核心部位包括中枢神经系统、内脏和大血管，其内部的温度变化很小。启动对温度或寒战调节反应的中心温度阈值的范围很小，一般 ≤ 0.5℃。但麻醉可降低机体对低体温的反应，阈值范围可扩大至 3 ～ 4℃，因而麻醉状态下患者的中心体温易随着热量的丢失而降低。中心体温降低可影响全身多个系统的功能状态，如对中枢神经系统，可引起脑电波下降、嗜睡，当体温在 31 ～ 32℃时，部分个体可进入深睡眠状态；对心血管系统，可引起外周循环系统阻力增加，窦房结功能抑制，发生严重心律失常、重要脏器和组织缺血缺氧、酸碱失衡；对呼吸系统，可引起高二氧化碳血症等。此外，低温可降低抑制性药物的生物转化、增加吸入麻醉药的溶解度。以上因素均可导致全身麻醉术后苏醒延迟，是大多数麻醉后苏醒延迟和寒战发生的最主要原因。高温（＞40℃）也可导致意识丧失。

一、影响术后体温异常的因素

（1）手术时间长，尤其是在冬季手术，手术中静脉输入大量冷液体、库存血及体腔内冷液体冲洗、胸腹腔暴露时间长等；机械通气可造成体热丧失，对儿童、老年人及消瘦患者尤其明显。

（2）麻醉前用药、麻醉剂、辅助用药及肌松药的外周作用也可通过以下几个方面对体温产生影响：①降低基础代谢率，抑制产热过程；②扩张血管，增加体热向外环境的丧失；③抑制寒战反应，减少体热的产生。

（3）手术室的环境温度也很重要，手术室的适宜温度为（25±1）℃，湿度应在

65% ～ 75%，而且应无气流干扰，因为气流造成的空气对流也可降低体热。

二、预防和处理

防止麻醉后体温降低的最根本原则是：限制体热的再分布，减少和弥补热量的散失。因为低温可引起窦房结直接受寒冷的抑制，从而导致心率、心排血量、平均动脉压的下降，密切监测瞳孔、意识、血氧饱和度、尿量、心率、中心静脉压（CVP）等生命体征相当重要。低温时维持正常的酸碱平衡对防治心室颤动也非常重要。术后高温可以用物理降温方法降低体温。

（一）被动外部加温法复温

采用取暖器、调高空调温度等方式将外界环境温度调至 28℃，加温补液，缓慢复温。复温时注意体温恢复速度，如果过快，可能导致局部烫伤。复温开始至完全清醒时间为 1 ～ 1.5 小时。

（二）选择适当时机拮抗肌松和催醒

低温时肝脏的耗氧量降低，代谢明显下降，各种麻醉药物在肝脏解毒的速度减慢，因而手术结束时虽然给予肌松拮抗药和催醒药但无效。而当体温恢复到 32℃ 时，再次给予新斯的明拮抗肌松和催醒药物后，患者很快苏醒，恢复了意识、自主呼吸和肌张力。

（三）合理使用血管活性药物和抗氧化剂

低温后，微血管血流缓慢，造成组织及重要脏器缺血、缺氧、酸性产物堆积。在严密监测 CVP，确保有效循环血量的前提下，在复温过程中采用山莨菪碱 10mg 静脉注射，以疏通微循环增加组织血液灌注，减少血液淤积。协助组织灌注，并使用抗氧化剂维生素 C 以清除自由基，地塞米松 10mg 静脉注射以防止缺血—再灌注损伤。

（四）做好心理护理和术后指导

复温治疗时，患者苏醒后感到燥热、不安。这时必须向患者说明情况，强调复温的必要性和配合的重要性，指导其进行平稳的呼吸，四肢给予恰当的约束，使患者情绪稳定，配合各种操作。

参考文献

［1］郁帆，王雪，马森，等 . 术后轻度低体温患者组合保暖与充气式加温仪复温效果比较 [J]. 护理学杂志，2023，38（15）：48-50.

［2］国家麻醉专业质量控制中心 . 围术期患者低体温防治专家共识（2023 版）[J]. 协和医学杂志，2023，14（4）：734-743.

［3］戴信秀 .48 例慢性扁桃体炎切除术后并发症的观察和护理 [J]. 检验医学与临床，2011，8（17）：2154-2155.

（马　　进　　陈美玲）

第八节　术后镇痛

积极的术后镇痛治疗可以缓解患者的紧张情绪，从而降低围手术期心血管系统并发症的发生率；可使患者敢于深呼吸和咳嗽，从而降低肺不张、肺部感染的概率；可鼓励患者早期下床活动，从而降低下肢血栓形成及肺栓塞的发生，并有利于肠道恢复通气；可增强患者的免疫力、改善睡眠、促进机体的恢复。

一、手术后疼痛及对机体的影响

（一）手术后疼痛的性质

手术后疼痛简称术后痛，是手术后即刻发生的急性疼痛（通常持续＜7日），其性质为伤害性疼痛，也是临床最常见和最需紧急处理的急性疼痛。术后痛如果不能在初始状态下充分被控制，可能发展为慢性手术后疼痛（CPSP），其性质也可能转变为神经病理性疼痛或混合性疼痛。研究表明，小至腹股沟疝修补术，大到胸腹部和心脏体外循环等大手术，都可发生 CPSP，其发生率高达 19%～56%，持续痛达半年，甚至数十年。

CPSP 形成的易发因素包括：①术前有 1 个月以上的中到重度疼痛、精神易激、抑郁、多次手术；②术中或术后损伤神经；③采用放疗、化疗；其中最突出的因素是术后疼痛控制不佳和精神抑郁。

（二）手术后疼痛的病理生理

手术后疼痛是机体受到手术刺激（组织损伤）后的一种反应，包括生理、心理和行为上的一系列反应。

1. 短期不利影响

（1）增加耗氧量：交感神经系统的兴奋增加全身氧耗，对缺血脏器有不良影响。

（2）对心血管功能的影响：心率增快、血管收缩、心脏负荷增加、心肌钙氧量增加，冠心病患者心肌缺血及心肌梗死的危险性增加。

（3）对呼吸功能的影响：手术损伤后伤害性感受器的激活能触发多条有害脊髓反射弧，使膈神经兴奋的脊髓反射性抑制，引起术后肺功能降低，特别是上腹部和胸部手术后；疼痛导致呼吸浅快、呼吸辅助肌僵硬致通气量减少、无法有力地咳嗽、无法清除呼吸道分泌物，导致术后肺部并发症。

（4）对胃肠运动功能的影响：导致胃肠蠕动的减少和胃肠功能恢复的延迟。

（5）对泌尿系统功能的影响：尿道及膀胱肌运动力减弱，引起尿潴留。

（6）对骨骼肌肉系统的影响：肌肉张力增加，肌肉痉挛，限制机体活动并促进深静脉血栓形成。

（7）对神经内分泌系统的影响：神经内分泌应激反应增强，引发术后高凝状态和免疫抑制；交感神经兴奋导致儿茶酚胺和分解代谢性激素的分泌增加，合成代谢性激素分泌降低。

（8）对心理情绪方面的影响：可导致焦虑、恐惧、无助、忧郁、不满、过度敏感、挫折、沮丧；也可造成家属恐慌、手足无措的感觉，甚至引发家庭危机。

（9）对睡眠的影响：睡眠障碍会产生心情和行为上的不良影响。

2. 长期不利影响

（1）术后疼痛控制不佳是发展为慢性疼痛的危险因素。未用术后镇痛或镇痛效果不全，可发展为术后慢性痛，术后 1 年内发生率为 20% ～ 70%。

（2）术后长期疼痛（持续 1 年以上）是行为改变的风险因素，并导致焦虑、抑郁等心理疾病，影响生活质量。

二、评估及管理

（一）治疗效果的评估

术后镇痛要求达到：①安全止痛；②清醒止痛；③运动止痛；④低不良反应止痛；⑤患者高满意度止痛。

应定期评价药物或治疗方法疗效和不良反应，并据此做相应调整。在疼痛治疗结束后应由患者评估满意度。原则包括评估静息和运动时的疼痛强度，只有运动时疼痛减轻才能保证患者术后躯体功能的最大恢复；在疼痛未稳定控制时，应反复评估每次药物治疗和（或）方法干预后的效果；原则上静脉给药后 5 ～ 15 分钟、口服用药后 1 小时，药物达最大作用时应评估治疗效果；对于 PCA 患者应该了解无效按压次数、是否寻求其他镇痛药物；疼痛和对治疗的反应包括不良反应均应清楚地记录在表上；对突然发生的剧烈疼痛，尤其是生命体征改变（如低血压、心动过速或发热）应立即评估，同时对可能的切口裂开、感染、深静脉血栓等情况作出新的诊断和治疗；疼痛治疗结束时应由患者对医护人员处理疼痛的满意度，以及对整体疼痛处理的满意度分别作出评估。可采用 VAS 评分，0 分为十分满意，10 分为不满意。

评估疼痛应定时进行，作为术后镇痛治疗小组的一项常规工作，如能绘制出疼痛缓解曲线图，能更好记录患者的疼痛和镇痛过程。

（二）急性疼痛管理的目标和监测

1. 急性疼痛管理的目标

急性疼痛管理的目标：①最大限度地镇痛（术后即刻镇痛，无镇痛空白期；持续镇痛；避免或迅速制止突发性疼痛；防止转为慢性痛）；②最小的不良反应（无呼吸、循环抑制及胃肠道不适、恶心、呕吐等）；③最佳的躯体和心理功能（不但安静时无痛，而且应达到运动时镇痛）；④最好的生活质量和患者满意度。

2. 疼痛患者的监护

指定专门的或参与疼痛治疗工作的医务人员记录患者镇痛前后生命体征的变化、镇痛效果、不良反应及处理方法和结果。监测和记录每日不应小于 2 次，在每次变更镇痛药或镇痛方法后至少应监测一次药物达最大作用时的镇痛效果和不良反应（静脉镇痛药达最大作用时间一般为 3 ～ 20 分钟，口服药为 1 小时）。硬膜外注射吗啡镇痛或 PCEA 需要监测呼吸，包括频率、幅度和氧合状态（SpO_2），最初 12 小时每 1 小时监测 1 次，随后 12 小时每 2 小时监测 1 次，24 小时后每 4 小时监测 1 次，至少持续至 48 小时。

三、术后镇痛的常用方式

（一）口服用药

一般认为对手术后的中、重度急性疼痛的患者不宜采用口服镇痛药物。非肠胃道小手术可口服给药。常用口服麻醉性镇痛药物有吗啡控（缓）释片，非麻醉性镇痛药有布洛芬、塞来昔布、双氯芬酸等，神经安定药有苯二氮䓬类、吩噻嗪类药物。

（二）皮下注射镇痛

吗啡镇痛作用开始快而维持时间短，皮下注射 10mg，5 分钟起效，维持 2 小时。哌替啶 50mg，持续时间长达 4～6 小时。

（三）肌内注射镇痛

肌内注射吗啡或哌替啶之后，患者血浆药物浓度的差别可达 3～5 倍，药物的峰效应时间为 4～108 分钟。这些因素可导致某些患者镇痛不全或并发症的发生。一般认为只可临时使用，不主张反复多次给药。

（四）静脉注射镇痛

连续静脉用药之前一般需注射一次负荷剂量的药物。COX 抑制药用于术后镇痛的主要指征为中小手术后镇痛；大手术与阿片类药物或曲马多联合或多模式镇痛，可显著减少的阿片类药物使用；大手术后 PCA 停用后，残留痛的镇痛；术前给药，发挥术前抗炎和抑制超敏作用。

传统的 COX 抑制药在抑制 COX-2 时同时抑制了 COX-1，抑制 COX-1 将引起一系列不良反应，使用初期表现为胃肠道反应，可能出现恶心、出血，长时间使用可能对肾功能有损害作用，目前已很少使用该类药物。特异性的 COX-2 抑制剂在起到镇痛作用时，则无此不良反应，氯诺昔康、氟比洛芬酯、帕瑞昔布等目前已广泛用于术后镇痛（表 10-2）。

表 10-2 注射用 NSAID

注射液	剂量范围（mg）	起效时间（分钟）	持续时间（小时）	用法和用量
氯诺昔康	8～24	20	6	静脉用药：每次 8mg，每日 2～3 次，每日剂量 ≤ 24mg
酮咯酸	30～120	20	≤ 6	静脉用药 / 肌内注射：开始每次 30mg，以后每 6 小时 15～30mg，最大剂量每日 ≤ 120mg，连续用药 ≤ 2 日
氟比洛芬酯	50～200	5～20	8	静脉用药：每次 50mg，每日 3～4 次；也可 50mg 首剂，每日 100～150mg
帕瑞昔布	40～80	13	2	静脉用药 / 肌内注射：首次剂量 40mg，随后每 12 小时 40mg，连续用药 ≤ 3 日

四、多模式镇痛

术后多模式镇痛是联合应用不同作用机制的镇痛药物或不同的镇痛措施，通过多种机制产生镇痛作用，以获得更好的镇痛效果而使不良反应减少的镇痛方法。理论上讲，多模式镇痛是通过联合应用能减弱中枢神经系统疼痛信号的阿片类药物，以及外周神经阻滞和主要作用于外周以抑制疼痛信号的 NSAID。单一的药物是不能阻止复杂的疼痛和达到上述目的。

（一）围手术期疼痛的 3 个阶段

围手术期可分为术前、术中和术后 3 个阶段，在这 3 个阶段中特有因素促使急性术后疼痛的发生和发展，包括：①术前有害性刺激和疼痛；②术中皮肤、肌肉、神经等的切割引起的伤害性传入冲动；③术后伤害性传入冲动如炎症反应和某些手术神经损伤后的异位神经元活动。这些因素均可能促使外周和中枢敏感化的发生，每一个因素均是术后镇痛的作用靶位。这 3 个阶段促进急性术后疼痛的作用依赖于手术的种类、组织损伤的范围和性质、手术的持续时间、手术至开始治疗的时间、预防性用药的药理学特点、术中是否应用其他镇痛药物以及术后镇痛的性质等方面。减少这 3 个阶段中上述因素的不良影响将有助于阻止外周和中枢敏感化的诱导和维持，而阻止敏感化的形成将减轻术后疼痛和减少镇痛药的需求量。超前镇痛的概念已经逐渐淡化，取而代之的镇痛新概念是多模式预防性镇痛。

（二）多模式术后镇痛的实施

多模式或多种药物平衡镇痛的原则是选用作用机制不同而不良反应也不相同的镇痛药，达到镇痛作用相加和不良反应减少（剂量减小，不良反应减少）的效果。从强调治疗时间的超前镇痛转移到采用持续的、多模式的、阻止痛敏感状态形成的预防性镇痛，以获得长时间、全面的、有效的、不良反应小的镇痛。

在术后镇痛的多模式对策中也可以实施阶梯治疗。

（1）轻度疼痛的小型体表手术如甲状腺手术等，可使用 NSAID、氟比洛芬酯、帕瑞昔布钠、曲马多、地佐辛、甲泼尼龙、芬太尼贴片及必要时使用局部麻醉药伤口浸润或神经阻滞。

（2）中度疼痛的较大手术如乳喉手术等，可用氟比洛芬酯、帕瑞昔布钠、曲马多、NSAID 或阿片类药物患者静脉自控镇痛，也可用局部麻醉药伤口浸润或外周神经阻滞（单次或持续注射），或采用多模式镇痛。

（3）重度疼痛的更广泛手术如口腔癌根治游离皮瓣修复手术，其术后疼痛可能更加严重，可用阿片类药物。

参考文献

［1］刘诚 . 罗哌卡因与右美托咪定应用于扁桃体术后镇痛的临床效果 [J]. 中国医学文摘（耳鼻咽喉科学），2024，39（2）：110-112.

［2］肖扬，张鲲 . 艾司氯胺酮在术后镇痛中的应用及研究进展 [J]. 中国处方药，2024，22（3）：177-180.

［3］程贞永，顾尔伟，谢红，等 . 氟哌利多联合昂丹司琼在术后静脉自控镇痛的临床研究 [J]. 中国临床药理学杂志，2024，40（5）：649-653.

（罗江辉　罗丹妮）

第九节　术后认知功能障碍

术后认知功能障碍（POCD）是指患者在经历手术、麻醉等围手术期操作后出现了神经认知功能减退，是一种中枢神经系统并发症，主要表现为手术后记忆力、注意力、语言流畅度、定向力、社交能力等功能的减退。

根据《精神障碍诊断与统计手册（第五版）》（DSM-Ⅴ）对认知障碍的分类，POCD 属于轻度神经系统功能障碍，是由常规的手术操作引起，而并非耳聋、阿尔茨海默病、健忘症等导致认知功能下降。POCD 可能与术后谵妄相混淆，谵妄表现为急性波动的意识障碍，通常出现在手术后 1～3 日内，而 POCD 是一种更长久的认知功能下降，可以持续数周、数月甚至数年。诊断 POCD 主要依靠神经认知功能量表的评估。

一、发病机制

目前 POCD 的发病机制尚不清楚，其中可能的发病机制包括中枢炎症反应、神经元凋亡、突触可塑性功能受损、Tau 蛋白异常修饰、疼痛、线粒体代谢障碍、脑源性神经营养因子表达障碍、铁稳态失衡等。

（一）中枢炎症反应

近年的研究认为，POCD 的发生与中枢神经系统炎症反应密不可分。大量的研究证实，在手术创伤刺激下，外周炎症因子会透过血脑屏障（BBB）进入中枢神经系统，进而导致中枢神经系统炎症的产生。外周炎症因子包括白细胞介素 1β（IL-1β）、IL-6、肿瘤坏死因子 α（TNF-α）等。IL-1β 可激活小胶质细胞，进一步释放炎症因子，形成恶性循环。在麻醉手术的打击下，机体产生应激反应，外周炎症因子增多，继而透过血脑屏障导致中枢神经系统炎症的产生，导致了 POCD 的发生。

（二）神经元凋亡

神经元作为认知功能的基础，神经元的凋亡引起的脑损伤会导致患者的认知功能下降、记忆力减退、学习能力低下以及情绪的变化，成人脑中的神经元通过新生可使脑组织自我修复，但随着患者年龄的增长，衰老会让神经元自我修复的功能下降。

（三）突触可塑性功能受损

突触的可塑性是脑神经科学领域研究的热点，是指神经细胞间的连接即突触，可自主调节连接的强度，引起突触形态和功能长久或短暂改变的现象。目前认为，突触的短期可塑性改变包括抑制、易化、增强，长期改变包括长时程增强和长时程抑制，突触的可塑性是记忆和学习的基本神经机制。此外睡眠模式可以通过影响树突棘的数量和形态来改变其结构的可塑性，最终会影响大脑在认知等方面的输出。

（四）Tau 蛋白异常修饰

Tau 蛋白是微管蛋白家族的重要成员，在微管装配中起到重要的作用，构成了神经细胞骨架。在正常的生理情况下，Tau 蛋白的磷酸化与去磷酸化保持动态平衡，以维持神经细胞骨架结构的稳定，在 Tau 蛋白过度磷酸化时，会形成神经纤维纠缠结，引发神经细胞的凋亡，进而导致神经退行性疾病的发生。

（五）疼痛

疼痛是一种复杂的生理心理活动，是临床上一种常见的症状，有大量研究表明疼痛可能与 POCD 的发生相关。受慢性疼痛困扰的患者，在工作记忆测试上表现更差；同时也发现慢性疼痛患者的执行功能、执行力下降。此外，慢性疼痛患者的记忆力受到了严重影响，可能是因为疼痛引发注意力涣散、记忆容量减小而导致了记忆功能严重受损。慢性疼痛与认知功能相同的病理通路相互交织，疼痛的进展也会参与到认知损害的发展中。

（六）线粒体代谢障碍

衰老是一个自然的生物学进程，其特征为生物能量的消退。线粒体代谢是机体获能的核心过程，因此线粒体代谢的变化与衰老相关疾病关系紧密。神经炎症和氧化应激提供了激活中枢神经免疫系统的自由基，中枢神经系统产生了过量的活性氧，线粒体细胞既是活性氧产生的位点，也是活性氧损伤的目标，如此恶性循环使得线粒体功能受损，影响了脑源性神经营养因子（BDNF）的产生，导致了 POCD 的发生。

（七）脑源性神经营养因子表达障碍

BDNF 具有神经营养作用，BDNF 及其受体广泛表达于中枢神经系统，其主要可以通过增强突触可塑性、促进海马区域神经发生、负责脑学习、记忆的功能。BDNF 的负表达，引发神经细胞的凋亡，导致 POCD 的发生。

（八）铁稳态失衡

铁稳态是维持中枢神经系统功能的基础，是氧运输、神经传递、髓鞘化和神经元代谢调控的必要因素。中枢神经系统中的铁稳态失衡会引起包括神经退行性疾病在内的一系列精神性疾病，加大患者术后出现认知功能障碍的概率。研究表明，年龄增长、外科手术创伤会加重基底核的铁沉积，引发神经炎症、氧化应激、细胞凋亡及神经毒性，最终导致 POCD 的发生。

二、影响因素

（一）高龄

在临床实践过程中，手术患者逐步趋于老龄化，与之相应的，高龄患者在接受手术后出现 POCD 的比例相对较高。一项关于非心脏手术后认知功能的研究显示，在术后 1 周，有 30% 的年轻患者出现了 POCD，而有 43% 的老年患者出现了认知功能障碍；而这些出现了 POCD 的患者中，在术后 3 个月仍有 33% 的老年患者在 POCD 状态，而仅剩 10% 的年轻患者在 POCD 状态。因为老年患者生理条件恶化并可能伴有病理改变，同时老年患者往往会伴有呼吸系统、心脑血管系统疾病，使得老年患者对于麻醉的耐受性大大下降，并且衰老会引起大脑的退行性病变，因此与年轻患者相比，老年患者的 POCD 发病率明显较高。

（二）手术类型

骨关节炎为老年患者中常见的关节疾病，髋、膝关节置换术常用于治疗骨关节炎，现今髋、膝关节置换术已比较成熟，可以很好地改善患者的关节功能，缓解患者的疼痛。即便经历的手术很成功，但由于手术时间较长，患者经历了较大的手术创伤，以及脂肪栓塞的可能性，在骨科大手术之后患者发生 POCD 的概率仍会高于经历普通外科手术的患者。

冠状动脉粥样硬化性心脏病的病死率约为 0.12%，并且近年来其发病率和病死率逐年升高。冠状动脉旁路移植术是国际上公认的治疗冠心病最有效的方法，同时冠脉旁路移植—体外循环术（CABG-CPB）后也更易出现 POCD。心脏手术过程中的灌注不足，脑微栓塞以及炎症反应是导致 POCD 的主要原因。在 CPB 过程中，微型栓子如气泡、脂肪、血凝块会由体外循环机经血液循环入脑，甚至在手术期间钳闭主动脉也可能会导致主动脉粥样硬化的斑块脱落导致栓塞。通过头部磁共振成像证实，约 50% 接受 CABG

的患者会出现脑部微栓塞性梗死，导致轻微的神经功能病变。在体外循环过程中，人体血液成分与体外循环系统中的人工材料接触后会激活免疫系统，进而引发广泛的全身炎症反应，导致脏器出现再灌注损伤，外周炎症因子透过血脑屏障，导致中枢神经系统炎症引发 POCD。

（三）麻醉方式

根据手术需求，麻醉医师会相应地选择局部麻醉或全身麻醉，研究表明，将髋关节置换术患者随机分为 3 组，在脊髓硬膜外阻滞下，分别联合咪达唑仑、右美托咪定和丙泊酚镇静，通过 BIS 评分监测镇静深度一致，结果发现联合丙泊酚镇静组患者术后 1 周 POCD 的发病率显著低于联合咪达唑仑、右美托咪定镇静组患者。咪达唑仑联合异氟烷麻醉是手术中常见的麻醉方式，一项研究对大鼠实施咪达唑仑联合异氟烷麻醉，并且观察到大鼠海马神经元广泛性凋亡，海马突触功能障碍，导致其认知功能下降。一项 Meta 分析纳入 28 项 RCT 得出结论，与使用异氟烷或七氟烷维持吸入麻醉进行手术相比，使用丙泊酚维持静脉麻醉手术后 POCD 的发病率更低。

（四）疼痛管理

术后疼痛是手术后常见的一个并发症，主要因素是手术创伤较大，因此在一些手术后会为患者配置镇痛泵来缓解疼痛的困扰。一项研究发现术后患者自控镇痛泵（PCA）的使用是发生 POCD 的独立危险因素。此外有研究表明，持久的疼痛会引发患者在认知领域的注意力、记忆力及信息处理能力上的下降。

（五）文化水平

受教育程度在高中以上的患者与受教育程度较低的患者相比，受教育程度高的患者 POCD 的发病率较低。因为在受教育程度较高的人群中，大脑会持续暴露于富有挑战性的智力活动中，长此以往会增加神经元的储备，并且增加突触的功能，当机体遭受手术创伤时，大脑的良好储备可以减轻海马区域的损伤，从而减轻手术带来的认知功能下降。现有一种"认知储备"的模式来评价衰老过程，其主要内容包括教育储备、职业技能培训及词语广度训练。认知储备较高的人更可以忍受神经退行性疾病带来的病理改变，通过增加老年人的文化储备可以减缓其衰老、认知功能下降的过程。

三、防治

研究表明，POCD 是多种因素作用下诱发的疾病，并且国内医院普遍缺乏早期预防 POCD 的意识，因此采用早期预防 POCD 的措施，是减少 POCD 发病率的关键策略。

（一）一般性预防

（1）防治手段有限，重在预防以及早期识别。研究表明，血清胶质细胞源性神经营养因子（GDNF）的术前术后表达差值，对于 POCD 的诊断具有预测作用。也有研究表明，POCD 的发生确实与外周炎症标志物的浓度相关，其中手术后 C 反应蛋白和 IL-6 作为标志物的效果最为显著。

（2）术前进行 POCD 危险因素评估，神经认知功能锻炼，将患者的状态调整至最佳。

（3）提高医护认知，加强人文关怀，对高危人群加强围手术期护理，提供安静舒适的住院环境，减轻患者的焦虑，改善睡眠质量。加强对患者术后的疼痛管理、营养管理、复健管理，有助于改善患者的预后。麻醉医师与患者及其家属沟通，促使患者早日回归家庭、回归社会，在家庭成员的陪伴下，有助于舒缓患者手术后焦虑不安的情绪，减少其 POCD 发生的可能性。

（4）术中尽可能减少创伤，缩短手术时间。

（5）麻醉策略优化，控制麻醉深度，降低手术应激，调整内环境，维持血流动力学稳定。

（6）术后有效镇痛治疗，早期下床活动。

（二）药物预防

（1）抗生素：四环素衍生物类抗生素米诺环素具有高亲脂性的分子结构，可透过血脑屏障并在中枢神经系统中发挥有效的抗炎效应。

（2）环氧化酶 -2（COX-2）抑制剂：可抑制外周和中枢系统的 COX-2 活性减少前列腺素的合成，从而减轻炎症反应，如美洛昔康。

（3）右美托咪定：可有效改善海马区域小胶质细胞和星形胶质细胞的过度表达状态并减轻神经炎症反应，还可通过作用于神经元 PAS 域蛋白 -4（Npas4）基因，抑制小胶质细胞的增生并促进其凋亡。

（4）钙通道阻滞剂：具有保护神经元的作用，包括尼卡地平、尼莫地平等。

（5）利多卡因：接受利多卡因治疗可以减少术后认知功能障碍的发生，可能原因是利多卡因的神经保护作用。

（三）治疗措施

（1）早期诊断和治疗主要病因。

（2）注意营养、液体、电解质平衡和加强心理支持。

（3）仅少数患者需要药物治疗以缓解痛苦和防止自伤。细致的医疗护理能维持定向能力。外力限制患者活动会加剧焦虑，甚至增加病死率。焦虑、幻觉患者需要镇静，如氟哌啶醇或合用弱安定药。异丙酚可选择用于严重焦虑的短期静脉内治疗。

四、总结

POCD 是一种由多因素综合作用导致的神经退行性疾病，包括患者的年龄、手术类型、麻醉方案、术后疼痛、文化水平等都被认为是 POCD 发病的危险因素。POCD 好发于心脏手术及骨科手术后，通常会持续数周到数月，极少数患者甚至可能会持续数年，这影响了患者的康复进程，增加了患者的病死率。随着我国人口老龄化的进展，老龄化也为麻醉学科的发展带来了挑战，麻醉医师应早期识别 POCD，更好地了解 POCD 的机制，以及主动预防 POCD。

对患者进行神经认知功能评估有利于识别 POCD，但是考虑到患者依从性可能较差，找到一个高准确度、高敏感度的生物标志物作为 POCD 的预测因子是必要的。在识别高危患者后，外科医师和麻醉医师在手术的过程中要更加谨慎地操作，尽可能来减少 POCD 发生的可能性。目前，关于 POCD 的研究开展广泛，认为其发病机制是多样的，可能与中枢神经系统炎症、神经元凋亡、突触可塑性损害、Tau 蛋白异常修饰、慢性疼痛、线粒体代谢障碍等相关。在了解其发病机制的基础上，针对多通路的发病机制去预防和治疗，更有利于医师从本质上减少 POCD 的发生。目前，已经有许多研究证实了一些药物或认知训练对于防治 POCD 是有效的，合理适时地应用这些方法可以有效减少 POCD 的发生。

参考文献

［1］RUNDSHAGEN, I. Postoperative cognitive dysfunction[J]. Dtsch Arztebl Int, 2014, 111(8): 19–25.

［2］NEEDHAM M J, WEBB C E, BRYDEN D C. Postoperative cognitive dysfunction and dementia: what we need to know and do[J]. Br J Anaesth, 2017, 119(suppl 1): i115–i125.

［3］ZHU H, LIU W, FANG H. Inflammation caused by peripheral immune cells across into injured mouse blood brain barrier can worsen postoperative cognitive dysfunction induced by isoflurane[J]. BMC Cell Biol, 2018, 19(1): 23.

［4］MONK T G. Predictors of cognitive dysfunction after major noncardiac surgery[J]. Anesthesiology, 2008, 108(1): 18–30.

［5］DAY J R, TAYLOR K M. The systemic inflammatory response syndrome and cardiopulmonary bypass[J]. Int J Surg, 2005, 3(2): 129–140.

［6］MILLER D. Intravenous versus inhalational maintenance of anaesthesia for postoperative cognitive outcomes in elderly people undergoing non–cardiac surgery[J]. Cochrane Database Syst Rev, 2018, 8(8): Cd012317.

［7］KOTEKAR N, SHENKAR A, NAGARAJ R. Postoperative cognitive dysfunction–current preventive strategies[J]. Clin Interv Aging, 2018, 13: 2267–2273.

［8］STERN Y. Cognitive reserve in ageing and Alzheimer' s disease[J]. Lancet Neurol, 2012, 11(11): 1006–1012.

（赵　祺）